临床常见疾病
健康教育手册
外科分册

U0294968

总主编　丁炎明

主　编　李　利　张大双

编　者（按姓氏笔画排序）

丁炎明	于书慧	王　悦	王　燕	王玉英
王洁云	王晓月	王影新	毛莺洁	冯　佳
冯亚男	朱文曦	刘　月	刘　畅	刘　金
关　辉	李　利	李　野	李　晶	李中惠
李建霞	李俊梅	吴　迪	谷洪涛	张　萌
张大双	张剑锋	陈彩霞	贾　华	赵　杰
贺　琰	袁　翠	贾晶丽	徐　征	郭　佳
郭红艳	唐　鑫	黄燕波	崔雅婷	康玉琼
蒋　杨	谢双怡	阚春红	谭艳芬	

人民卫生出版社

图书在版编目（CIP）数据

临床常见疾病健康教育手册.外科分册/李利,张大双主编.
—北京:人民卫生出版社,2018
ISBN 978-7-117-24863-1

Ⅰ.①临…　Ⅱ.①李…②张…　Ⅲ.①外科学-常见病-诊疗
Ⅳ.①R4

中国版本图书馆 CIP 数据核字(2018)第 040043 号

| 人卫智网 | www.ipmph.com | 医学教育、学术、考试、健康, 购书智慧智能综合服务平台 |
| 人卫官网 | www.pmph.com | 人卫官方资讯发布平台 |

版权所有,侵权必究!

临床常见疾病健康教育手册
外科分册

主　　编：李　利　张大双
出版发行：人民卫生出版社（中继线 010-59780011）
地　　址：北京市朝阳区潘家园南里 19 号
邮　　编：100021
E - mail：pmph @ pmph. com
购书热线：010-59787592　010-59787584　010-65264830
印　　刷：保定市中画美凯印刷有限公司
经　　销：新华书店
开　　本：850×1168　1/32　印张：15
字　　数：376 千字
版　　次：2018 年 4 月第 1 版　2020 年11月第 1 版第 2 次印刷
标准书号：ISBN 978-7-117-24863-1/R·24864
定　　价：49.00 元

打击盗版举报电话：010-59787491　E - mail：WQ @ pmph. com
（凡属印装质量问题请与本社市场营销中心联系退换）

前　言

　　人类社会进入 21 世纪以来，作为"以患者为中心"提供健康服务的行业，护理面临着新的机遇与挑战。一方面随着优质护理服务的不断推广，护理服务更注重内涵，专业性得到突显，除护理实践能力外，护理服务的"软实力"即良好的沟通、传播健康知识的能力得到进一步重视。另一方面，科技进步带来的信息大爆炸，极大程度地拓宽了患者获取疾病治疗、护理知识的渠道，使其对疾病的认知更为细致深入，患者更加关注护患之间信息对称程度及其获取信息的权利，健康教育的模式正在经历着由传统的"你问我答"向"你我对话"的转变。因此，临床护理健康教育工作必须借此契机向科学化、规范化发展。

　　基于这些，我们以循证护理为基础，结合多年临床护理工作实践经验，编写了本书，旨在为广大临床护士提供可读、可用的健康教育工具。

　　本书由总论、普通外科、神经外科、周围血管外科、心胸外科、泌尿外科、骨科及整形外科等部分构成，以外科常见疾病的围术期健康教育为主要内容，涵盖疾病概述、检查指导、术前及术后指导、用药指导、出院指导等知识。各章节以住院时间轴为成文线索，注重逻辑性，便于读者阅读和理解。具体内容来源于循证依据及工作实践，并加以提炼和浓缩，语言平实，通俗易懂，增加了内容的实用性，可直接作为临床护士进行健康教育的工具书。

　　本书编写过程得到了相关同仁的大力支持和帮助，谨在此表达衷心地感谢！由于编写时间有限，书中难免存在不详或不妥之处，仅供广大护理同仁参考，也真诚地期待读者提出宝贵意见。

李　利　张大双

2018 年 2 月

目 录

第一章

外科健康教育总论

第一节　外科常见检查

为了明确诊断，判断病情及预后，需在手术前做一系列辅助检查，如实验室检查、影像学检查及其他特殊检查。

一、心　电　图

【目的】

心电图是手术前常规检查项目之一，帮助诊断心律失常、心肌缺血、心肌梗死、心脏扩大及肥厚等疾病，还可了解人工心脏起搏状况。

【注意事项】

1. 检查时需暴露手腕、脚腕和胸部，并保持皮肤清洁。

2. 检查过程中应平静呼吸，尽量放松，避免肢体紧张产生干扰。

二、X 线胸片

【目的】

X 线胸片，俗称"胸片"。经常用于检查胸廓（包括肋骨、胸椎、软组织等）、胸腔、肺组织、纵隔、心脏等的疾病，如肺炎、肿瘤、骨折、气胸、肺心病、心脏病，是协助诊断的一项检查。

【注意事项】

1. 特殊人群如婴幼儿、孕妇（尤其怀孕初期三个月内），应慎行 X 线检查，做好必要的防护。

2. 除检查者外，其他人员不宜在检查室内逗留。

3. 检查者口袋内勿放硬币、手机；颈部除去项链等饰品；勿携带磁卡、手链、手表、钥匙、活动性义齿等各种金属物品。女性需脱去带金属托的胸罩及有子母扣的衣裙。

4. 复诊时带好最近的影像资料，便于医生结合病情诊治。

三、超声检查

【目的】

超声检查是对人体组织（如实质性脏器、囊性器官、心脏、大血管及外周血管等）的物理特征、形态结构、功能状态做出判断而进行疾病诊断的一种非创伤性检查方法，具有操作简单、无特殊禁忌证及无损伤等优点。

【注意事项】

1. 行腹部检查之前，需禁食 8 小时以上，以保证胆囊胆管内充盈胆汁，并减少胃肠道的内容物和气体的干扰。通常在前 1 天晚饭后开始禁食，次日上午空腹检查。下午检查者中午禁食。

2. 膀胱、前列腺检查者，需充盈膀胱。检查前 1~2 小时喝水 1000~1500ml（或各种饮料），喝水后不要排尿，使膀胱适度充盈，以利于检查。

3. X 线胃肠、胆道造影需使用钡剂，钡剂是超声的强反射和吸收剂，如果胆囊、胆管附近胃肠道内残存有钡剂会影响超声检查，所以应在 X 线胃肠造影 3 天后、胆道造影 2 天后再做超声检查。

4. 胃镜、结肠镜检查者需 2 天后再做超声检查。

5. 因腹部胀气影响胆囊、胆管及胰腺图像观察时，可遵医嘱用药后再检查。

6. 心脏、大血管及外周血管、浅表器官组织、颅脑检查，一般无需特殊准备。

四、超声心动检查

【目的】

了解心脏整体和局部的室壁运动是否存在异常；左室室壁是否存在血栓；二尖瓣是否关闭不全以及心肌缺血区域着重成像。

【注意事项】

1. 检查时要进行胸前超声探头检查，建议穿着宽大舒适，易脱穿的上衣。

2. 检查过程中可能会因探头加压而感觉到胸前有压迫感，若婴幼儿检查不配合，有哭闹等行为则需要镇静。

3. 此项检查可进食，不必空腹。

五、CT 影像学检查

【目的】

CT 可用于肝、胆、胰腺、脾、腹腔及腹膜后病变的诊断。对于明确肿块性病变的部位、大小、与邻近组织的关系、淋巴结有无转移等具有重要作用。

【注意事项】

1. 请勿穿戴任何金属物的内衣（如胸罩），检查时去除钱包（硬币、磁卡）、手链、手机、手表、钥匙、义齿等各种金属物品。

2. 做腹部 CT 检查需自带 500ml 矿泉水 2 瓶。

3. 需将既往 X 线、超声、放射核素、化验等全部材料带去检查室；住院者需携带病历。

4. 若检查时应用造影剂，检查前会做碘过敏试验。

5. 增强 CT 检查

（1）检查当天早晨禁食，如检查时间为下午则上午 10 点以后禁食。

（2）需 1 名家属陪同。

6. 冠状动脉 CT（CTA）

（1）需进行呼吸训练，即深呼吸后屏气 20 秒，每次吸气的幅度保持一致，以保证检查时心率平稳。

（2）检查时经静脉快速注射造影剂，可能会感觉全身发热，此为正常反应。

7. 检查时需配合医技人员的指导。

8. 检查后应多饮水，以促进造影剂排泄。

9. 如注射造影剂后出现血管破裂现象（俗称"起大包"），应于 24 小时内冷敷，24 小时后热敷（避开穿刺点）。

10. 如出现皮疹，及时告知医护人员。

六、MRI 影像学检查

【目的】

对乳腺、纵隔、腹腔及盆腔器官疾病的诊断与鉴别诊断具有临床价值。

【注意事项】

1. 如果装有心脏起搏器或动脉瘤术后严禁做此检查。

2. 若体内带有不可摘除的金属异物（如固定义齿、避孕环、动脉支架、固定钉、弹片等），请于检查前告知医务人员，以免发生意外。

3. 进入扫描间时应除去手机、钱包（磁卡、硬币）、手表、钥匙、打火机、皮带、项链、耳环、发卡、活动性义齿、纽扣等金属物品。因金属可能影响磁场的均匀性，造成图像干扰，形成伪影。

4. 尽量不穿带金属挂钩、拉链等附件的内外衣，检查当天最好自备纯棉睡衣。

5. 如检查头颈部需在前一天洗头，勿擦头油、摩丝等护发品。

6. 腹部检查前 4~6 小时内禁食水。

7. 直肠检查前一天口服肠道清洁药品，保证肠道清洁。

8. 膀胱检查当天需准备 500ml 饮用水，用以憋尿，饮用时间由 MRI 检查医生告知。

9. 年龄小于 10 岁、躁动不能配合者、检查前 8 小时内剥夺睡眠者，遵医嘱使用镇静药。

10. 轮椅、病床等金属物品不得推入检查室。

11. 如有严重心肺功能疾病请提前告知医生。

12. 需行增强 MRI 应提前 4~6 小时禁食水，检查当天还需携带 2 周内血肌酐化验结果。

13. 既往做过 CT、B 超等检查，需携带报告单。

14. 如有不适，及时告知医护人员。

七、实验室检查

手术前常规做血、尿、便三项常规，以及血生化、感染筛查八项、出凝血功能检查，对拟接受大、中手术者还需做血型和交叉配血试验。

【目的】

根据病史和体格检查结果，选取必要的项目，以诊断病情、判断手术耐受力、推断预后。由于手术创伤和麻醉都会加重肝、肾的负荷，导致体液电解质失衡，为降低手术危险性，需完善相关实验室检查。

【注意事项】

1. 择期手术的患者将于手术前至少 1 天完成血、尿、便常规标本采集。

2. 检查血生化需禁饮食 6~8 小时，前一天避免进食过于油腻、高蛋白饮食，避免饮酒。

3. 一般采集静脉血标本后，用棉签按压针眼处至少 3~5 分钟，进行止血。注意不要揉，以免造成皮下血肿。如果有出血倾向，如紫癜、血液病等要压迫 5~10 分钟，直到无血液渗出。

4. 尿常规标本采集取晨起第一次尿，排尿时，弃去前段尿，留取清洁的中段尿。女性月经期不宜留取尿标本，会阴部分泌物过多时，应先清洁再采集。

5. 粪便常规标本采集时，需排便于清洁便器内，用检便匙选取中央部分至便标本盒内送检。

（赵　杰）

第二节　外科营养支持

【概述】

营养支持是指在饮食摄入不足或不能摄入的情况下，通过肠内或肠外途径补充或提供维持人体必需的营养素。外科患者因疾病、创伤或大手术，机体处于严重分解代谢状态，影响一个或多个器官功能，并使神经、内分泌系统紊乱，以致发生营养障碍。而营养障碍反过来又会加重原发疾病，使病死率升高。因此，应根据患者营养状况，进行必要的营养补充，目的：①明显改善手术前营养状态，提高手术耐受力和效果；②减少术后并发症；③提高危重患者救治成功率。

【营养支持的适应证】

1. 胃肠道疾病影响进食　消化道肿瘤、胃肠道梗阻、穿孔、肠瘘、短肠综合征。

2. 高代谢状态　严重感染、严重大面积烧伤、多发性骨折或多发性脏器损伤。

3. 大手术围术期。

4. 严重疾病 重症胰腺炎、急性肾衰竭或多脏器功能衰竭。

5. 其他 肿瘤放疗、化疗、脏器移植和骨髓移植等。

【营养支持的实施】

1. 肠内营养将营养物质经胃肠道途径供给。

（1）途径：鼻胃管、十二指肠空肠营养管、胃造瘘、空肠造瘘。

（2）营养液：混合奶、要素饮食。

（3）注意事项

1）听从医护人员指导，妥善固定管路，活动时防止脱出。

2）不可随意调节营养泵，如机器报警，及时告知护士。

3）灌注过程中如有腹痛、腹泻、腹胀等不适，及时告知医护人员。

2. 肠外营养将营养物质经静脉途径供给。

（1）途径：外周静脉、中心静脉。

（2）配制：氨基酸、脂肪乳剂、葡萄糖、电解质、微量营养素等液体混匀配制在静脉输液袋中。

（3）注意事项

1）若发现输液管内有空气或输液管路穿刺局部有红、肿、热、痛，及时告知医护人员。

2）不可随意调节输液速度，如发现输液不滴或者速度改变，及时告知医护人员。

3）每周测量并记录体重。

（王 悦 王影新）

第三节 麻 醉

【概述】

麻醉（anesthesia）一词来源于希腊文，其原意是感觉丧失，在外科学中即指应用药物或其他方法，使整个机体或机体的一部分暂时失去感觉，以消除手术时的疼痛，达到无痛的目的。

麻醉一般分为：全身麻醉、部位麻醉（外科以椎管内麻醉、神经丛阻滞麻醉、局部浸润麻醉最为常用），根据手术体位、手术种类、位置及时间长短来选择合适的麻醉方式。

【麻醉前准备及用药】

1. 麻醉前准备　目的是避免呕吐导致误吸，保持呼吸道通畅。择期手术，麻醉前 8～12 小时内禁食，4～6 小时禁水。术前取下活动性义齿。

2. 麻醉前用药　目的是减少恐惧感，情绪安定而合作，缓解术前疼痛，减少麻醉药不良反应，使麻醉过程平稳。一般选择的药物如下：

（1）阿托品、东莨菪碱-抗胆碱能药：抑制腺体分泌。

（2）盐酸哌替啶、吗啡-阿片类：镇静止痛。

（3）异丙嗪、地西泮-镇静催眠类：镇静止痛。

【全身麻醉】

1. 定义　全身麻醉，简称全麻，利用全身麻醉药物使中枢神经系统受到抑制，产生神志消失、周身痛感消失、肌肉松弛、反射抑制等。现外科手术多采用静脉全麻，如胸外科手术、胃肠外科手机及乳腺外科手术。

2. 注意事项

（1）术前戒烟、练习咳嗽：长期吸烟会对气管、支气管黏膜造成持续刺激而导致呼吸道分泌物增多，而且香烟中的有毒物质使呼吸道抵抗力下降，甚至引起不同程度的慢性支气管炎，表现为对冷、热、异味刺激比正常人敏感，易出现咳嗽、咳痰等症状。加上手术打击、机体抵抗力下降，吸烟可导致术后肺部感染，所以术前应至少戒烟 2 周，术后必须戒烟。在医护人员的指导下练习咳嗽：咳嗽时用双手按压切口两侧，减少对切口的张力性刺激。如果痰液在气管上部，深吸气后屏气，然后以爆发的力量咳嗽，将痰液排出；痰液较深时，充分深吸气后再用力吐气，并尽量拉长尾音，以使痰液逐渐靠近咽部，而后再用力咳出。

（2）体位：麻醉未清醒前体位为去枕平卧位、头偏向一侧，防止误吸。

（3）吸氧：为保持呼吸道通畅，给予面罩吸氧。请勿自行调节氧流量，如呕吐则将面罩取下，防止误吸。

（4）活动：术后应尽早咳嗽排痰、下床活动或活动下肢，避免长期卧床，促进下肢血液循环。

（5）不适的处理：若出现心悸、气促等不适，及时告知医护人员。

（6）低温的处理：因为麻醉药物的扩血管作用，机体散热增加，体温降低，低于36℃很常见。应注意保暖，提高室温，增加盖被，使用热水袋时防止烫伤，有条件的可使用加温毯。

【椎管内麻醉】

1. 蛛网膜下腔阻滞

（1）定义：将局麻药注入到蛛网膜下腔，作用于脊神经根而使相应部位产生麻醉作用的方法，称为蛛网膜下腔阻滞，俗称"腰麻"。适于部位较低、时间较短的手术，如阑尾炎切除术、腹外疝修补术等。

（2）注意事项

1）去枕平卧6~8小时，如出现头痛，则需继续平卧，待症状好转后听从医护人员安排再改变体位。

2）在医护指导下早期排尿，如排不出，可能是不习惯卧位排尿，可改变排尿体位（坐位或站位），或听水声诱导排尿。如仍排不出，医生评估后按需放置尿管导尿。

3）腰、背痛：可能与穿刺损伤有关，及时告知医护人员。

2. 硬膜外阻滞

（1）定义：将局麻药注入硬膜外腔，阻滞脊神经根，暂时使其支配区域产生麻痹。适用范围较广，生理功能影响小。

（2）注意事项

1）因交感神经阻滞，血压受影响，术后需平卧 4~6 小时，不必去枕。生命体征平稳后即可在医护人员指导下改变体位。

2）如有恶心呕吐、呼吸不畅及时告知医护人员。

（王　悦　张大双）

第四节　外科手术前后

【概述】

外科根据治疗目标的不同有着明确的分工，可分为普通外科（现专指各种腹腔、乳房、甲状腺及简单的皮肤外科）、心脏外科、胸腔外科（可与心脏外科合称心胸外科）、血管外科、神经外科（有时称脑外科）、头颈外科、泌尿外科、整形外科、矫形外科（骨外科）、移植外科等。手术指医生用医疗器械对患者身体进行的切除、缝合等治疗，以器械在人体局部进行操作，来维持患者的健康。手术是外科疾病尤其是肿瘤的主要治疗方法，目的是医治或诊断疾病，如去除病变组织、修复损伤、移植器官、改善机体的功能和形态等。

按手术目的可分为：

1. 诊断性手术　为明确诊断而做的手术，如活体组织检查、开腹探查术等。

2. 根治性手术　一般指肿瘤切除术，良性肿瘤完整切除即可，恶性肿瘤根治手术则要求将原发灶与相应区域淋巴结一并整块切除。

3. 姑息性手术。

按污染情况可分为三类：

1. 无菌手术　指不受细菌污染的手术，如甲状腺切除、疝修补、截骨术等，切口多愈合良好，瘢痕小，此即一期愈合。

2. 污染手术　指操作中会受到细菌污染的手术，如胃肠道手术，手术中肠腔内细菌会污染手术区域。

3. 感染手术　指在已感染的部位进行操作的手术，如脓肿切开引流等，感染伤口要通过肉芽组织增生达到愈合，称为二期愈合，也称瘢痕愈合。

【手术前】

1. 心理准备　手术能缓解病情，但同时也是创伤的经历，易产生不良的心理反应。可以将内心的不安、恐惧、焦虑、疑惑诉说给家人或医护人员，医护人员会详细地说明手术前准备、手术相关知识及术后用药的注意事项、术后配合技巧及康复知识，以有效地缓解上述情绪。

2. 环境准备　不舒适的环境如温度、湿度不适宜，环境嘈杂或陌生，会加重不良情绪反应。因此，医院病房温度保持在18~20℃，湿度50%~60%，每天定时开窗通风，病房内不要放置过多杂物及生活垃圾，不在病房内大声喧哗，共同营造安静、舒适的病房环境。

3. 皮肤准备

（1）皮肤准备是预防切口感染的重要环节，手术前护士会将手术区域内的毛发剃除，清除皮肤污垢。

（2）择期手术前1天，需剪短指甲，男性刮净胡须，如病情允许则给予理发、洗浴。

（3）腹部及腹腔镜手术的患者，护士会用蘸有75%乙醇的棉签清洁脐部污垢。

4. 呼吸道准备　目的是改善通气功能，预防术后肺部并发症。主要措施是戒烟及腹式呼吸、咳嗽、咳痰训练。

（1）有吸烟习惯者，术前应至少戒烟 2 周，防止呼吸道分泌物过多，影响呼吸道通畅。

（2）术后正确的呼吸方式是腹式呼吸。具体方法是：平卧位、半卧位或坐位，屈膝（或在膝下垫一小枕头），放松腹部肌肉，将双手放于双侧肋缘下，用鼻子缓慢吸气时，坚持几秒钟，然后缩唇吐气，同时收缩腹肌，将气体排出。每天进行练习，每次做 5~15 分钟。

（3）有效咳痰：坐位或半坐卧位，双手挤压在切口部位的上方，保护伤口，做数次深呼吸，然后深吸一口气，从肺部深处向外咳嗽 3 次，然后重复几遍。

5. 胃肠道准备 目的是减少麻醉后呕吐物误吸入气道的可能性，防止括约肌松弛后手术中粪便污染，减少肠道细菌数量，降低手术后感染发生率。

（1）禁食、禁水：术前 12 小时禁食，4 小时禁水。如为肠道手术按肠道手术要求时间禁食水。

（2）肠道准备：肠道手术前一般需要进行肠道清洁，避免手术污染。具体方法如下：

1）口服导泻：口服导泻药物如复方聚乙二醇电解质散，可增加粪便含水量及灌洗液通透浓度，刺激小肠蠕动增加。服用方法：术前一天上午 10 点钟开始服用，1000ml 温水冲服 1 袋复方聚乙二醇电解质散溶液，1 小时内口服完毕，增加活动度或顺时针按摩脐周，促进排泄；待排便后同法饮用第 2 袋、第 3 袋，服药期间大量饮水，促进排便，提高手术成功率。注意事项：服用期间出现心率加快，伴有大汗、恶心呕吐、腹胀腹痛，立即停止服用药物，告知护士。

2）灌肠法：手术前一天晚进行生理盐水或 0.1%~0.2% 肥皂水大量不保留灌肠数次，至粪便清水样，肉眼无粪渣为止；灌肠时左侧卧位，配合护士更换体位；灌肠中若出现腹胀或剧烈腹痛、心慌等不适，及时告知护士。

（3）幽门梗阻者，需禁食。术前 3 天起每晚用温水洗胃，减轻胃黏膜水肿和炎症，遵医嘱口服肠道不吸收的抗菌药物。

洗胃注意事项如下：

1）洗胃应在饭后 4~6 小时或空腹时进行。

2）洗胃前清洁口腔，取下活动性义齿。

3）洗胃时可取坐位、半卧位或左侧卧位。

4）出现胃胀、胃痛、心慌、头晕、四肢厥冷等症状，及时告知医护人员。

5）洗胃后 1~2 天可能会有短暂的咽喉部不适，不可剧烈咳嗽，以免引起黏膜破损，可用一些消毒漱口水或含片，以减轻症状。

6）洗胃过程中按照护士要求配合护士操作。

6. 管路的留置　胃肠道手术前护士根据医嘱留置胃管，取下义齿，保持鼻腔清洁，按照护士要求配合护士操作，操作过程中出现恶心、咽部不适症状，为正常情况。若出现呛咳、难以忍受的不适感，及时告知护士暂停插管。留置胃管后，不可随意调节胃管插入的长度或自行拔出，若出现胃痛等症状，及时告知医护人员。幽门梗阻者，需禁食。术前 3 天起每晚用温水洗胃，减轻胃黏膜水肿和炎症，遵医嘱口服肠道不吸收的抗菌药物。

7. 饮食与休息　鼓励摄入营养素丰富、易消化的食物。病情特殊者，需遵照医护人员的指导饮食。病情允许者，适当增加白天活动，以利夜间睡眠。若失眠，告知医护人员，在指导下服用安眠药物。

8. 适应性训练

（1）练习床上大小便：预防术后因长时间卧床、体位改变而产生便秘及尿潴留。

1）便器（便盆）的使用：根据手术情况进行排便体位练

习，平卧或 30°半卧位；以头、双肘部、双侧足跟为支撑点抬起臀部；护士协助垫、撤便器并调整至舒适卧位。

2）小便器（尿壶）的使用：根据手术情况进行排便体位练习：平卧或 30°半卧位，协助固定小便器，排便可取舒适体位。

（2）有些手术要求采取特殊体位，术前需练习术中体位，如甲状腺手术前需练习头颈过伸位。

（3）下肢功能锻炼：如屈腿-伸直、脚抬高等动作，避免静脉血栓形成。

（4）练习卧位调整和床上翻身，以适应手术后体位变化。

9. 手术当天早晨准备

（1）禁食、禁水，如有感冒、发热等不适，及时告知医护人员。

（2）女性如月经来潮，应告知医护人员。

（3）更换衣服并排空膀胱。

（4）拭去指甲油、口红等化妆品，取下活动性义齿、眼镜、发卡、手表、首饰和其他贵重物品。

（5）护士将根据医嘱留置各种管路并注射手术前药物。

【手术后】

1. 体位　听从医护人员指导根据麻醉方式采取相应的体位。

（1）全麻术后未完全清醒者采取仰卧位，头偏向一侧，防止呕吐物、分泌物呛入气管引起窒息或吸入性肺炎。待完全清醒后即可改为半卧位。

（2）硬膜外阻滞：生命体征平稳后依照医嘱可垫枕，为防止血压下降，待 4~6 小时后即可改为半卧位。

（3）蛛网膜下腔阻滞：绝对去枕平卧 6 小时，防止脑脊液外渗致头痛，6 小时后如无不适依照医嘱改为半卧位。

2. 呼吸道护理

（1）自我观察：全麻手术后医护人员会给予吸氧，如有憋气、呼吸困难，及时告知医护人员。

（2）伤口保护方法：咳嗽时用双手按压切口两侧，减少对切口的张力性刺激。

（3）咳痰：如果痰液在气管上部，深吸气后屏气，然后以爆发的力量咳嗽，将痰液排出；痰液较深时，充分深吸气后再用力吐气，并尽量拉长尾音，以使痰液逐渐靠近咽部，而后再用力咳出。如感觉有痰无力咳出或排痰异常，及时告知医护人员。

（4）雾化吸入：雾化时深吸气，充分吸入药物，不能随意调节雾化器流量。

3. 静脉输液 发现液体不滴或者其他不适，及时告知医护人员，保持液体通畅，勿随意调节输液速度。

4. 饮食和排便

（1）非胃肠道手术的患者，麻醉清醒后无特殊不适即可进食，如有恶心、呕吐等症状则暂缓。

（2）胃肠道手术患者根据病情及胃肠功能恢复情况在医护指导下进食，原则是从稀到干、从少到多、从软到硬。并注意进食后有无不适，如有异常暂缓进食，并告知医护人员。

（3）腰麻术后应注意观察排尿情况，如不能自行排尿，可在医护人员指导下诱导排尿；如仍不能自行排尿，给予留置导尿。通常术后 12~24 小时胃肠功能开始恢复，约 48 小时可排气。若术后 48 小时仍未排气，可通过翻身、增加活动量刺激肠道蠕动。

5. 手术切口管理

（1）自我观察：如有局部切口红、肿、热、痛、渗血、渗液、敷料脱落，及时告知医护人员。

（2）腹带自我护理：腹部手术后一般需包扎腹带，直至切口拆线，以减轻疼痛保护切口。如腹带松脱、包扎过松、过紧或有不适需告知医护人员重新包扎。不得自行拆除腹带。

6. 伤口引流管管理

（1）妥善固定引流管，将引流管固定在床上，以防翻身或活动时管路被牵拉而脱出，活动时引流管应留有足够长度。

（2）保持引流管通畅，防止扭曲、受压、打折，防止阻塞。

（3）若放置多根引流管，应分别固定。

（4）如观察到伤口渗液、渗血，引流量突然增多，引出大量血性液及时告知医护人员。引流液随伤口的愈合，量会逐渐减少。

（5）注意观察引流管周围皮肤，有无红肿、破损，引流液是否外渗。

（6）引流装置不可放置过高，平卧、坐位、站立或行走时不可高于手术切口，以防止引流液反流感染。

7. 活动和休息

（1）病情许可的情况下早期活动有利于增加肺活量，减少肺部并发症；改善全身血液循环，促进伤口愈合；减少血液在下肢淤滞，防止血栓形成；预防压疮；利于胃肠道功能恢复，减少腹胀；减少尿潴留。

（2）活动时应注意活动量循序渐进，量力而行，如出现不适，及时告知医护人员。可先在床上活动，如翻身、坐起、屈曲下肢，然后在床旁活动，逐渐可在室内及室外活动。具体活动方法：

1）术后6小时可活动四肢，适当翻身，摇起床头或垫枕头靠坐在床上。

2）将下肢垂在床旁，坐在床缘活动小腿及踝关节部。

3）第一次下床时由护士协助，站立于床旁，适当活动下肢。

4）下床活动时间以清晨、午睡后和晚饭后为宜，活动时间以不感到劳累为宜。

5）活动过程中有任何不适，立即停止，并寻求医护人员帮助。

（3）保持病室安静，保证睡眠充足。

8. 疼痛

（1）采取舒适的体位，腹部手术可取半卧位，减轻伤口张力；四肢手术可适当抬高患肢。

（2）如术后 72 小时内持续使用镇痛泵，可于变换卧位、咳嗽等引起剧烈疼痛或疼痛加重时按镇痛泵按钮自行给药一次，最短给药时间间隔遵麻醉医生指导。如有恶心、呕吐等不适，及时告知医护人员，并将头偏向一侧，避免误吸。

（3）腹带结扎松紧度应适宜，如感不适，及时告知医护人员调整。

（4）咳嗽或活动时应用手挤压伤口进行保护。

（5）减轻焦虑，可采取分散注意力的方法，如向医护人员倾诉，与家属聊天，听收音机等。

【出院指导】

1. 保持伤口清洁干燥。

2. 出现不适，如伤口疼痛、渗血、渗液、体温过高等，随时就诊。

3. 遵照医嘱，按时复查。

4. 遵照医嘱，调整饮食习惯，恢复正常饮食。

5. 适当地运动有利于康复。应多注意休息，体力恢复后可以适当运动，如散步、打太极拳、体操锻炼等，以不感到疲劳为度，注意劳逸结合。

（王　悦　王影新　谷洪涛）

第二章

神经外科疾病健康教育

第一节 脑　疝

【概述】

脑疝是颅内压升高到一定程度，脑组织从高压力区向低压力区移位，导致脑组织、血管及脑神经等重要结构受压和移位，被挤入硬脑膜的裂隙或枕骨大孔，压迫附近的神经、血管和脑干，出现严重的临床症状和体征。颅内任何部位占位性病变发展到严重程度均可导致颅内各分腔压力不均而引起脑疝。常见病因有外伤所致各种颅内血肿（如脑硬膜外血肿、脑硬膜下血肿及颅内血肿）、颅内脓肿、颅内肿瘤（颅后窝肿瘤、大脑半球肿瘤）、颅内寄生虫病、先天性因素（小脑扁桃体下疝畸形）。

【临床表现】

常见的脑疝有以下两种

1. 小脑幕切迹疝（又称颞叶沟回疝）　临床表现为剧烈头痛、与进食无关的频繁喷射性呕吐、病变对侧肢体瘫痪、眼睑下垂、瞳孔由小逐渐变大、意识障碍、严重者昏迷、呼吸停止、心跳停搏。

2. 枕骨大孔疝（又称小脑扁桃体疝）　临床表现为后颈及枕部疼痛、颈肌强直、烦躁不安、意识障碍、大小便失禁，由于呼吸中枢受压，呼吸衰竭的表现更为突出。

【检查指导】

1. 检查项目 尿便常规、血常规、生化全项、凝血功能、血型、感染筛查、心电图、超声心动、X 线胸片、头颅 CT、头颅 MRI、颈动脉彩超、脑血管造影（DSA）。

2. 检查目的及注意事项

（1）尿便常规、血常规、生化全项、凝血功能、血型、感染筛查、心电图、超声心动、X 线胸片，详见"第一章外科健康教育总论"。

（2）头颅 CT、头颅 MRI

1）目的：头颅 CT 可显示小脑幕切迹时可见基底池（鞍上池）、环池、四叠体池变形或消失，下疝时可见中线明显不对称和移位。头颅 MRI 可显示脑疝时脑池变形、消失情况，直接观察到脑内结构。

2）注意事项：检查时保持头部不晃动。其他注意事项详见"第一章外科健康教育总论"。

【围术期指导】

1. 术前准备及注意事项

（1）术前剃头，禁食水 8 小时。

（2）取下活动性义齿，家属妥善保管。

（3）自我观察：呕吐时头偏向一侧，清理呼吸道防止误吸。如果口鼻分泌物无力咳出，及时告知医务人员。

（4）因需降低颅内压，输注甘露醇时要求快速滴入，不可随意调节输液速度，并观察是否有尿液排出。如出现心慌、胸闷等不适症状时及时告知医护人员。

（5）躁动者给予保护性约束。

（6）避免情绪激动加重病情。

2. 术后注意事项

（1）麻醉术后 6 小时内禁食水。

（2）心电监护：心电监护期间不可随意调节心电监护仪参数，如有心慌、呼吸困难，电极片及导线脱落，监护仪报警，及时告知护士。

（3）术后体位：绝对卧床，术后可抬高床头 15°～30°，可减少头部淤血及脑水肿，翻身时动作轻柔，尽量减少搬动头部。

（4）自我观察：如出现意识突然改变、肢体活动受限、躁动加重等症状时立即告知医护人员。

（5）防止误吸：呕吐时头偏向一侧，防止呕吐物呛入气道，引起吸入性肺炎。

（6）伤口引流：妥善固定引流管，避免引流管牵拉、打折，防止引流管脱出，不可自行牵拉或拔出引流管，如出现敷料渗血过多、敷料松动及时告知医护人员。

（7）静脉输液：不可随意调节输液速度，输液部位出现红肿、疼痛及时告知医护人员。

（8）术后饮食：神志清醒者术后 6 小时可少量进水，术后第 2 天可进易消化、高蛋白、高热量、高维生素、营养丰富的食物，如出现呕吐、呃逆、腹部胀痛、面色苍白等症状时立即告知医护人员。意识障碍者禁食水，会给予营养支持。

（9）病室环境：保持安静，家属减少探视，避免外界不良刺激。

3. 康复指导及康复训练　脑疝后合并肢体和语言功能障碍者，术后需尽早进行康复训练。

（1）恢复期康复指导：可开始练习由卧到靠，由靠到坐，由坐到站，由站到走的阶梯式锻炼方法。同时进行日常生活训练，自己穿衣、解扣、洗脸、刷牙、进餐、如厕等。

（2）患侧上肢功能训练的方法：被动运动活动顺序为先大关节后小关节，幅度从大到小，也可用健侧帮助患肢进行被动运动，更衣时要先脱健侧后脱患侧，先穿患侧后穿健侧。按摩可促进血液、淋巴液回流，对肢体功能恢复也有帮助。

【用药指导】

1. 降低颅内压　如甘露醇注射液。

（1）目的：降低颅内压。

（2）方法：静脉注射。

（3）不良反应

1）乏力、头晕、恶心、呕吐、神志不清等水和电解质紊乱症状最为常见。

2）寒战、发热。

3）排尿困难。

4）患肢局部红肿，疼痛等血栓性静脉炎症状。

5）头晕、视力模糊。

（4）注意事项

1）甘露醇注射液需快速滴注输入体内才能有效地起作用，输液时不可自行调节输液速度。

2）输液时如有不适，输液部位有红、肿、痛，及时告知医护人员。

3）由于输液速度要求较快，老年人要注意有无心慌、胸闷、心率加快等症状并及时告知医护人员。

2. 减轻水肿　如地塞米松磷酸钠。

（1）目的：抗炎、抗水肿。

（2）方法：静脉注射。

（3）不良反应

1）头晕、昏厥倾向、腹痛或背痛等。

2）低热、食欲减退、恶心、呕吐等。

3）肌肉或关节疼痛、乏力等。

（4）注意事项：不能自行停药，遵医嘱逐渐减量，直至停药，以免病情反复。

【出院指导】

1. 遵医嘱按时服药。

2. 戒烟戒酒，按时生活起居、饮食、睡眠，保持良好的生活习惯。

3. 控制好血压、血脂、血糖。

4. 如发生头痛、呕吐、意识障碍、偏瘫及时就诊。

5. 失语及偏瘫者坚持语言及功能锻炼。

6. 外出活动时注意安全，专人陪护。

7. 术后一个月复查头颅 CT。

（李中惠　康玉琼　冯亚男）

第二节　颅脑损伤疾病

一、头皮及颅骨损伤

【概述】

头皮是颅脑最表浅的软组织，由皮肤、皮下组织、帽状腱膜、腱膜下层和骨膜组成。头皮损伤可分为头皮挫伤、头皮裂伤、头皮血肿、头皮撕脱伤等。

颅骨骨折系指颅骨受暴力作用所致颅骨的连续性中断。颅骨骨折不一定都合并有严重的脑损伤。一般来讲，凡有颅骨骨折存在，提示外力作用均较重，合并脑损伤的概率较高。根据骨折部位可将颅骨骨折分为颅盖及颅底骨折；又可根据骨折端形态分为线性和凹陷骨折，如因暴力范围较大与头部接触面积广，形成多条骨折线，分隔成多条骨折碎片者则称粉碎性骨折；而颅盖骨骨折端的头皮破裂称开放性骨折，颅底骨折端附近的黏膜破裂则称内开放性颅骨骨折。开放性骨折、累及气窦的颅底骨折易合并骨髓炎或颅内感染。

【临床表现】

1. 头皮血肿　皮下血肿一般体积小，有时因血肿周围组织肿胀隆起，中央相对凹陷，易误认为凹陷性颅骨骨折。帽状腱膜下血肿，因帽状腱膜组织疏松可蔓及较广范围。骨膜下血肿其特点是局限于某一颅骨范围内。以骨缝为界，帽状腱膜下血肿可蔓延至全头部。

2. 头皮裂伤 常常能见到自头皮创口有动脉性出血。在创口较大、就诊时间较长时可发生出血性休克。

3. 头皮撕脱伤 失血或疼痛性休克，能见到自头皮创缘有动脉性出血。

4. 颅盖骨线状骨折 有明确的头部受伤史，着力部位可见头皮挫伤及头皮血肿。

5. 颅底骨折 累及眶顶和筛骨，可伴有鼻出血、眶周广泛淤血（称"眼镜"征或"熊猫眼"征）以及广泛球结膜下淤血。如硬脑膜及骨膜均破裂，则伴有脑脊液鼻漏，脑脊液经额窦或筛窦由鼻孔流出。若骨折线通过筛板或视神经管，可合并嗅神经或视神经损伤。颅底骨折发生在中颅窝，如累及蝶骨，可有鼻出血或合并脑脊液鼻漏，脑脊液经蝶窦由鼻孔流出。如累及颞骨岩部，硬脑膜、骨膜及鼓膜均破裂时，则合并脑脊液耳漏，脑脊液经中耳由外耳道流出；如鼓膜完整，脑脊液则经咽鼓管，流向鼻咽部而误认为鼻漏。破裂孔或颈内动脉管处的破裂，可发生致命性鼻出血或耳出血。

6. 凹陷性骨折 在受力点有头皮血肿或挫伤，急性期可见局部骨质下陷。当骨折片下陷较深时，可刺破硬脑膜，损伤及压迫脑组织而出现偏瘫、失语和局灶性癫痫。

【检查指导】

1. 检查项目 尿便常规、血常规、生化全项、凝血功能、血型、感染筛查、心电图、超声心动、X线胸片、头颅CT、头颅X线。

2. 检查目的及注意事项

（1）尿便常规、血常规、生化全项、凝血功能、血型、感染筛查、心电图、超声心动、X线胸片，详见"第一章外科健康教育总论"。

（2）头颅 CT、头颅 X 线

1）目的：必要时行 CT，以除外颅内异常。了解有无脑损伤、颅内积气等情况。头颅 X 线可显示骨折片陷入颅内深度。

2）注意事项：检查时去除身上金属物品。

【围术期指导】

1. 术前准备及注意事项

（1）术前一天剃头、沐浴。

（2）术前禁食水 8 小时。

（3）术前一天晚保证充足睡眠。

（4）减轻疼痛：早期冷敷以减少出血和疼痛，24～48 小时后改用热敷，以促进血肿吸收。

2. 术后注意事项

（1）心电监护：使用心电监护期间禁止随意调整心电监护仪参数。如有心慌、呼吸困难，电极片及导线脱落，监护仪报警，请及时告知护士。

（2）吸氧：吸氧可改善脑缺氧症状，吸氧期间不可自行调节氧流量。室内严禁明火及放置易燃品。

（3）静脉输液：静脉输液期间不可自行调节输液速度。

（4）伤口引流：保持引流管通畅，防止引流管脱出、牵拉、打折。

（5）预防并发症：勿用力揉搓伤口，以免增加出血。注意神志及体温变化，如意识突然改变或体温超过 38.5℃ 时及时告知医护人员。

（6）情绪处理：缓解紧张情绪，避免情绪激动，祛除不良刺激。

（7）饮食：以易消化、营养丰富为宜，不宜进食刺激性和坚硬、需用力咀嚼的食物，多吃蔬菜、水果等，以保持大便通畅，防止便秘。

（8）脑脊液鼻漏

1）合并脑脊液鼻漏者，卧床休息，患侧卧位。

2）枕下垫无菌治疗巾，防止感染。

3）鼻漏者禁止用手掏、堵塞，不能用力咳嗽、打喷嚏，防止污染脑脊液逆流入颅内，引起继发颅内感染。

4）如脑脊液外漏增多，出现剧烈头痛、眩晕、呕吐、发热、意识障碍及时告知医护人员。

3. 康复指导及康复训练　恢复期应尽量减少脑力活动，少思考问题，不阅读长篇读物，少看刺激性电影、电视节目，可适当听些轻音乐，以缓解紧张情绪。积极参加体育锻炼，但要量力而行。

【用药指导】

1. 抗生素　如β-内酰胺类抗生素、头孢类抗生素。

（1）目的：预防、控制感染。

（2）方法：静脉注射。

（3）不良反应：少数情况下发生过敏反应、毒性反应。

（4）注意事项：输液时如有不适，如胸闷、恶心、皮疹等，及时告知医护人员。

2. 扩充血容量　如低分子右旋糖酐氨基酸注射液。

（1）目的：扩充血容量、改善微循环。

（2）方法：静脉注射。

（3）不良反应

1）偶有过敏反应：如荨麻疹、皮肤瘙痒、发热等。

2）胃肠道反应：恶心、呕吐等。

3）极个别出现血压下降、呼吸困难和胸闷等。

（4）注意事项：不可自行调节输液速度，如出现皮肤瘙痒、胸闷等其他不适症状，及时告知医护人员。

【出院指导】

1. 遵医嘱按时服用出院带药。

2. 颅骨骨折达到骨性愈合需要一定的时间，病程较长，不要心急，要有战胜疾病的信心。

3. 若有颅骨缺损，在伤后半年左右做颅骨成形术，注意避免局部碰撞。

4. 如出现头痛、发热、畏食、意识改变，及时就诊。

二、脑挫裂伤

【概述】

暴力作用于头部时，着力点处颅骨变形或发生骨折，以及脑在颅腔内大块运动，造成脑的着力或冲击点伤、对冲伤和脑深部结构损伤，均可造成脑挫伤和脑裂伤，由于两种改变往往同时存在，故又统称脑挫裂伤。

【临床表现】

1. 意识障碍　受伤时立即出现。一般意识障碍时间均较长，短者半小时，数小时或数天，长者数周、数月，有的为持续昏迷或植物生存。

2. 生命体征改变　常较明显，体温多在38℃左右，脉搏和呼吸增快，血压正常或偏高。也可出现休克。

3. 局灶症状与体征　受伤当时立即出现肢体抽搐或瘫痪，语言中枢损伤后出现失语以及脑干反应消失等。

4. 颅压增高　可有脑膜刺激征，表现为畏光、颈强直等。

5. 头痛呕吐　清醒后有头痛、头晕、恶心呕吐、记忆力减退和定向力障碍。

【检查指导】

1. 检查项目　尿便常规、血常规、生化全项、凝血功能、血型、感染筛查、心电图、超声心动、X线胸片、头颅CT、头颅MRI、腰椎穿刺、头颅X线。

2. 检查目的及注意事项

（1）尿便常规、血常规、生化全项、凝血功能、血型、

感染筛查、心电图、超声心动、X 线胸片，详见"第一章外科健康教育总论第一节外科常见检查"。

（2）头颅 CT、头颅 MRI

1）目的：CT 是首选的重要检查，能确定脑组织损伤部位及性质，能清楚显示挫裂伤的部位、程度以及继发损害。MRI 较少用于急性颅脑损伤。

2）注意事项：躁动者需给予保护性约束。其他详见"第一章外科健康教育总论第一节外科常见检查"。

（3）腰椎穿刺

1）目的：腰椎穿刺检查颅内压多显著增高，脑脊液呈血性，含血量与损伤程度有关。

2）注意事项：穿刺前先排尿，穿刺后去枕平卧 6 小时，24 小时内不宜下床活动，穿刺后多饮水，不可抬头，避免发生头痛。

（4）头颅 X 线

1）目的：在病情允许的情况下，头颅 X 线有其重要价值，不仅能了解骨折的具体情况，而且对分析致伤机制和判断伤情有特殊意义。

2）注意事项：检查前去除佩戴的金属物品，如钥匙、发卡、腰带、金属饰物、手表、首饰等。

【围术期指导】

1. 术前准备及注意事项

（1）术前禁食水 8 小时。

（2）皮肤准备：术前一天剃头、沐浴。

（3）体位：绝对卧床。

（4）有脑膜刺激征者减少光照，避免不良刺激。

（5）自我观察：如出现剧烈头痛立即告知医护人员。

2. 术后注意事项

（1）麻醉术后 6 小时内禁食水。

（2）心电监护：使用心电监护期间禁止随意调整心电监护仪参数。如有心慌、呼吸困难，电极片及导线脱落，监护仪报警，及时告知护士。

（3）吸氧：吸氧期间禁止自行调节氧流量，室内严禁明火及放置易燃品。

（4）雾化吸入：坐位或半卧位，氧流量一般为 6~8L/min，不可自行调节氧流量。雾化时保证面罩充分贴紧面部，采用深呼吸，屏气 1~2 秒，再用鼻呼气，使药液充分到达细支气管和肺内。

（5）自我观察：如出现头痛、呕吐等症状，及时告知医护人员，呕吐时头转向一侧，防止误吸。

（6）引流管：引流管需妥善固定，避免牵拉、打折，防止脱出，不可自行拔出引流管，如出现敷料渗血过多、敷料松动及时告知医护人员。

（7）饮食：术后第 2 天，神志清醒者可进食营养丰富、易消化的食物，避免刺激性和坚硬、需用力咀嚼的食物，多吃水果和蔬菜，以保持大便通畅，防止便秘。

（8）活动：神志清醒者术后 6 小时可自行翻身，取舒适体位；昏迷者每 2 小时协助翻身一次。每天进行被动关节活动，意识障碍好转后进行主动活动。

（9）沟通交流训练：对于失语者应采取有效的沟通方法，利用肢体语言、手势、书写等，家属及时满足生活需要，建立康复的信心。

【用药指导】

1. 止血药　如尖吻蝮蛇血凝酶注射液。

（1）目的：止血。

（2）方法：静脉注射。

（3）不良反应：发生率低，偶见皮肤瘙痒等过敏反应。

（4）注意事项：如有皮肤瘙痒等不适症状，及时告知医护人员。

2. 抗生素　如β-内酰胺类抗生素、头孢类抗生素。

（1）目的：预防、控制感染。

（2）方法：静脉注射。

（3）不良反应：少数情况下发生过敏反应、毒性反应。

（4）注意事项：输液时如有不适，如胸闷、恶心、皮疹等，及时告知医护人员。

【出院指导】

1. 遵医嘱按时服用出院带药，癫痫者症状完全控制后，仍需服药1~2年，不可自行减量及突然停药，服药期间如出现不适症状及时就诊。

2. 以清淡为主，选择进富含蛋白质和各种维生素的食物，戒烟戒酒。

3. 不可单独外出、游泳、登山等，可做扩胸运动、深呼吸，瘫痪肢体置于功能位，以防畸形造成日后生活障碍。活动时注意安全防护，防止意外发生。

4. 如出现头痛，恶心呕吐等症状及时就诊。

5. 出院3~6个月后复查。

三、颅内血肿

【概述】

颅内血肿是最常见、最严重的继发病变，发生率约为闭合性颅脑损伤的10%和重型颅脑损伤的40%~50%。如不能及时处理，多因进行性颅内压增高，形成脑疝危及生命。颅内血肿按症状出现时间分为急性血肿、亚急性血肿和慢性血肿。按部位则分为硬膜外血肿、硬脑膜下血肿和脑内血肿。

【临床表现】

1. 颅内压增高症状

（1）头痛加剧，恶心、呕吐频繁，视盘水肿、躁动。

（2）以急性颅内血肿比较显著，表现为血压升高、脉搏和呼吸减慢，即"两慢一高"的库欣综合征。

（3）伤后立即出现的昏迷称为原发性昏迷，为脑直接受损所致，昏迷时间一般由数分钟、数十分钟、数小时或数天以上，然后恢复清醒，临床上称为中间清醒期。但由于颅内血肿再继续，血肿体积不断增大，颅内压逐渐升高或脑疝形成，又出现昏迷称继发性昏迷。

2. 局灶症状　颅内血肿的局灶症状是伤后逐渐出现的，运动区血肿常出现轻度偏瘫、失语和癫痫等。顶叶血肿可有轻度偏侧感觉障碍，颅后窝血肿可出现眼球震颤、共济失调等。

3. 脑疝症状　表现为意识丧失，血肿同侧瞳孔散大，对光反应消失和对侧偏瘫等。晚期则出现两侧瞳孔散大、固定和去脑强直。

【检查指导】

1. 检查项目　尿便常规、血常规、生化全项、凝血功能、血型、感染筛查、心电图、超声心动、X线胸片、头颅CT、颅骨平片。

2. 检查目的及注意事项

（1）尿便常规、血常规、生化全项、凝血功能、血型、感染筛查、心电图、超声心动、X线胸片，详见"第一章外科健康教育总论第一节外科常见检查"。

（2）头颅CT

1）目的：可明确是否有血肿形成、血肿定位、计算出血量、中线结构有无移位及有无脑挫裂伤等情况。

2）注意事项：躁动者需保护性约束。

（3）颅骨平片

1）目的：查看颅骨骨折情况。

2）注意事项：躁动者需保护性约束。

【围术期护理】

1. 术前准备及注意事项

（1）术前一天剃头、沐浴。

（2）术前禁食水 8 小时。

（3）术前一天晚保证充足睡眠。

2. 术后注意事项

（1）心电监护：使用心电监护期间禁止随意调整心电监护仪参数。如有心慌、呼吸困难，电极片及导线脱落，监护仪报警，及时告知护士。

（2）吸氧：吸氧期间禁止自行调节氧流量，室内严禁明火及放置易燃品。

（3）自我观察：如出现剧烈头痛、意识改变、呼吸困难等不适症状时及时告知医护人员。

（4）防止误吸：保持呼吸道通畅，如出现呕吐时头转向一侧，防止误吸，造成肺部感染。

（5）伤口引流：勿抓挠伤口，妥善固定引流管，避免引流管牵拉、打折，防止引流管脱出，不可自行牵拉或拔出引流管，如出现敷料渗血过多、敷料松动及时告知医护人员。不可随意调节引流袋位置。

（6）病室环境：保持病室安静、整洁、空气流通、温湿度适宜。

（7）安全防护：躁动者给予约束带约束，加床挡，防止坠床。

（8）体位：术后 6 小时后可自行翻身，引流管未拔除时绝对卧床，取平卧位为最佳，以保证脑血流供给，减轻脑组织缺血状况。

3. 康复训练　保持瘫痪肢体功能位置，做患肢及关节的被动运动。病情稳定后，做主动锻炼，引流管拔除后尽早下床活动，从起床、患肢平衡、站立、行走进行训练指导，逐步增加活动范围和次数，最后进行上下楼梯训练。患肢得到运动，利于功能的恢复。

【用药指导】

1. 降低颅内压　如甘露醇注射液。

（1）目的：脱脑水肿，降低颅内压。

（2）方法：静脉输液。

（3）不良反应

1）乏力、头晕、恶心、呕吐、神志不清等水和电解质紊乱症状最为常见。

2）寒战、发热。

3）排尿困难。

4）患肢局部红肿、疼痛，可触及痛性索状硬条等血栓性静脉炎症状。

5）头晕、视力模糊。

（4）注意事项

1）甘露醇注射液需快速滴注输入体内才能有效地起到作用，输液时不可自行调节输液速度。

2）输液时如有不适，输液部位有红、肿、痛，及时告知医护人员。

3）由于输液速度较快，老年人要注意是否有心慌、胸闷、心率加快等症状并要及时告知医护人员。

2. 抗生素　如青霉素、头孢菌素。

（1）目的：预防、控制感染。

（2）方法：静脉输液。

（3）不良反应：少数情况下发生过敏反应、毒性反应。

（4）注意事项：输液时如有不适，如胸闷、恶心、皮疹等，及时告知医护人员。

【出院指导】

1. 遵医嘱　服用出院带药，服药期间若出现不适，及时就诊。

2. 多进食牛奶、鸡蛋等有营养易消化的饮食，保证充分的营养和水分。

3. 如出现头痛、呕吐等不适症状及时就诊。

4. 术后 3 个月复查。

（李中惠　康玉琼　冯亚男）

第三节　常见颅内肿瘤疾病

一、垂体腺瘤

【概述】

垂体腺瘤是蝶鞍区最常见的良性肿瘤，约占颅内肿瘤的 10%，发病率一般为 1/10 万。30～40 岁多见，男女均等，其发病率仅次于胶质瘤和脑膜瘤居颅内肿瘤的第三位。垂体腺瘤诱发因素与遗传、物理因素、化学因素和致瘤病毒有关。

【临床表现】

1. 头痛　主要位于眶后、前额和双颞部疼痛。

2. 视力障碍　肿瘤长大压迫视通路而出现视力减退、视野缺失，因肿瘤生长方向不同，出现不同类型的视力视野障碍，典型的视野障碍为双颞侧偏盲，如果肿瘤向一侧生长，则出现单眼偏盲或全盲。

3. 内分泌功能改变

（1）女性因雌激素减少所致的闭经、性功能减退、毛发脱落、肥胖等。男性少见，表现为性欲减退、阳痿、胡须稀少，重者生殖器萎缩、不育。

（2）由于肿瘤分泌生长激素过多，导致肢端肥大，在青春期骨骺未融合前起病者表现为巨人症。软组织增生导致的肢端肥大表现为头颅面容宽大、眉弓凸起、颧骨高、下颌突出延长、鼻肥大、唇增厚、手足肥厚宽大、指（趾）变粗、多汗等。

（3）受内分泌激素水平的影响，部分会有血压升高，面色潮红，血糖增高等症状。

【检查指导】

1. 检查项目 尿便常规、血常规、生化全项、凝血功能、血型、感染筛查、心电图、超声心动、X线胸片、头颅 CT、头颅 MRI、颅骨平片、内分泌检查、视力视野。

2. 检查目的及注意事项

（1）尿便常规、血常规、生化全项、凝血功能、血型、感染筛查、心电图、超声心动、X线胸片检查的目的及注意事项详见"第一章外科健康教育总论"。

（2）颅骨平片

1）目的：对诊断垂体腺瘤十分重要，主要了解蝶鞍区骨质变化情况。垂体微腺瘤的颅骨平片可能正常，但大腺瘤可引起蝶鞍骨质吸收，表现为蝶鞍呈球形扩大，鞍底骨质破坏、吸收变薄、下移、倾斜或双鞍底，鞍背变薄、变直或后倾。

2）注意事项：检查时去除身上的金属物品。

（3）头颅 CT 及头颅增强 MRI

1）目的：CT 是诊断垂体腺瘤的重要方法之一，它可以显示病变形状、大小、生长方式及方向、与视交叉等其他鞍区结构的关系。MRI 是目前诊断垂体腺瘤的首选影像学检查，可以提供良好的垂体及肿瘤的三维成像，可以更好地显示肿瘤是否呈侵袭性生长，这对于确定治疗方案和判断预后意义重大。增强 MRI 对诊断垂体微腺瘤的准确率可提高到 90%。

2）注意事项：CT 检查无特殊准备。增强 MRI 前禁食水4~6 小时，家属陪同并签字，检查当天携带近两周内血肌酐检验结果，体内有金属异物或心脏起搏器提前告知医护人员。检查前去除身上的金属物品，如头饰、耳环、项链等，不要穿戴有金属饰物的衣裤。检查后饮水 2000ml 以上，加速造影剂的排泄。

（4）内分泌检查

1）目的：内分泌检查可提示肿瘤类型、了解需要补充激素种类、作为治疗前后对比的基础值，对垂体腺瘤的早期诊断、指导治疗、疗效评估和预后判断均有重要意义。激素检查包括：泌乳素、生长激素、促肾上腺皮质激素、促甲状腺素、促性腺激素等。

2）注意事项：抽血前禁食水，由于垂体激素的分泌有昼夜节律的改变，因此单项基础值不可靠，所以会多次、多时间点抽血检查。

（5）视力视野检查

1）目的：了解偏盲及视野缺损情况，用于术前术后疗效对比。

2）注意事项：视力视野障碍需专人陪同，检查时配合医生指导，避免检查结果无效。

【围术期指导】

1. 术前准备及注意事项

（1）术前禁食水 8 小时。

（2）术前剪鼻毛，清洁鼻腔。

（3）呼吸功能训练：由于垂体腺瘤手术经过鼻腔，术后鼻部有敷料会出现呼吸不畅，张口呼吸可以保证呼吸通畅。术前 2 天开始练习，每天练习张口呼吸 3 次，每次 20 分钟，方法为用示指及拇指捏紧鼻腔，张口吸气、呼气。

2. 术后注意事项

（1）心电监护：使用心电监护期间禁止随意调整心电监护仪参数。如有心慌、呼吸困难，电极片及导线脱落，监护仪报警，及时告知护士。

（2）吸氧：术后遵医嘱吸氧，吸氧时切勿自行调节氧气流量，室内严禁明火及放置易燃物品。

（3）饮食：术后 6~12 小时，若无恶心呕吐或呛咳，可进少量流食，之后从流食逐渐恢复到普通饮食，可进食高热量、高维生素、易消化、优质低蛋白饮食，避免过硬及辛辣刺激性食物。如发生低血钠及低血钾，宜可适当进食含高钠及高钾的食物和饮料，如咸菜、橙汁等。

（4）术后体位：术后全麻未清醒时取平卧位，头偏向一侧，防止呕吐物误吸。清醒后床头抬高 15°~30°，减轻头部充血，利于伤口愈合，减少脑脊液鼻漏的发生。

（5）伤口：鼻部伤口少量渗血属正常现象，避免用力咳嗽、用力打喷嚏，不可擤鼻。鼻腔纱条取出后头痛症状会逐渐缓解，切勿自行取出纱条。

（6）自我观察：口腔或鼻腔中感觉有液体流出或出现憋气、呼吸困难等不适，及时告知医护人员。

（7）排尿注意事项：留置尿管期间，保持尿管通畅，避免牵拉、压折，尿管拔除后多饮水，预防泌尿系感染。尿液颜色明显变浅、尿量增多时及时告知医护人员。

【用药指导】

1. 抗生素　如 β-内酰胺类抗生素。

（1）目的：预防、控制感染。

（2）方法：静脉输液。

（3）不良反应：少数情况下发生过敏反应、毒性反应。

（4）注意事项：输液时如有不适，如胸闷、恶心、皮疹等，及时告知医护人员。

2. 激素　如垂体后叶注射液。

（1）目的：抗利尿作用。

（2）方法：皮下注射。

（3）不良反应：尚不明确。

（4）注意事项

1）用药后如出现面色苍白、出汗、心悸、胸闷、腹痛等，立即告知医护人员。

2）用药后准确记录尿量，用药后 1 小时的尿量增多或者尿量减少都要及时告知医护人员。

3. 抑酸药 如注射用兰索拉唑。

（1）目的：抑制胃酸，保护胃黏膜。

（2）方法：静脉输液。

（3）不良反应：便秘、头痛、头晕、眩晕、疲劳、胃肠功能紊乱等。

（4）注意事项

1）用药后可能引起血压进一步升高，高血压者注意有无头晕、面色潮红、心慌等不适，及时告知医护人员。

2）因药物不良反应有头晕，用药后防止跌倒。

【出院指导】

1. 遵医嘱 按时服用药物，不可随意停药，出现不适及时就诊。

2. 自我观察 保持伤口清洁干燥，如出现伤口红肿、渗液、多饮、多尿、恶心、明显乏力等症状时及时就诊。

3. 出院 3 个月复查头颅 MRI、血电解质及激素水平。

二、脑 膜 瘤

【概述】

脑膜瘤是源于脑膜上皮细胞的肿瘤，多数为良性，可生长于颅内任何部位，但幕上较幕下多见，约为 8：1。好发部位依次为大脑突面、矢状窦旁、大脑镰旁和颅底。脑膜瘤是仅次于脑胶质瘤的颅内原发性肿瘤，多见于中年以上，女性占优势。常见病因包括颅脑外伤、放射性照射、性激素及其受体、遗传因素。

【临床表现】

脑膜瘤绝大多数属良性肿瘤，生长缓慢，病程长。但少数生长迅速,病程短。

1. 首发症状 头痛和癫痫。

2. 颅内压增高症状 不明显。

3. 局灶性症状 根据肿瘤部位不同,还可以出现视力、视野、嗅觉或听觉障碍及肢体运动障碍。

4. 脑膜瘤对颅骨的影响 邻近颅骨的脑膜瘤常可造成骨质的变化,表现为骨板受压变薄或骨板被破坏,甚至穿破骨板侵蚀至帽状腱膜下,头皮局部可见隆起,也可使骨内板增厚,增厚的颅骨内可含肿瘤组织。

【检查指导】

1. 检查项目 尿便常规、血常规、生化全项、凝血功能、血型、感染筛查、心电图、超声心动、X线胸片、X线颅骨平片、头颅 CT、头颅 MRI、脑血管造影。

2. 检查目的及注意事项

(1)尿便常规、血常规、生化全项、凝血功能、血型、感染筛查、心电图、超声心动、X线胸片,详见"第一章外科健康教育总论第一节外科常见检查"。

(2)X线颅骨平片

1)目的:检查肿瘤钙化、血管压迹改变、颅骨增生肥厚、内生骨疣等颅骨受累情况。

2)注意事项:检查时去除身上金属物品。

(3)头颅 CT 和头颅 MRI

1)目的:头颅 CT 和头颅 MRI 可显示肿瘤的具体位置、形态、大小、是否双侧生长及血供情况、脑膜瘤与邻近骨性结构的关系、钙化等。

2)注意事项:①CT 平扫及 MRI 平扫无特殊注意事项。②CTA 及增强 MRI 需检查前晚要有充分的休息和睡眠,检查前禁食水 4 小时,去除影响诊断的金属装饰的衣物、钱包、钥匙、发卡、腰带、金属饰物、手表、首饰等。③检查后多饮水。

（4）脑血管造影

1）目的：脑血管造影可显示肿瘤血供，利于设计手术方案，减少因出血造成的术中并发症及输血的必要。

2）注意事项：脑血管造影注意事项详见"第二章神经外科疾病健康教育第四节脑血管疾病"。

（5）脑电图检查

1）目的：确定诊断和分型，判断预后和分析疗效。

2）注意事项：①头发洗净；②饱餐，以防低血糖影响结果；③检查前3天停用各种药物，不能停药者要说明药名、剂量和用法，以供医生参考；④全身肌肉放松以免肌电受干扰；⑤配合医生睁眼、闭目或过度呼吸等动作。

【围术期指导】

1. 术前准备及注意事项

（1）术前禁食水8小时。

（2）术前一天剃头、沐浴，保证充足睡眠。

（3）术前两天练习床上大小便，大便不畅可使用缓泻剂协助排便，防止因排便困难造成颅内压增高诱发癫痫。

（4）有癫痫病史、视力视野异常、偏瘫、肢体力弱者不可单独活动，检查时需专人陪同，防止癫痫发作、跌倒等意外发生。

2. 术后注意事项

（1）麻醉术后6小时内禁食水。

（2）心电监护：心电监护期间不可自行调节心电监护仪参数设置。如有心慌、呼吸困难等不适、电极片及导线脱落、监护仪报警，及时告知护士。

（3）术后体位：术后6小时，如神志清楚可抬高床头15°～30°，以利于颅脑静脉回流，减轻脑水肿，无恶心呕吐可自行翻身，翻身时注意引流管位置，防止牵拉，避免引流管脱出。

（4）吸氧：术后遵医嘱吸氧，吸氧时切勿自行调节氧气流量，室内严禁明火及放置易燃物品。

（5）雾化吸入：可减轻因麻醉插管造成的咽部不适，有稀释痰液，促进痰液排出的作用，雾化吸入时保持面罩充分贴紧脸部，深呼吸，使雾化药物充分到达咽部及气管内。

（6）饮食：术后6小时可少量进水，如出现呛咳、呕吐时，禁水。术后第2天可进半流食，如米粥、面条等，饮食以易消化为宜。术后第三天如无不适可进普食，以清淡为主，多进富含蛋白质、高纤维素及各种维生素的营养食物。

（7）便秘：不可用力排便，尽可能多饮水，可在每次进食1小时后按摩腹部20分钟，增加肠蠕动，3天无大便时，使用缓泻剂。

（8）下床活动：引流拔除后可下床活动，首次下床切记不可心急，先采取坐位，如无头晕、目眩，可在床旁或靠墙站立4~5分钟，逐渐适应以后可在病房内活动，活动时间不宜过长，不可穿过长的衣裤，防止跌倒。

3. 康复指导及康复训练

（1）失语锻炼

1）运动性失语练习方法：多说话，不能使用肢体语言，尽量用语言表达自己的心理需求，先从发"啊""哈"等容易发音的字开始，也可以用咳嗽、吹纸、吹火柴等方法诱导发音。然后学说数字，如1、2、3等，以及常用的单字如你、我、他、吃、喝、要等。待能清楚地说出单字时，再说双音词，如你好、我要、吃饭、喝水等，最后学说短语、短句及长句。练习发音时，对着镜子观察自己发音时的口形，来纠正发音时的错误或通过录音机将自己的发音与正确的发音做比较纠正。

2）感觉性失语练习方法：分手势训练法和刺激训练法。手势训练法：用语言配合手势进行训练，如学说"洗脸"一词时，边说边用毛巾做抹脸的动作，反复多次，直至其能清楚地说出"洗脸"时，再换另一个词。刺激训练法：每天听音乐，选择喜欢的音乐，5次/天，10分/次，多途径诱导刺激。采用图片、交流板等刺激应答，在交流板上写简单的短语、短句，以及感兴趣的话题，鼓励其回答，2次/天，10分/次。

（2）心理调整：多与家人接触、交谈，充分表达自己的思想，多参加家庭和社会的活动，有助于记忆力和语言的恢复。

【用药指导】

1. 抗生素 如β-内酰胺类抗生素。

（1）目的：预防、控制感染。

（2）方法：静脉输液。

（3）不良反应：少数情况下发生过敏反应、毒性反应。

（4）注意事项：输液时如有不适，如胸闷、恶心、皮疹等，及时告知医护人员。

2. 控制癫痫 如注射用丙戊酸钠。

（1）目的：预防及治疗癫痫。

（2）方法：静脉输液。

（3）不良反应：无力、畏食、虚弱感、恶心、上腹痛、腹泻、记忆障碍、皮疹等。

（4）注意事项

1）如出现无力、畏食、虚弱感并伴有呕吐和腹痛立即告知医护人员。

2）用药治疗开始时可能出现体重增加的风险。

3. 止血药 如尖吻蝮蛇血凝酶注射液。

（1）目的：止血。

（2）方法：静脉输液。

（3）不良反应：发生率低，偶见皮肤瘙痒等过敏反应。

（4）注意事项：如有皮肤瘙痒等不适症状，及时告知医护人员。

4. 降低颅内压　如甘露醇注射液。

（1）目的：降低颅内压。

（2）方法：静脉输液。

（3）不良反应

1）乏力、头晕、恶心、呕吐、神志不清等水和电解质紊乱症状最为常见。

2）寒战、发热。

3）排尿困难。

4）患肢局部红肿、疼痛、可触及痛性索状硬条等为血栓性静脉炎症状。

5）头晕、视力模糊。

（4）注意事项

1）甘露醇注射液需快速滴注输入体内才能有效地起到作用，输液时不可自行调节输液速度。

2）输液时如有不适，输液部位有红、肿、痛时，及时告知医护人员。

3）由于输液速度较快，老年人如有心慌、胸闷、心率加快等症状要及时告知医护人员。

【出院指导】

1. 戒烟戒酒，建立良好的生活作息时间和饮食习惯。

2. 癫痫服药指导不能自行骤减或停服抗癫痫药物，定期复查血药浓度。

3. 安全　严禁开车、游泳、夜间独自外出等活动，如有发作先兆，应立即卧倒自我保护，避免跌伤。

4. 避免疲劳、紧张、情绪过分激动等不良因素刺激。

5. 活动　肢体活动障碍或偏瘫等规律的进行功能锻炼。包括被动与主动肢体运动，康复训练的坚持，最大限度恢复体能。

三、脑干肿瘤

【概述】

脑干肿瘤是指发生于中脑、脑桥和延髓部位的肿瘤。原发于脑干的肿瘤以神经胶质细胞瘤多见，脑干肿瘤可发生于任何年龄，75%的脑干肿瘤发生于 20 岁以前。

【临床表现】

1. 脑神经损害症状　包括颜面麻木、面瘫、眼球外展不能、眩晕、复视、听力下降以及声音嘶哑、呛咳、呕吐等。早期多出现患侧脑神经功能障碍，如脑桥肿瘤可出现眼球内斜、嘴歪、面部麻木等展神经、面神经或三叉神经受累症状；中脑肿瘤可出现眼睑下垂等动眼神经瘫痪症状；延髓肿瘤出现后组脑神经功能障碍，如吞咽困难等。

2. 肢体运动、感觉障碍　主要表现为交叉性偏瘫和偏身感觉障碍。

3. 小脑症状　步态不稳、闭目难立征阳性，眼震及共济运动失调等。

4. 颅内压增高　表现为头痛、呕吐、视盘水肿。

【检查指导】

1. 检查项目　尿便常规、血常规、生化全项、凝血功能、血型、感染筛查、心电图、超声心动、X 线胸片、头颅 CT、头颅增强 MRI。

2. 检查目的及注意事项

（1）尿便常规、血常规、生化全项、凝血功能、血型、感染筛查、心电图、超声心动、X 线胸片，详见"第一章外科健康教育总论第一节外科常见检查"。

（2）头颅 CT 和头颅增强 MRI

1）目的：头颅增强 MRI 是有效的检查手段。增强 MRI 可明确病变性质，显示肿瘤生长部位及生长方式，判断其预后。

CT 对于诊断有辅助作用。

2）注意事项：检查前禁食水 4 小时，如体内置有心脏起搏器、动脉瘤夹，或体内有金属或磁性植入史（如多个义齿、避孕环等）和早期妊娠者在预约检查时提前告知医生，以免发生意外。勿穿戴任何有金属物的内衣，检查时除去项链、手表、义齿、手机等金属物品，检查后多饮水。

【围术期指导】

1. 术前准备及注意事项

（1）术前一天剃头、沐浴。

（2）术前禁食水 8 小时。

（3）术前如发生呼吸困难、意识突然改变等不适症状时及时告知医护人员。

2. 术后注意事项

（1）心电监护：心电监护期间不可自行调节心电监护仪参数设置。如有心慌、呼吸困难等不适、电极片及导线脱落、监护仪报警，及时告知护士。

（2）术后饮食：术后第 1 天可进流食或半流食，如米汤、粥、软面条等，无不适第 2 天起可进普食，以易消化、高蛋白、高维生素饮食为宜。术后合并呛咳，进食时要慢，少食流质食物。如出现吞咽困难及时告知医护人员。

（3）术后体位：麻醉后 6 小时后可在床上自行翻身，取舒适体位，如出现呕吐，头偏向一侧，避免误吸。

（4）雾化吸入：为预防肺部感染，保持呼吸道湿润，便于痰液咳出。每 2 小时雾化吸入 1 次，雾化吸入期间氧流量不可自行调节，保证面罩贴紧面部，采用口深吸气，屏气 1~2 秒，再用鼻吸气，使药液充分到达支气管和肺内。

（5）自我观察：术后 3~7 天为脑水肿高峰期，如有呼吸困难等不适症状立即告知医护人员。

（6）眼部护理：术后 1~2 天会出现不同程度的双眼水肿，

不可用毛巾热敷，水肿期过后，双眼水肿症状会自行消失。

（7）抢救用物：切勿随意挪动。

3. 康复指导及康复训练　长期卧床期间，行足踝运动。被动运动方法为左手固定踝部，右手握住前足做踝关节屈伸运动、足内外翻运动和由屈、内翻、伸、外翻组合而成的"环转"运动，10～15 次/分，30～60 分/天。主动运动方法为足屈伸、内外翻运动 10～15 个/次，1 天 3～4 次，"环转"运动 15～20 次/分，30～60 分/天。

【用药指导】

1. 降低颅内压　如甘露醇注射液。

（1）目的：脱脑水肿，降低颅内压。

（2）方法：静脉输液。

（3）不良反应

1）乏力、头晕、恶心、呕吐、神志不清等水和电解质紊乱症状最为常见。

2）寒战、发热。

3）排尿困难。

4）患肢局部红肿、疼痛、可触及痛性索状硬条等为血栓性静脉炎症状。

5）头晕、视力模糊。

（4）注意事项

1）甘露醇注射液需快速滴注输入体内，才能有效地起到作用，输液时不可自行调节输液速度。

2）输液时如有不适，输液部位有红、肿、痛时，及时告知医护人员。

3）由于输液速度较快，老年人如有心慌、胸闷、心率加快等症状并要及时告知医护人员。

2. 止血药　如尖吻蝮蛇血凝酶注射液。

（1）目的：止血。

（2）方法：静脉输液。

（3）不良反应：发生率低，偶见皮肤瘙痒等过敏反应。

（4）注意事项：如有皮肤瘙痒等不适症状，及时告知医护人员。

3. 抗生素　如β-内酰胺类抗生素。

（1）目的：预防、控制感染。

（2）方法：静脉输液。

（3）不良反应：少数情况下发生过敏反应、毒性反应。

（4）注意事项：输液时如有不适，如胸闷、恶心、皮疹等，及时告知医护人员。

【出院指导】

1. 遵医嘱　按时服药，服药时出现不适症状及时就诊。

2. 出现面神经麻木症状时，应选择温度适中的食物，避免烫伤。

3. 不能单独外出、登高、游泳等，防止意外发生。

4. 出院3个月后复查，如有不适随时就医。

（李中惠　康玉琼　冯亚男）

第四节　脑血管疾病

一、颅内动脉瘤

【概述】

颅内动脉瘤系颅内动脉瘤样异常突起，可发生在任何年龄段，包括婴幼儿，但绝大多数发生在中老年人。高血压、动脉硬化、长期吸烟、酗酒等后天性因素可致动脉管壁受损，管壁薄弱部分在血流冲击下膨出形成动脉瘤。

【临床表现】

颅内动脉瘤在破裂出血之前，90%没有明显的症状和体征。

1. 先兆症状　动眼神经麻痹是后交通动脉动脉瘤先兆破裂症状。

2. 出血症状　80%～90%的动脉瘤是因为破裂出血引起蛛网膜下腔出血才被发现，故出血症状以自发性蛛网膜下腔出血的表现最多见。

3. 头痛和意识障碍为最常见和最突出的表现。

4. 出血引起的局灶性神经症状　蛛网膜下腔出血引起的神经症状为脑膜刺激征，表现为颈项强直。大脑前动脉动脉瘤出血常侵入大脑半球的额叶，引起痴呆、记忆力下降、大小便失禁、偏瘫、失语等。大脑中动脉动脉瘤出血常引起颞叶血肿，表现为偏瘫、偏盲、失语等。

5. 破裂出血后可出现全身性症状　血压升高、体温升高、意识障碍、呼吸困难、癫痫，严重者出现急性心肌梗死。少数表现为呕吐，呈咖啡样或排便异常，为柏油样便。

6. 再出血　动脉瘤一旦破裂将会反复出血，再出血率为9.8%～30%。

7. 局部定位症状　偏头痛、视盘水肿、视网膜出血等。

【检查指导】

1. 检查项目　尿便常规、血常规、生化全项、凝血功能、血型、感染筛查、心电图、超声心动、X线胸片、头颅CT、头颅CTA、头颅MRI、头颅MRA、脑血管造影（DSA）。

2. 检查目的及注意事项

（1）尿便常规、血常规、生化全项、凝血功能、血型、感染筛查、心电图、超声心动、X线胸片，详见"第一章外科健康教育总论第一节外科常见检查"。

（2）头颅CT、头颅CTA、头颅MRI、头颅MRA

1）目的：头颅CT对出血部位有助于出血动脉瘤的定位，对怀疑蛛网膜下腔出血是首选的诊断性检查手段。头颅CTA

可显示动脉瘤与载瘤动脉、邻近血管以及颅底骨性结构之间的空间解剖关系。头颅 MRI 能帮助判断动脉瘤的部位及大小。头颅 MRA 检出颅内动脉瘤的敏感度和特异度都很高，尤其适用于肾功能受损者。

2）注意事项：头颅 CT、MRI、MRA 无特殊注意事项。头颅 CTA 检查当天早晨禁食，下午做检查上午 10 点以后禁食，如装有心脏起搏器、动脉瘤夹，或体内有金属或磁性植入史（如多个义齿、避孕环等）和早期妊娠者，在预约检查时提前告知医生，以免发生意外，检查时勿穿戴任何有金属物的内衣，项链、手表、手机等金属物品。检查后多饮水。

（3）脑血管造影

1）目的：脑血管造影可明确颅内动脉瘤的部位、大小、形状、数目、有无动脉粥样硬化、瘤腔内有无附壁血栓等。是诊断颅内动脉瘤的"金标准"。

2）注意事项：①检查前禁食水 6 小时，称体重。②输液进行水化治疗时，不可随意调节输液速度。输液过程中，如有不适，立即告知医护人员。③检查时头部不要随意乱动，注射造影剂显影时有不适告知医生，不要用手示意。④检查后多饮水。⑤穿刺部位未缝合者，穿刺部位以弹力绷带加压包扎压迫止血，穿刺肢体制动 24 小时，穿刺侧膝盖不能弯曲。伤口缝合者，制动 8 小时，之后可在床上自由活动，禁止下床。伤口处沙袋加压 2~4 小时后可自行取下。弹力绷带加压期间，如出现下肢麻木、青紫、足部皮温凉或其他不适症状时立即告知医护人员。

【围术期指导】

1. 术前准备

（1）术前禁食水 8 小时。

（2）术前一天剃头。

（3）术前绝对卧床，避免刺激，防止因躁动不安而使血压升高，增加出血的可能。

（4）避免用力打喷嚏或咳嗽。

2. 术后注意事项

（1）心电监护：心电监护期间不可自行调节心电监护仪参数设置。如有心慌、呼吸困难等不适、电极片及导线脱落、监护仪报警，及时告知护士。

（2）术后体位：术后 6 小时可抬高床头 15°~30°。以利于静脉回流、减轻脑水肿、降低颅内压。翻身时动作要缓慢，避免抬头，更换体位注意勿牵拉引流管及尿管。

（3）严格卧床：绝对卧床休息，出血 7~14 天后易发生再出血，因此卧床休息时间不应少于 3 周。

（4）术后饮食：术后第 2 天可进食，饮食以清淡、易消化为宜，多饮水、多食蔬菜、水果等。

（5）保持大便通畅：便秘者使用缓泻剂，防止因大便干燥而增加腹压使动脉瘤再次出血。

（6）吸氧：常规吸氧 24 小时，吸氧时切勿自行调节氧气流量，室内严禁明火及放置易燃物品。

【用药指导】

1. 抗生素　如 β-内酰胺类抗生素。

（1）目的：预防、控制感染。

（2）方法：静脉输液。

（3）不良反应：少数情况下发生过敏反应、毒性反应。

（4）注意事项：输液时如有不适，如胸闷、恶心、皮疹等，及时告知医护人员。

2. 抑酸药　如注射用兰索拉唑。

（1）目的：抑制胃酸，保护胃黏膜。

（2）方法：静脉输液。

（3）不良反应：便秘、头痛、头晕、眩晕、疲劳、胃肠功能紊乱等。

（4）注意事项

1）用药后可能引起血压进一步升高，高血压者注意有无头晕，面色潮红，心慌等不适，及时告知医护人员。

2）因药物不良反应有头晕，用药后防止跌倒。

3. 控制血管痉挛 如尼莫地平。

（1）目的：预防和治疗脑血管痉挛引起的缺血性神经损伤。

（2）方法：静脉输液。

（3）不良反应：皮疹、头痛、恶心、低血压、心动过速、静脉炎等。

（4）注意事项

1）用输液泵严格控制输液速度，不要随意调节。

2）输液过程中出现面部潮红、血压升高、恶心、呕吐等症状，及时告知医护人员。

【出院指导】

1. 按时服药，尤其是抗癫痫药物，不可漏服、不可自行停药，定期复查血药浓度。出现不适及时就诊。

2. 注意血压变化，防止血压忽高忽低。控制好血糖、血脂。保持大小便通畅。如发生头痛、呕吐、意识障碍、偏瘫时及时就诊。

3. 避免剧烈运动及咳嗽。

4. 不能单独外出、登高、游泳等，防止意外发生。活动时注意安全防护，防止跌倒。

5. 出院 3 个月后复查。

二、蛛网膜下腔出血

【概述】

蛛网膜下腔出血是由于多种原因引起的脑血管突然破裂，使血液进入颅内或椎管内的蛛网膜下腔所引起的综合征，它是一种疾病的临床表现。临床将蛛网膜下腔出血分为自发性和外伤性两类。颅内动脉瘤和脑（脊髓）血管畸形是导致自发性蛛网膜下腔出血的主要原因，其次为高血压动脉硬化、烟雾病、血液病、动脉闭塞、颅内肿瘤卒中。蛛网膜下腔出血的诱发因素有高血压、排便用力、咳嗽、抬举重物、情绪激动等，常突然发生，不分昼夜。

【临床表现】

1. 出血症状　蛛网膜下腔出血起病急骤，有（或无）先兆症状，大多数为突然发生剧烈头痛，同时伴恶心呕吐、畏光、面色苍白、全身冷汗，还可出现眩晕、项背痛或下肢疼痛。半数患者出现精神症状，如烦躁不安、意识模糊、定向力障碍等，严重者昏迷。蛛网膜下腔出血后 1~2 天内出血量较多者出现脑膜刺激征。

2. 视力障碍　急性颅内高压和眼静脉回流受阻致眼玻璃体下出血引起视物模糊、复视。

3. 刺激性症状　约 3% 出血急性期及 5% 术后近期患者发生癫痫。

4. 意识障碍　常见于前交通动脉瘤、后循环动脉瘤破裂出血。

5. 神经缺失症状　大脑中动脉瘤出血若量大可产生偏瘫、语言障碍，颈内动脉后交通动脉瘤可以出现眼下垂、瞳孔散大等动眼神经损害。

【检查指导】

1. 检查项目　尿便常规、血常规、生化全项、凝血功能、血型、感染筛查、心电图、超声心动、X 线胸片、头颅 CT、头颅 MRI、脑血管造影。

2. 检查目的及注意事项

（1）尿便常规、血常规、生化全项、凝血功能、血型、感染筛查、心电图、超声心动、X 线胸片，详见"第一章外科健康教育总论第一节外科常见检查"。

（2）头颅 CT、MRI

1）目的：头颅 CT 扫描是蛛网膜下腔出血首选的辅助检查方法。头颅 MRI 可显示动脉瘤形态、大小、瘤内血栓情况。

2）注意事项：检查时保持头部固定。其他注意事项详见"第一章外科健康教育总论第一节外科常见检查"

（3）脑血管造影：目的及注意事项同"第二章神经外科疾病健康教育第四节脑血管疾病的颅内动脉瘤检查指导"。

【围术期指导】

蛛网膜下腔出血造影后诊断为动脉瘤破裂患者，可通过介入手段行动脉瘤栓塞术治疗，以下为动脉瘤栓塞术的术前术后指导。

1. 术前准备及注意事项

（1）术前禁食水 6~8 小时。

（2）术前行双侧腹股沟备皮，清洁会阴区。

（3）出血急性期绝对卧位，房间灯光柔和，不能太刺眼，保持安静，限制会客，避免各种不良刺激，如情绪激动、用力咳嗽等。

（4）意识不清及排尿困难时留置尿管。

（5）头痛剧烈时可遵医嘱口服止痛药物。

（6）保持大便通畅，避免用力排便，以免颅内压增高。尽可能多饮水，可在每次进食 1 小时后按摩腹部 20 分钟，增加肠蠕动，3 天无大便时，使用缓泻剂。

2. 术后注意事项

（1）心电监护：心电监护期间不可自行调节心电监护仪参数设置。如有心慌、呼吸困难等不适、电极片及导线脱落、监护仪报警，及时告知护士。

（2）穿刺部位：穿刺部位未缝合者，拔出动脉鞘后，穿刺部位以弹力绷带加压包扎压迫止血，穿刺肢体制动 24 小时，穿刺侧膝盖不能弯曲。伤口缝合者，制动 8 小时，8 小时后可在床上自由活动，禁止下床。

（3）伤口加压：伤口处沙袋加压 2~4 小时后可自行取下。

（4）伤口敷料：常规术后 24 小时拆绷带，绷带拆除后 2 天内禁止洗澡，防止感染。

（5）输液泵：输液泵使用期间不可自行调节输液泵上面数值，泵入血管扩张药物时如出现头痛加重、血压降低明显时，及时告知医护人员。

（6）预防出血：弹力绷带加压期间，如出现下肢麻木、青紫、足部皮温凉或其他不适症状时，立即告知医护人员。

【用药指导】

1. 抗生素　如注射用头孢曲松钠。

（1）目的：预防、治疗术后感染。

（2）方法：静脉输液。

（3）不良反应

1）消化道反应：稀便或腹泻、恶心、呕吐、腹痛等。

2）皮肤反应：皮疹、过敏性皮炎、瘙痒、荨麻疹等。

3）发热、寒战、静脉炎、少尿、头痛或头晕等。

（4）注意事项

1）输液过程中如口内感觉异常、喘鸣、眩晕、排便感、耳鸣、出汗等症状，立即告知医护人员。

2）不可随意调节输液速度。

2. 控制血管痉挛　如尼莫地平。

（1）目的：预防和治疗脑血管痉挛引起的缺血性神经损伤。

（2）方法：静脉泵入。

（3）不良反应：皮疹、头痛、恶心、低血压、心动过速、静脉炎等症状。

（4）注意事项

1）输液泵严格控制输液速度，不要随意调节。

2）输液过程中出现面部潮红、血压升高、恶心、呕吐等症状，及时告知医护人员。

3. 改善脑动脉阻塞后症状　如依达拉奉注射液。

（1）目的：用于改善急性脑梗死所致的神经症状、日常生活活动能力和功能障碍。

（2）方法：静脉输液。

（3）不良反应

1）尿少或无尿、食欲减退、恶心、呕吐、水肿等急性肾功能衰竭症状。

2）乏力、黄疸等肝功能异常症状

3）紫癜、咽干口燥、胃肠道及中枢神经出血、发热畏寒等血小板减少症状。

（4）注意事项：输液期间如出现恶心、呕吐等不适，及时告知医护人员。

【出院指导】

1. 遵医嘱　服用出院带药。

2. 饮食　以高蛋白、低脂肪、低盐、高维生素为宜，保持大便通畅，养成良好的生活习惯。

3. 戒烟戒酒，偏瘫者加强肢体功能锻炼。

4. 服用降血压、降血脂、抗血小板聚集药物者定期复查。

5. 保持良好心态，不急躁，控制情绪，去除不良刺激。

6. 如发生头痛、呕吐、意识障碍、偏瘫等不适，及时就诊。

7. 女性痊愈后 2 年内避免妊娠及分娩。

8. 术后 6 个月复查脑血管造影。

三、高血压脑出血

【概述】

高血压脑出血系由脑血管破裂引起脑实质内出血的一种自发性脑血管疾病，具有高血压特性。因情绪激动、过度脑力与体力劳动或其他因素引起血压急剧升高，导致已病变的脑血管破裂出血所致。发病年龄多在中年以上，既往常有高血压病史，寒冷季节发病较多。包括基底节出血、丘脑出血、脑干出血、小脑出血、脑叶出血、脑室出血和多发性出血等。

【临床表现】

1. 部分患者可在发病前数小时或数天内有一定的先兆：如头晕、头痛、恶心、呕吐、精神恍惚、视物模糊，甚至出现不同程度的意识障碍。

2. 多数是突然发作剧烈头痛、呕吐，很快出现意识障碍和神经功能缺失。

3. 出血量少的患者可清醒，但多数有意识障碍，轻者嗜睡，重者迅速昏迷。

4. 少部分以癫痫发作或大小便失禁为首发症状。常有对侧偏瘫和偏身感觉障碍，优势半球出血者可有失语。

5. 如病程进展快，发生脑疝，会出现肌张力增高。眼底可有视网膜出血或视盘水肿，瞳孔可等大，双侧瞳孔缩小或散大。呼吸深大，节律不规则，脉搏徐缓有力，血压升高，体温升高。

6. 部分患者可发生急性消化道出血。

【检查指导】

1. 检查项目　尿便常规、血常规、生化全项、凝血功能、血型、感染筛查、心电图、超声心动、X 线胸片、头颅 CT、头颅 MRI。

2. 检查目的及注意事项

（1）尿便常规、血常规、生化全项、凝血功能、血型、感染筛查、心电图、超声心动、X 线胸片，详见"第一章外科健康教育总论第一节外科常见检查"。

（2）头颅 CT、头颅 MRI

1）目的：头颅 CT 是诊断脑出血最有效的检查手段，可以显示血肿本身的大小、形态、出血部位和范围等。头颅 MRI 适用于脑干和小脑的少量出血。

2）注意事项：详见"第一章外科健康教育总论第一节外科常见检查"。

【围术期指导】

1. 术前准备及注意事项

（1）高血压脑出血起病急、病情重，常行急诊手术。

（2）呕吐时头偏向一侧，防止误吸。如果口鼻分泌物无力咳出，及时告知医护人员。

（3）输注甘露醇注射液滴速较快，如出现心慌、胸闷等不适症状时及时告知医护人员。

（4）急性期绝对卧床。

2. 术后注意事项

（1）心电监护：心电监护期间不可自行调节心电监护仪参数设置。如有心慌、呼吸困难等不适、电极片及导线脱落、监护仪报警，及时告知护士。严格关注血压，如有头晕、剧烈头痛等不适，及时告知医护人员。

（2）吸氧：术后遵医嘱吸氧，吸氧时切勿自行调节氧气流量，室内严禁明火及放置易燃物品。

（3）术后体位：术后 6 小时可抬高床头 15°～30°，以利于静脉回流，使颅内压下降，减轻脑水肿。

（4）管路：保持管路通畅；翻身时注意避免牵拉引流管及尿管。

（5）饮食：术后第 2 天可进流食或半流食，以低盐、高纤维素饮食为宜，逐步过渡到普食。

【用药指导】

1. 降低颅内压　如甘露醇注射液。

（1）目的：脱脑水肿，降低颅内压。

（2）方法：静脉输液。

（3）不良反应

1）乏力、头晕、恶心、呕吐、神志不清等水和电解质紊乱症状最为常见。

2）寒战、发热。

3）排尿困难。

4）患肢局部红肿、疼痛、可触及痛性索状硬条等血栓性静脉炎症状。

5）头晕、视力模糊。

（4）注意事项

1）甘露醇注射液需快速滴注输入体内才能有效地起到作用，输液时不可自行调节输液速度。

2）输液时如有不适，输液部位有红、肿、痛时，及时告知医护人员。

3）由于输液速度较快，老年人如有心慌、胸闷、心率加快等症状要及时告知医护人员。

2. 改善脑动脉阻塞后症状 如依达拉奉注射液。

（1）目的：用于改善急性脑梗死所致的神经症状、日常生活活动能力和功能障碍。

（2）方法：静脉输液。

（3）不良反应

1）尿少或无尿、食欲减退、恶心、呕吐、水肿等急性肾功能衰竭症状。

2）乏力、黄疸等肝功能异常症状。

3）紫癜、咽干口燥、胃肠道及中枢神经出血、发热畏寒等血小板减少症状。

（4）注意事项：输液期间如出现恶心呕吐等不适，及时告知医护人员。

【出院指导】

1. 遵医嘱服药，出现不适及时就诊。

2. 戒烟酒，不饮浓茶、咖啡。

3. 避免着凉，保持情绪稳定，避免激动，不参加激烈运动。

4. 低盐饮食，多食粗纤维食物，保持大便通畅。

5. 生活不能自理或部分自理者不能使用热水袋，防止烫伤。

6. 自我观察 如有剧烈头痛、喷射性呕吐、意识改变、偏瘫、失语、呕血、便血、尿量明显减少、突然憋气或咳泡沫样痰，及时就诊。

7. 3 个月门诊复查。

四、缺血性脑血管病

【概述】

缺血性脑血管疾病是由于各种原因导致颅内外血管狭窄、闭塞造成急、慢性、一过性或者进展性脑组织缺血、缺氧的一系列疾病总称。病因主要包括脑动脉狭窄或闭塞、脑动脉栓塞、血液黏滞度增高、低血压、脑血管严重狭窄或多条动脉狭窄时均可以引起脑缺血。

【临床表现】

1. 短暂性脑缺血发作（TIA） TIA 是以短暂的局灶性神经功能障碍、在 24 小时内症状完全消失、不遗留神经系统阳性体征为特点的脑缺血发作。

（1）颈内动脉 TIA 多表现为病灶对侧肢体麻木、感觉减退或感觉异常，伴有对侧肢体无力，对侧中枢性面瘫及失语等。

（2）椎动脉系统 TIA 表现为头昏、眩晕、黑矇、复视、共济失调或吞咽困难等，可有部位不恒定的肢体无力。

2. 脑梗死 可逆性缺血性神经功能缺失：表现为局限性神经功能缺失，与 TIA 不同的是其持续时间超过 24 小时，但一般在1~3周内恢复。

（1）进行性卒中：脑缺血症状逐渐加重，在6小时至数天达高峰，脑内有梗死灶，进行性卒中多见于椎动脉系统脑缺血。

（2）完全性卒中：脑缺血发展迅速，在6小时内达到高峰，常伴有偏瘫、失语、感觉障碍等明显神经功能缺陷。

3. 烟雾病　颅内大动脉闭塞及脑底网状新生血管形成。

【检查指导】

1. 检查项目　尿便常规、血常规、生化全项、凝血功能、血型、感染筛查、心电图、超声心动、X线胸片、头颅CT、头颅MRI、颈动脉彩超、脑血管造影（DSA）。

2. 检查目的及注意事项

（1）尿便常规、血常规、生化全项、凝血功能、血型、感染筛查、心电图、超声心动、X线胸片，详见"第一章外科健康教育总论第一节外科常见检查"。

（2）头颅CT、MRI

1）目的：CT对于鉴别出血性卒中有重要意义，用以判断有无脑梗死。MRI对脑缺血较为敏感，可在卒中发生后数小时内显示脑缺血区。

2）注意事项：行CT及增强MRI时禁食水6小时，勿穿戴任何有金属物的内衣，检查时除去项链、手表、活动性义齿、手机及金属物品，如装有心脏起搏器，动脉瘤夹，或体内有金属或磁性植入史（如多个义齿、避孕环等）和早期妊娠在预约检查时提前告知医生，以免发生意外。

（3）颈动脉彩超

1）目的：广泛应用于包括粥样硬化性狭窄在内的颈动脉病变的诊断，常作为首选的无创检查手段。

2）注意事项：配合检查人员。

（4）脑血管造影：检查目的及注意事项见"第二章神经外

科疾病健康教育第四节脑血管疾病的颅内动脉瘤检查指导"。

【围术期指导】

1. 术前准备及注意事项

（1）术前一天颅内血管搭桥患者需剃头，颈内动脉血管剥脱术患者颈部需备皮。

（2）术前禁食水8小时。

（3）术前一天晚保证充足睡眠，必要时可遵医嘱服用地西泮片。

2. 术后注意事项

（1）心电监护：心电监护期间不可自行调节心电监护仪参数设置。如有心慌、呼吸困难等不适、电极片及导线脱落、监护仪报警，及时告知护士。

（2）吸氧：术后遵医嘱吸氧，吸氧时切勿自行调节氧气流量，室内严禁明火及放置易燃物品。

（3）体位：术后6小时若无恶心呕吐可在床上自行翻身。

（4）缓解疼痛：如术后72小时内持续使用镇痛泵，可于变换体位、咳嗽等引起剧烈疼痛或疼痛加重时按镇痛泵按钮自行给药一次，最短给药间隔遵麻醉医生指导。咳嗽或活动时应保护好伤口。如有恶心、呕吐等不适，及时告知医护人员，并将头偏向一侧，避免误吸。腹带包扎过松或过紧时及时告知医护人员。此外，还可采取分散注意力的方法如聊天、听收音机等缓解疼痛。

（5）自我观察：若出现肢体活动力减弱等症状时及时告知医护人员。

（6）伤口敷料：术后24小时内如有渗血、渗液增加及时告知医护人员。

（7）引流管：翻身时注意避免牵拉、反折引流管，妥善固定引流管，防止脱出。

（8）饮食：术后6小时后可进流食，术后第二天起可进半流食及普食，以高蛋白、高维生素、低脂、低盐饮食为宜，体温高者应选择清淡易消化的高热量、高蛋白流食或半流食，少吃或不吃辛辣刺激的食物，若进食时发生呛咳或呕吐时需禁食水。

（9）自我观察：如出现颈部肿胀加重、憋气等症状出现时立即告知医护人员。

【用药指导】

1. 控制血管痉挛　如尼莫地平。

（1）目的：预防和治疗脑血管痉挛引起的缺血性神经损伤。

（2）方法：静脉泵入。

（3）不良反应：皮疹、头痛、恶心、低血压、心动过速、静脉炎等。

（4）注意事项

1）输液泵严格控制输液速度，不要随意调节。

2）输液过程中出现面部潮红、血压升高、恶心、呕吐等症状，及时告知医护人员。

2. 抑制血小板凝集　如阿司匹林肠溶片。

（1）目的：降低短暂性脑缺血发作的风险。

（2）方法：口服。

（3）不良反应：牙龈、鼻腔、尿道、手术部位出血不止等症状，皮疹、荨麻疹、瘙痒、水肿等过敏反应。

（4）注意事项：如出现牙龈、鼻出血等症状时及时告知医生。

3. 预防血栓　如硫酸氢氯吡格雷片。

（1）目的：预防动脉粥样硬化血栓的形成。

（2）方法：口服。

（3）不良反应：鼻出血，皮下瘀伤，腹痛、腹泻、胃肠出血等胃肠道症状。

（4）注意事项：过早停药会增加心血管事件风险的增加，

务必遵医嘱服药。

【出院指导】

1. 遵医嘱服药，服药期间若出现不适症状及时就诊。坚持服药，包括抑制血小板凝集药、降血压药、降血脂药等。

2. 以低盐、低脂饮食为宜，多食高纤维素食物，如粗粮、芹菜等，保持大便通畅。

3. 偏瘫患者加强肢体锻炼。

4. 如出现头痛、呕吐、意识障碍、偏瘫时及时就诊。

5. 术后 6 个月复查脑血管造影，定期复查肝肾功能及出凝血时间。

（李中惠　康玉琼　冯亚男）

第五节　脊柱和脊髓疾病

一、椎管内肿瘤

【概述】

椎管内肿瘤是指发生于脊髓本身或椎管内与脊髓邻近的组织（脊神经根、硬脊膜、脂肪组织、血管或先天性残留组织等）、原发性肿瘤或转移性肿瘤的总称，又称为脊髓肿瘤。肿瘤可发生于自颈髓至马尾的任何节段，发生于胸段者最多，约占半数。椎管内肿瘤可发生于任何年龄，发病高峰年龄为 20～50 岁之间。除脊膜瘤外，椎管内肿瘤男性较女性发病率略高。

【临床表现】

其临床表现可分为三个阶段。

1. 刺激期　神经根痛通常是椎管内髓外占位性病变的首发定位症状。疼痛常为单侧，疼痛的区域固定，可出现夜间疼痛或平卧痛，起坐或活动后疼痛减轻或缓解，被迫"坐睡"，此为椎管内肿瘤特征性表现之一。神经根痛呈间歇性，常因咳嗽、屏气、大便、用力、变换体位等诱发或加重。

2. 脊髓部分受压期 可出现脊髓半切综合征，其表现为病变同侧上运动神经元瘫痪和触觉、深感觉减退，病变对侧平面2~3个节段以下的痛温觉丧失。

3. 脊髓完全受压期 脊髓横贯性损害，病变以下的脊髓功能完全丧失，表现为病变平面以下全部感觉障碍，伴有截瘫或四肢瘫，排便障碍。

【检查指导】

1. 检查项目 尿便常规、血常规、生化全项、凝血功能、血型、感染筛查、心电图、超声心动、X线胸片、脊髓MRI、脊柱X线平片、腰椎穿刺。

2. 检查目的及注意事项

（1）尿便常规、血常规、生化全项、凝血功能、血型、感染筛查、心电图、超声心动、X线胸片，详见"第一章外科健康教育总论第一节外科常见检查"。

（2）脊髓MRI

1）目的：脊髓MRI是目前椎管内肿瘤最有价值的辅助检查方法，可对病变进行精确定位，还能观察到病变与脊髓、神经、椎骨的关系。

2）注意事项：检查时去除身上金属物品。

（3）脊柱X线平片

1）目的：可了解椎骨的继发性改变，如椎体的吸收、破坏、椎弓根间距增大、部位、大小和与脊髓的关系。

2）注意事项：检查时去除身上金属物品。

（4）腰椎穿刺

1）目的：腰椎穿刺是诊断椎管内肿瘤的重要依据之一。

2）注意事项：穿刺前先排尿，穿刺后去枕平卧6小时，不可抬头，避免发生头痛，24小时内不宜下床活动，穿刺后多饮水。

【围术期指导】

1. 术前准备及注意事项

（1）术前禁食水 8 小时。

（2）术前备皮后沐浴。

（3）术前一天晚保证充足睡眠，必要时可遵医嘱服用地西泮片。

2. 术后注意事项

（1）心电监护：心电监护期间不可自行调节心电监护仪参数设置。如有心慌、呼吸困难等不适、电极片及导线脱落、监护仪报警，及时告知护士。

（2）绝对卧床：术后因破坏了脊柱的稳定性，需绝对卧床休息 3~4 周。

（3）术后活动：术后平卧 6 小时后可翻身，翻身时采用轴线翻身，保持头、颈和躯干处于水平位置，防止脊柱扭曲，避免拖、拉、拽等动作，以免加重脊髓损伤。

（4）引流管：保持引流管通畅，勿使引流管打折，固定稳妥，翻身时避免牵拉引流管，如伤口周围出现肿胀、自感胸闷、呼吸困难时及伤口敷料渗液渗血较多时及时告知医护人员。

（5）活动：术后活动脚趾，如出现下肢肿痛及时告知医护人员，禁止使用冰袋、热水袋，防止冻伤及烫伤。

（6）饮食：术后 6 小时可少量进水，第 2 天起如无恶心、呕吐等不适症状可进高蛋白、高热量、高维生素、易消化食物，增强机体的抵抗力，忌油腻、辛辣、刺激性食物。出现大便干结、排便困难时，可进香蕉、梨等新鲜水果（糖尿病患者除外）及粗纤维食物，海带、木耳、蜂蜜水及淡盐水等，症状未缓解时及时告知医护人员。

（7）自我观察：如出现背部及肢体剧痛难忍、烦躁，感觉障碍加重、肢体活动减弱加重等情况立即告知医护人员。

3. 康复指导及训练　术后进行肢体功能训练，量力而行，可练习直腿抬高动作，以防神经根粘连，20~30 分/次，3~4次/天。1 周后疼痛缓解，开始进行腰背肌功能锻炼，30~40分/次，3~4 次/天。增强腰背肌的肌力以维持脊柱稳定性，锻炼要循序渐进，以达到预期效果。

【用药指导】

营养神经　如注射用腺苷钴胺、甲钴胺注射液。

（1）目的：营养神经。

（2）方法：肌内注射。

（3）不良反应：注射液腺苷钴胺不良反应尚不明确，治疗后期可能出现缺铁性贫血。甲钴胺注射液可引起皮疹、疼痛、发热感、出汗、注射部位疼痛、硬结等。

（4）注意事项

①如出现血压下降、呼吸困难时及时告知医护人员。

②避免同一部位反复注射。

③如注射部位出现疼痛硬结时可热敷。

【出院指导】

1. 遵医嘱　按时功能锻炼，早期保持肢体功能位，最大限度恢复体能；活动时注意安全防护，防止跌倒。

2. 严重便秘者使用开塞露或服用通便药物。

3. 感觉功能障碍者，注意预防烫伤和冻伤。

4. 睡硬板床，床单位要干燥、平整，保持皮肤清洁干燥，勤翻身预防压疮。

5. 按医嘱服药，不要自行加减，以免影响药效。

6. 出现不适及时就诊。

7. 术后 3 个月复查脊柱 CT，了解术后情况。

二、脊髓空洞症

【概述】

脊髓空洞症是一种缓慢进行性脊髓退行性病变，以痛、温觉减退与消失而深感觉保存的分离性感觉障碍及有关肌群的下运动神经元瘫痪，兼有脊髓长束损害的运动障碍及神经营养障碍。脊髓空洞最常发生于颈段及胸段，位居脊髓断面中心。脊髓空洞症表现症状的严重程度与病程早晚有很大关系，早期症状比较局限和轻微，晚期可发展至行动困难。

【临床表现】

1. 感觉异常空洞　位于脊髓颈段、胸上段，出现单侧上肢与上胸节之节段性感觉障碍，以节段性感觉分离障碍为特点，痛、温觉消失或减退症状，也可表现为双侧性。

2. 运动障碍颈胸段脊髓空洞　出现一侧或两侧上肢弛缓性部分瘫痪，表现为肌无力、肌张力下降，尤以两手鱼际肌、骨间肌萎缩最为明显，严重者呈爪形手畸形，且可有肌束震颤（"肉跳"），一侧或两侧下肢发生上运动神经元麻痹、肌张力亢进。

3. 自主神经损害症状空洞　累及脊髓侧角的交感神经脊髓中枢出现霍纳氏综合征，病变相应节段肢体与躯干皮肤少汗，温度降低，指端、指甲角化过度、萎缩、失去光泽。由于痛、温觉消失，易发生烫伤与损伤。晚期出现大、小便障碍。

【检查指导】

1. 检查项目　尿便常规、血常规、生化全项、凝血功能、血型、感染筛查、心电图、超声心动、X线胸片、脊髓 MRI、诱发电位及肌电图。

2. 检查目的及注意事项

（1）尿便常规、血常规、生化全项、凝血功能、血型、感染筛查、心电图、超声心电动图、X线胸片，详见"第一章外科健康教育总论第一节外科常见检查"。

（2）脊髓 MRI

1）目的：对脊髓空洞症具有独特的诊断价值，能够对空洞的部位、形态、长度、范围及伴同的病变能提供精确的信息，也可看到空洞内如网状的部分隔膜。

2）注意事项：检查时去除身上金属物品。

（3）诱发电位及肌电图

1）目的：了解神经传导功能。

2）注意事项：详见"第一章外科健康教育总论第一节外科常见检查"。

【围术期指导】

1. 术前准备及注意事项

（1）术前禁食水8小时。

（2）皮肤准备：术前一天腰背部备皮后沐浴，保持皮肤完整、干燥。

2. 术后注意事项

（1）心电监护：心电监护期间不可自行调节心电监护仪参数设置。如有心慌、呼吸困难等不适，电极片及导线脱落，监护仪报警，及时告知护士。

（2）吸氧：术后遵医嘱吸氧，吸氧时切勿自行调节氧气流量，室内严禁明火及放置易燃物品。

（3）伤口引流及敷料：伤口引流管避免牵拉、打折，妥善固定防止引流管脱出，出现伤口渗血、渗液及时告知医护人员。

（4）术后体位：由于手术不同程度破坏了脊椎的稳定性，故术后绝对卧床3~4周，取平卧位，为避免因长期卧床引起压疮，每2小时翻身1次，在护士协助下进行轴线翻身，保持头颈躯干成一轴线，整个身躯同时转动，避免脊柱扭曲引发或加重脊髓损伤。

（5）活动：术后活动脚趾，检查运动功能是否存在，也可让家属进行触摸，检查感觉功能是否存在，禁止使用冰袋及热水袋，防止冻伤及烫伤。

（6）饮食：以清淡为主，禁食刺激性食品，如辣椒等，排气前禁食产气食物，防止引起腹胀。

3. 康复指导及训练

（1）关节活动度训练：颈椎不稳定者，肩关节外展不应超过90°，胸腰椎不稳定者，髋关节屈曲不应超过90°。每次活动20~30分钟，每天早中晚各一次。

（2）肌力增强训练：所有能主动运动的肌肉都应当运动，可预防肌肉萎缩和肌力下降。30~40分/次，4~5次/天。

【用药指导】

营养神经　如注射用腺苷钴胺、甲钴胺注射液。

（1）目的：营养神经。

（2）方法：肌内注射。

（3）不良反应：注射液腺苷钴胺不良反应尚不明确，治疗后期可能出现缺铁性贫血。甲钴胺注射液可引起皮疹、疼痛、发热感、出汗、注射部位疼痛、硬结等。

（4）注意事项

1）如出现血压下降、呼吸困难时及时告知医护人员。

2）避免同一部位反复注射。

3）如注射部位出现疼痛硬结时可热敷。

【出院指导】

1. 遵医嘱　按时服用神经营养性药物，服药期间若出现不适症状及时就诊。

2. 早期保持肢体功能位，活动时注意安全防护，防止跌倒。劳动或工作时戴手套，保护手脚，穿合适的鞋子，行走距离不要太长。

3. 如出现感觉障碍、肢体活动受限等不适，及时就诊。

4. 戴颈托患者术后3个月复查颈部MRI。

（李中惠　康玉琼　冯亚男）

第六节　脑脓肿

【概述】

脑脓肿是因化脓性感染侵入颅内，在脑实质内形成化脓性病灶，多因细菌感染造成，但丝状真菌、原虫、寄生虫等亦可引起脑脓肿。邻近部位化脓性感染直接侵入颅内形成脑脓肿是引起脑脓肿最主要的原因，占 40% 左右。其次是血源性脑脓肿、外伤性脑脓肿及隐源性脑脓肿。脑脓肿最常见的致病菌有葡萄球菌、链球菌、肺炎杆菌、大肠杆菌等。可为单独细菌感染，亦可为混合性细菌感染。

【临床表现】

1. 全身感染症状　畏寒、发热、头痛、全身乏力。

2. 局部症状　癫痫，脑膜刺激征，根据脓肿部位不同表现为对侧肢体瘫痪。

3. 颅内压增高症状　头痛呈持续性阵发性加重伴呕吐。

【检查指导】

1. 检查项目　尿便常规、血常规、生化全项、凝血功能、血型、感染筛查、心电图、超声心动、X 线胸片、头颅 CT、头颅 MRI、腰椎穿刺及脑脊液检查。

2. 检查目的及注意事项

（1）尿便常规、血常规、生化全项、凝血功能、血型、感染筛查、心电图、超声心动、X 线胸片，详见"第一章外科健康教育总论第一节外科常见检查"。

（2）腰椎穿刺及脑脊液化验

1）目的：诊断脑脓肿的主要手段，为进一步治疗提供依据。

2）注意事项：①穿刺前先排尿；②穿刺后去枕平卧 6 小时，24 小时内不宜下床活动；③穿刺后多饮水；④穿刺后出现头痛、恶心、呕吐、发热等症状，及时告知医生。

（3）头颅 CT、MRI

1）目的：明确诊断，确定脑脓肿部位。

2）注意事项：检查时去除身上金属物品。

【围术期指导】

1. 术前准备及注意事项

（1）术前一天剃头后沐浴。

（2）术前禁食水 8 小时。

（3）减少探视，避免交叉感染。

（4）自我观察：体温超过 38.5℃及时告知医护人员。

2. 术后注意事项

（1）心电监护：心电监护期间不可自行调节心电监护仪参数设置。如有心慌、呼吸困难等不适，电极片及导线脱落，监护仪报警，及时告知护士。

（2）体位：术后全麻未清醒时取平卧位，头偏向一侧，防止呕吐物误吸。

（3）饮食：术后 6 小时内禁食水，之后可进半流食或普食，体温高者应选择清淡易消化的高热量、高蛋白流食或者半流食。

（4）引流管：翻身时注意保持脓肿腔引流管通畅，妥善固定、避免打折受压。不能坐起或站立，防止脓液反流或外流。

（5）床旁隔离：减少探视，避免交叉传染。

【用药指导】

1. 抗生素　如 β-内酰胺类抗生素、头孢类抗生素。

（1）目的：预防、控制感染。

（2）方法：静脉输液。

（3）不良反应：少数情况下发生过敏反应、毒性反应。

（4）注意事项：输液时如有不适，如胸闷、恶心、皮疹等，及时告知医护人员。

2. 降低颅内压　如甘露醇注射液。

（1）目的：脱脑水肿，降低颅内压。

（2）方法：静脉输液。

（3）不良反应

1）乏力、头晕、恶心、呕吐、神志不清等水和电解质紊乱症状最为常见。

2）寒战、发热。

3）排尿困难。

4）患肢局部红肿，疼痛，可触及痛性索状硬条等血栓性静脉炎症状。

5）头晕、视力模糊。

（4）注意事项

1）甘露醇注射液需快速滴注输入体内才能有效地起到作用，输液时不可自行调节输液速度。

2）输液时如有不适，输液部位有红、肿、痛时，及时告知医护人员。

3）由于输液速度较快，老年人如有心慌、胸闷、心率加快等症状要及时告知医护人员。

【出院指导】

1. 服药　按时服药，如出现不适随时就诊。

2. 自我观察　若出现发热等不适，及时就诊。

3. 活动　有肢体活动障碍的，要规律进行功能锻炼。

4. 复查　出院3个月复查CT或MRI、电解质及激素水平检查等。

（李中惠　陈彩霞　康玉琼）

第七节　脑　积　水

【概述】

脑积水是由于脑脊液的产生和吸收之间失去平衡所致的脑室系统或（和）蛛网膜下腔扩大而积聚大量脑脊液。通常是由于脑脊液循环通道上的阻塞，使脑脊液不能达到其吸收部位或吸收部位发生障碍。根据颅内压增高与否分为高颅压性脑积水和正常压力脑积水。引起脑积水的病因主要为脑脊液过度分泌、循环通路梗阻、吸收障碍等。

【临床表现】

通常 60 岁以上发病，男性多见。典型的临床表现为"三联征"，即步态不稳、进行性痴呆和尿失禁。病程常为数月或数年，呈进行性加重。

1. 步态不稳　多为首发症状，可早于其他症状几个月或几年。有些步态不稳和智力改变同时出现，也可在其他症状以后发生，其表现可从轻度走路不稳发展到不能走路，甚至不能站立，并常有摔倒病史。抬腿困难，不能抵抗重力活动，行动缓慢，动作僵硬，行走时步幅小，步距宽，踏步动作，踏步失调，不能两足先后连贯顺序活动。

2. 痴呆　在智力衰退早期并不严重，个体差异较大，近期记忆丧失最为明显。开始为记忆力减退，渐至思维迟钝、言语减少、表情淡漠、活动减少、行动呆滞，谈话、阅读减弱，晚期可出现强迫观念、哭笑无常、言行失度，以及定时、定向障碍甚至运动不能性缄默。

3. 尿失禁　排尿知觉或尿意动作的感觉减退、大小便失禁。

【检查指导】

1. 检查项目　尿便常规、血常规、生化全项、凝血功能、血型、感染筛查、心电图、超声心动、X 线胸片、头颅 X 线、头颅 CT、头颅 MRI。

2. 检查目的及注意事项

（1）尿便常规、血常规、生化全项、凝血功能、血型、感染筛查、心电图、超声心动、X 线胸片，详见"第一章外科健康教育总论第一节外科常见检查"。

（2）头颅 X 线

1）目的：可显示颅腔增大，颅骨变薄，骨缝增宽。

2）注意事项：摘掉金属饰物（头饰、耳环、项链等）、膏药、敷料等，以防出现伪影。

（3）头颅 CT、头颅 MRI

1）目的：头颅 CT 能准确的观察有无脑积水、脑积水的程度、阻塞的部位及原因、脑室周围水肿、脑室扩大的程度及皮质的厚度，同时可显示有无肿瘤等病变。头颅 MRI 可明确诊断。

2）注意事项：头颅 CT、头颅 MRI 检查前晚要有充分的休息和睡眠。增强核磁需检查前禁食 4~6 小时，检查当天携带两周内血肌酐检验结果，体内有金属异物或心脏起搏器提前告知医护人员。检查前去除身上的金属物品，如头饰、耳环、项链等，不要穿戴有金属饰物的衣裤。检查后多饮水加速造影剂的排泄。

【围术期指导】

1. 术前准备及注意事项

（1）术前禁食水 8 小时。

（2）皮肤准备：术前一天剃头、胸腹部及双侧腹股沟备皮后沐浴。

2. 术后注意事项

（1）心电监护：心电监护期间不可自行调节心电监护仪参数设置。如有心慌、呼吸困难等不适，电极片及导线脱落，监护仪报警，及时告知护士。

（2）吸氧：术后遵医嘱吸氧，吸氧时切勿自行调节氧气流量，室内严禁明火及放置易燃物品。

（3）饮食：术后 6~12 小时，若无恶心呕吐或呛咳，可进少量流食，之后从半流食逐渐恢复到普通饮食，可进食高热量、高维生素、易消化、优质低蛋白，避免过硬及辛辣刺激性食物。

（4）体位：全麻未清醒时取平卧位，头偏向一侧，防止呕吐物误吸，勿向患侧卧位，以免压迫分流管，导致分流受阻，清醒后床头抬高15°~30°，利于引流。

（5）自我观察：如出现头痛、恶心、呕吐、腹泻、腹痛等症状，及时告知医护人员。

3. 康复指导及训练 术后第二天可以坐起，如未出现恶心、呕吐等颅压改变的症状，可自由活动，循序渐进进行锻炼，注意劳逸结合，不可强行加大运动量。如出现恶心、呕吐等颅压改变症状，需卧床休息。

【用药指导】

1. 抗生素 如注射用盐酸万古霉素。

（1）目的：预防或治疗术后感染。

（2）方法：静脉输液。

（3）不良反应：恶心、低血压、呼吸困难、荨麻疹或瘙痒、皮疹，及胸部和背部的肌肉抽搐等。

（4）注意事项

1）输液速度不宜过快，至少在1小时以上输完，输液速度不要随意调节。

2）婴幼儿及老人输液过快出现输液部位红肿、瘙痒、全身皮疹等症状，及时告知医护人员。

2. 利尿消肿 如注射用呋塞米。

（1）目的：利尿水肿、降血压等。

（2）方法：静脉输液。

（3）不良反应：低血压、休克、口渴、乏力、肌肉酸痛、心律失常等水、电解质紊乱最常见。

3. 降低颅内压 如甘露醇注射液。

（1）目的：脱脑水肿，降低颅内压。

（2）方法：静脉输液。

（3）不良反应

1）乏力、头晕、恶心、呕吐、神志不清等水和电解质紊乱症状最为常见。

2）寒战、发热。

3）排尿困难。

4）患肢局部红肿、疼痛、可触及痛性索状硬条等血栓性静脉炎症状。

5）头晕、视力模糊。

（4）注意事项

1）甘露醇注射液需快速滴注输入体内才能有效地起到作用，输液时不可自行调节输液速度。

2）输液时如有不适，输液部位有红、肿、痛时，及时告知医护人员。

3）由于输液速度较快，老年人如有心慌、胸闷、心率加快等症状要及时告知医护人员。

【出院指导】

1. 遵医嘱　按时服药，不可随意停药，出现不适及时就诊。

2. 手术放置脑室腹腔可调压管者要远离磁场（如音箱、电喇叭、电动玩具等）。

3. 如出现发热、伤口红肿、渗液、头痛、呕吐、嗜睡等症状应及时就诊。

4. 脑室腹腔分流术后 3 个月复查。

（李中惠　陈彩霞　康玉琼）

第三章

普通外科疾病健康教育

第一节　甲状腺疾病

【概述】

甲状腺疾病大致可分为如下：

1. 甲状腺功能亢进（hyperthyroidism）　是一种病因尚未完全明了的自身免疫性疾病。情绪、应激等是其发病的主要诱发因素。

2. 单纯性甲状腺肿（simple goiter）　是甲状腺功能正常的甲状腺肿，是以缺碘、致甲状腺肿物质或相关酶缺陷等原因所致的代偿性甲状腺肿大，不伴有明显的甲状腺功能亢进或减退，故又称非毒性甲状腺肿，其特点是散发于非地方性甲状腺肿流行区，且不伴有肿瘤和炎症。

3. 甲状腺肿瘤

（1）良性肿瘤：很常见，在颈部肿块中，甲状腺瘤约占50%。

1）甲状腺腺瘤（thyroid adenoma，TA）：是最常见的甲状腺良性肿瘤，多见于40岁以下女性，原因不明，可能与性别、遗传因素、射线照射（主要是外放射）及甲状腺激素长期过度刺激有关。

2）结节性甲状腺肿（nodular goiter，NG）：原因可能是由饮食中缺碘或甲状腺激素合成的酶缺乏所致，病史一般较长，往往在不知不觉中渐渐长大，而于体检时偶然被发现。

（2）恶性肿瘤：甲状腺癌（thyroid carcinoma）即甲状腺组织的癌变，甲状腺癌占全身恶性肿瘤的1%。除髓样癌外，绝大部分甲状腺癌起源于滤泡上皮细胞。甲状腺癌的发病率与地区、种族、性别有一定关系。甲状腺癌发病率，据统计，其中男性约（0.8~0.9）/10万，女性约（2.0~2.2）/10万。发病机制尚不明确，但是其相关因素包括癌基因及生长因子、电离辐射、遗传因素、缺碘、雌激素。

【临床表现】

1. 甲状腺功能亢进

（1）颈部肿大：多数患者有不同程度的弥漫性、对称性甲状腺肿大。

（2）性格改变：易激惹，言语、动作快。

（3）眼部体征：瞬目减少、突眼征。

（4）心血管系统表现：心悸、脉快、脉压增大。

（5）基础代谢率升高：食欲亢进、消瘦、手细颤、腹泻、多汗。

（6）内分泌紊乱：月经失调、不孕、早产。

2. 单纯性甲状腺肿　病程初期甲状腺多为弥漫性肿大，以后可发展为多结节性肿大，以局部表现为主，颈部增粗，颈前肿块。一般无全身症状，基础代谢率正常。

（1）甲状腺肿大或颈部肿块。

（2）压迫症状：压迫症状在病程的晚期出现，但胸骨后甲状腺肿早期即可出现压迫症状。一般表现为压迫气管、食管、喉返神经、血管、膈神经。

3. 甲状腺肿瘤

（1）良性肿瘤

1）甲状腺腺瘤：查体发现颈前区结节，多为单发，呈圆形或椭圆形，常局限于一侧腺体，质地中等，表面光滑，边界清、无压痛，随吞咽上下移动。多无不适，生长缓慢。如伴有囊性变或出血，则结节大多因张力高而"质硬"，可有压痛。肿块较大时可有压迫症状。

2）结节性甲状腺肿：大多数呈多结节性，少数为单个结节。大部分结节为胶性，其中有因发生出血、坏死而形成囊肿；久病者部分区域内可有较多纤维化或钙化，甚至骨化。甲状腺出血往往有骤发疼痛史，腺内有囊肿样肿块；有胶性结节者，质地较硬；有钙化或骨化者，质地坚硬。

（2）恶性肿瘤：甲状腺内发现肿块，质地硬而固定、表面不平，不规则，边界不清，随吞咽活动度差，晚期可产生声音嘶哑、呼吸、吞咽困难和交感神经受压及侵犯颈丛出现耳、枕、肩等处疼痛和局部淋巴结肿大及远处器官转移等表现。

【检查指导】

1. 检查项目 尿便常规、血常规、生化全项、凝血功能、血型、感染筛查、基础代谢率、甲状腺摄^{131}I率、B超、血清甲状腺激素、颈部透视或摄片、穿刺细胞学检查。

2. 检查目的及注意事项

（1）尿便常规、血常规、生化全项、凝血功能、血型、感染筛查，详见"第一章外科健康教育总论第一节外科常见检查"。

（2）基础代谢率

1）目的：基础代谢率是指人在清醒、空腹和无外界影响下的能量消耗率。基础代谢正常为10%；增高至+20%～+30%为轻度甲亢，+30%～+60%为中度甲亢，+60%以上为重度甲亢。基础代谢率的测定是临床上诊断甲状腺疾病的简便而有效的方法。

2）注意事项：在清晨未进早餐以前，静卧休息半小时（但要保持清醒），室温维持20℃左右，护士会监测脉率和血压，以公式：基础代谢率＝（脉率+脉压）－111，来计算基础代谢率。

（3）甲状腺摄^{131}I

1）目的：碘是甲状腺合成甲状腺激素的原料之一，放射性的^{131}I也能被摄取并参与甲状腺激素的合成，其被摄取的量和速度与甲状腺功能密切相关。将^{131}I引入受检者体内，利用体外探测仪器测定甲状腺部位放射性计数的变化，可以了解^{131}I被甲状腺摄取的情况，从而判断甲状腺的功能。

2）注意事项：①检查前停用含碘丰富的食物和药物以及其他影响甲状腺吸碘功能的物质（如海产品、碘制剂、甲状腺激素、抗甲状腺药物等）2～4周；②检查时听从医生要求，空腹口服^{131}I溶液或胶囊。

（4）甲状腺 B 超

1）目的：测定甲状腺的大小，区别甲状腺结节是囊性或实性，了解结节位置、大小、数目及其与周围组织关系。

2）注意事项：穿衣领宽松或者开襟上衣，检查时需露出整个颈部。

（5）血清甲状腺激素测定

1）目的：血中四碘甲状腺原氨酸（T_4，也称甲状腺素）和三碘甲状腺原氨酸（T_3）水平的测定，为甲状腺功能测定中最基本的试验。甲亢时，血清 T_3 的增高较 T_4 更为敏感。

2）注意事项：采集静脉血标本后，用棉签按压针眼处及上方，按压至少 3～5 分钟，进行止血。注意：不要揉，以免造成皮下血肿。按压时间应充分。如果有出血倾向患者如紫癜、血液病等，要压迫 5～10 分钟直到无血液渗出。个体凝血时间有差异，有的人需要稍长的时间方可凝血。

（6）颈部透视或摄片

注意事项：①除检查者外，其他人员不宜在检查室内停留。②检查者口袋内勿放硬币、手机；颈部除去项链、吉祥物等饰品；请勿携带磁卡、手链、手表、钥匙、活动性义齿、义眼等各种金属物品。女性患者请脱去带金属托的胸罩及有子母扣的衣裙。③复诊时带好最近的影像资料，便于医生结合病情诊治。

（7）甲状腺肿物穿刺活检

1）目的：用以明确甲状腺肿块的性质。

2）注意事项：穿刺后注意按压穿刺点 10 分钟，避免出血。穿刺 24 小时后揭去伤口敷料，如无不适方可沐浴。

【围术期指导】

1. 术前准备及注意事项

（1）体位训练

甲状腺手术中体位要求是肩、背部垫高，头部尽力后仰，使下颏气管胸骨接近直线，这样使手术野显露最佳，便于手术医生操作。由于甲状腺手术的特殊体位要求使患者对手术体位的不适应，大多数患者术中会不同程度的出现气喘、呼吸困难等症状，甚至躁动不安，造成手术野污染，影响手术操作；术后头颈、腰部肌肉酸痛，头痛头晕、恶心呕吐等甲状腺手术体位综合征，所以需在术前练习头颈过伸位。于术前一周开始训练，在饭后 2 小时进行。每次训练前，先进行颈部前屈、后伸、左右旋转数次，以使颈部肌肉松弛，然后平卧于病床上，肩下垫以厚薄适宜的软枕，双手自然放在身体两侧，使颈部处于过伸位，头充分后仰>90°（即门齿与枕外隆凸的连线和气管轴线的夹角>90°），尽量使下颏、颈、胸处于一直线水平上，训练时间从开始到不能耐受为止，循序渐进，逐渐延长至半小时以上。每次训练完立即撤枕平卧、按摩颈部。

（2）呼吸功能锻炼

1）意义：全麻后气管纤毛运动速率下降，纤毛清除率降低，故全麻后有明显的呼吸道分泌物增多，黏稠；加之术后伤口疼痛，咳嗽无力，因此，需要在术前掌握腹式呼吸、咳嗽、咳痰的正确方法。

2）方法：①腹式呼吸：能加强胸、膈呼吸肌的肌力和耐力，且简便易行。腹式呼吸指吸气时腹部慢慢鼓起，呼气时最大限度地向内收缩腹部的呼吸法。方法为两膝半屈（或在膝下垫一小枕头）使腹肌放松，用鼻子缓慢吸气时，膈肌松弛；呼气时，腹肌收缩。应每天进行练习，每次做5~15分钟，逐渐养成平稳而缓慢的腹式呼吸习惯。②缩唇呼气：缩唇呼气是以鼻吸气、缩唇呼气，即在呼气时，收腹、胸部前倾，口唇缩成吹口哨状，使气体通过缩窄的口型缓缓呼出。吸气与呼气时间比为1：2或1：3，要尽量做到深吸慢呼，缩唇程度以不感到费力为适度。每分钟7~8次，每天锻炼两次，每次10~20分钟。

（3）术前用药：适用于甲亢患者。

1）碘剂：硫氧嘧啶类药物主要抑制甲状腺素分泌，但能使甲状腺肿大、充血。故术前需要服用碘剂，使甲状腺变小变硬，血流减少。

2）意义：抑制甲状腺素的释放；减少甲状腺血流量，使腺体缩小变硬。

3）方法：10滴，每天3次，服用2周。

（4）术前戒烟：长期吸烟会对气管、支气管黏膜造成持续刺激而导致呼吸道分泌物增多，而且香烟中的有毒物质使呼吸道抵抗力下降，甚至引起不同程度的慢性支气管炎，表现为对冷、热、异味刺激比正常人敏感，易出现咳嗽、咳痰等症状。加上手术打击、机体抵抗力下降，因此吸烟可导致术后肺部感染，术前应至少戒烟2周，术后必须戒除吸烟恶习。

（5）饮食：可选择高蛋白、高碳水化合物及丰富维生素饮食，鼓励多饮水，忌浓茶、咖啡及辛辣刺激性食物。若血糖高，应在医护人员指导下合理膳食。

（6）手术前常规准备：备皮、洗澡、更衣、禁食水。甲状腺癌的患者剃除耳后毛发，以便行颈淋巴结清扫术。

（7）自我观察：观察有无发热、咳嗽、咳痰、呼吸困难等，如出现发热等感染症状，及时告知医护人员。

2. 术后注意事项

（1）心电监护：心电监护期间不可自行调节心电监护仪参数设置。如有心慌、呼吸困难等不适，及时告知医护人员。

（2）术后体位：病情平稳后取半卧位，可减少切口部位张力，且有利于呼吸和切口渗出物的引流。在医护指导下学会床上坐起。弯曲、移动颈部时，将手放于颈后支撑头部。

（3）咳嗽、咳痰：咳嗽时用一只手手掌按压切口，减少对切口的张力性刺激。如果痰液在气管上部，深吸气后屏气，然后以爆发的力量咳嗽，将痰液排出；痰液较深时，充分深吸气后再用力吐气，并尽量拉长尾音，以使痰液逐渐靠近咽部，而后再用力咳出。

（4）吸氧：术后遵医嘱持续吸氧或用呼吸机辅助呼吸，吸氧时勿随意调节氧流量。室内严禁明火及放置易燃品。

（5）负压式引流球：妥善安置引流管，保持引流球有效负压。活动时引流管预留足够长度，避免牵拉。拔除后24小时内需密切观察伤口敷料渗血情况及有无呼吸困难、颈部肿胀。

（6）饮食：术后6小时无恶心、呕吐可分次少量饮水。当天可进温凉流食或软食，如无不适可过渡为普食，适当增加营养改善营养状况。

（7）自我症状观察

1）出血：如出现伤口敷料渗血、颈部迅速肿大、呼吸困难、烦躁不安，立即告知医护人员。

2）甲状腺危象：高热、心率快、烦躁、大汗等及时告知医护人员。

3）手足抽搐：口唇、面部麻木，手足抽搐，为一过性低钙表现，告知医护人员。

4）喉上神经损伤：表现呛咳，在医护人员指导下进食半固体。

5）喉返神经损伤：表现为声音嘶哑甚至失声，在医护人员指导下配合理疗。

3. 康复指导及康复训练

（1）术后应多做吞咽动作，防止颈前肌肉粘连。

（2）由于手术伤口在颈部，咳嗽、咳痰时用一手按压伤口，可以减轻疼痛。起床时应先将身体偏向一侧，然后用一只手托住头后，另一只手撑床，以减轻对伤口的牵拉。

【用药指导】

1. 碘剂如复方碘溶液

（1）目的：术前准备，使甲状腺变小变硬，血流减少。

（2）方法：10 滴，每天 3 次，1 周左右；或 16 滴开始，每天每次减一滴，至每次 3 滴时止。

（3）不良反应

1）具有刺激性，如鼻塞、咳嗽、喉头烧灼感、鼻炎、额窦炎、结膜炎、流泪、腮腺肿大等。

2）少数对碘过敏的患者可立即或数小时后发生皮疹、剥脱性皮炎、喉头水肿窒息等。

3）对碘过敏患者及浸润者肺结核患者忌用。

（4）注意事项：碘剂可刺激口腔和胃黏膜，引起恶心、呕吐、食欲缺乏等不良反应，在饭后冷开水稀释后服用，或在餐时将碘剂滴在馒头或饼干上。

2. 补充甲状腺素　如甲状腺素片。

（1）目的：甲状腺全切患者要根据医嘱服用甲状腺素片。

（2）方法：常规为口服 1 片/天，或遵医嘱。

（3）不良反应：甲状腺素片可引起体内甲状腺素水平的变化，如出现甲亢症状（心慌、乏力、多汗、食欲亢进等）或甲状腺低下症状（黏液性水肿、乏力、性情淡漠、动作迟缓、脉率慢等）应立即就诊，遵医嘱调节药物用量。

（4）注意事项：左甲状腺素钠片应于早餐前半小时，用水送服。

【出院指导】

1. 拆线前多做吞咽动作，防止颈前肌粘连。

2. 伤口 5~7 天拆线，拆线后可适当做颈部的旋转运动，防止瘢痕挛缩，但转动不要过猛。

3. 拆线后 48 小时即可进行沐浴。

4. 定期进行颈部自我检查，如有异常及时到医院复诊。

5. 每天在安静状态下测脉搏 4 次，若连续 3 天大于 100 次/分，及时到医院就诊。

6. 遵医嘱门诊复查。

（王　悦　王影新）

第二节　乳　腺　癌

【概述】

乳腺癌（breast cancer）是全世界最常见女性恶性肿瘤，且发病率呈逐年上升趋势。据 2014 年最新统计数据显示，乳腺癌已成为女性癌症发病率的第一位。发病年龄大多在 40 岁以上。乳腺癌病因尚不完全明确，目前认为可能与家族史、内分泌因素以及高脂肪饮食、肥胖、乳腺良性疾病史、环境等其他因素有关。

【临床表现】

1. 常见的乳腺癌临床表现

（1）乳房肿块

1）早期：表现为患侧乳房无痛性、单发小肿块，患者多在无意中（洗澡、更衣）发现。肿块多位于乳房外上象限，质硬，表面不甚光滑，与周围组织分界不清，尚可推动。

2）晚期：肿块固定：癌肿侵入胸膜或胸肌时，固定于胸壁不宜推动。卫星结节、铠甲胸：癌细胞侵犯大片乳房皮肤时皮肤表面出现多个坚硬结节或条索，呈卫星样围绕原发病灶。结节彼此融合、弥漫成片，可延伸至背部及对侧胸壁，致胸壁紧缩呈铠甲状时，呼吸受限。皮肤破溃：癌肿侵犯皮肤并破溃形成溃疡，常有恶臭，易出血。

（2）乳房外形改变：乳房肿瘤增大可致乳房局部隆起。若肿瘤累及 Cooper 韧带，可使其缩短而致肿瘤表面皮肤凹陷，即酒窝征。邻近乳头或乳晕的癌肿因侵及乳管使之缩短，将乳头牵向癌肿一侧，使乳头扁平、回缩、内陷。若皮下淋巴管被癌细胞阻塞，可引起淋巴回流障碍，出现真皮水肿，乳房皮肤呈橘皮样改变。

（3）转移征象

1）淋巴转移：最多见于患侧腋窝。肿大淋巴结先是少数散在，质硬、无痛、可被推动，继之数目增多并融合成团，甚至与皮肤或深部组织粘连。

2）血运转移：乳腺癌转移至肺、骨、肝时，可出现相应受累器官的症状。肺转移者可出现胸痛、气急，骨转移者可出现局部骨疼痛，肝转移者可出现肝大或黄疸。

2. 特殊类型乳腺癌的临床表现

（1）炎性乳腺癌：多见于年轻女性。表现为患侧乳房皮肤红、肿、热且硬，犹似急性炎症，但无明显肿块。癌肿迅速浸润整个乳房；常可累及对侧乳房。该型乳房癌恶性程度高，早期即发生转移，预后极差，患者常在发病数月内死亡。

（2）乳头湿疹样乳腺癌（Paget 病）：乳头有瘙痒、烧灼感，之后出现乳头、乳晕区皮肤发红、糜烂、潮湿，如同湿疹样，进而形成溃疡；有时覆盖黄褐色鳞屑样痂皮，病变皮肤较硬。部分患者乳晕区可扪及肿块。该型乳房癌恶性程度低，发展慢，腋窝淋巴转移晚。

【检查指导】

1. 检查项目　尿便常规、血常规、生化全项、凝血功能、血型、感染筛查、肿瘤标志物检测、超声心动、乳腺钼靶X线检查、B型超声检查、PET/CT、穿刺细胞学检查、全身放射性核素骨扫描。

2. 检查目的及注意事项

（1）尿便常规、血常规、生化全项、凝血功能、血型、感染筛查、超声心动、肿瘤标志物检测，详见"第一章外科健康教育总论第一节外科常见检查"。

（2）乳腺钼靶X线检查

1）目的：是乳腺癌的普查方法，是早期发现乳腺癌的最有效的方法。可发现乳腺内密度增高的肿块影，边界不规则，或呈毛刺状，或见细小钙化灶。也可协助进行不可触及病灶的手术定位。

2）注意事项：①检查前不要在乳房附近涂抹任何护肤品、粉底液等，以免产生干扰作用，影响检查结果的准确性。②应穿着比较宽松的上衣，因为这种检查时需要不着上衣。

（3）乳腺B超

1）目的：能清晰显示乳房各层次软组织结构及肿块的形态和质地，能显示直径在0.5cm以上的乳房肿块。彩超的准确率达95%，并具有无创、可重复检查等优点。

2）注意事项：检查范围包括双侧乳腺、腋窝及锁骨上窝。检查前应最好选择开襟衣物。

（4）PET/CT

1）目的：该检查无放射性损伤，可达到三维成像，对病变定位更准确、更规范。可用于乳腺癌确诊患者的术前评估，包括肿瘤范围，是否存在多病灶、多中心等；术后评估（残余癌、癌复发还是瘢痕）；评估肿瘤对化疗的效果；隐匿性乳腺癌，已有腋下淋巴结转移者。评估术前化疗效果等。

2）注意事项：①按照预约时间和地点进行检查。②根据检查目的会静脉注射显像剂，听从检查人员安排，注射完毕按压针眼3分钟。③注射显影剂后安静休息，不走动，让显影剂分布到全身。④检查前排空小便，不带任何饰品，取下金属物品。⑤检查后多饮水，加速显影剂代谢。

（5）乳腺穿刺细胞学

1）目的：在超声引导下，采用各种型号的活检针穿刺病变部位，取材料行组织活检学检查，也可测定样本的激素受体情况，可替代大多数乳腺手术活检。

2）注意事项：①遵医嘱停用抗凝药物至少一周。②按压穿刺部位20分钟，以减少血肿发生。③穿刺后2天将伤口敷料去除。④术后3天可沐浴。⑤不影响日常活动，但应避免提重物3天。⑥按照规定时间取病理报告，返回门诊原就诊医生处复诊。⑦出现不适症状，如胸闷憋气、呼吸困难、局部明显红肿伴全身发热、血肿、出血不止等情况，请及时就诊。

（6）全身放射性核素骨扫描

1）目的：了解各部骨骼有无癌转移的常规筛查手段，用于骨转移可能性较大的乳腺癌患者。

2）注意事项：①按照预约的时间准时到核医学科进行检查，检查前无需特殊准备，不需空腹。②在进行骨扫描前需要静脉注射放射性核素显像剂，显像剂是一种安全、无过敏反应的药物。③在注射后半小时后应大量饮水，以促进骨骼对显像剂的吸收以及药物的排泄，一般需要1000~1500ml。④检查前排空小便，不带任何饰品，取下金属物品。⑤注射显像剂后，在排尿时应注意尿液不要污染衣裤和皮肤，防止扫描时形成伪影，影响正确诊断；如果有污染正确的做法是换一件干净的衣裤或将皮肤上的尿液擦洗干净。⑥静脉注射显像剂后2~4小时进行骨扫描，一般需要20~40分钟，需要平卧，如因疼痛不能平卧，请提前与医生讲明，以便能在显像前注射止疼剂，顺利完成检查。⑦做完骨扫描后，按规定日期去核医学科取报告。

【围术期指导】

1. 术前准备及注意事项

（1）手术前一天：护士备皮（将手术侧乳房及腋窝毛发剃刮干净）后，洗澡。晚10点后不能进食，晚12点后不能进饮，否则会造成术中误吸，引起窒息。如晚间入睡困难，在医护指导下口服地西泮片。

（2）手术当天：手术当天若有饥饿感，及时告知医护人员，进行静脉输液。如术前月经来潮要及时告知医护人员。高血压患者手术当天早晨6点用尽量少的一小口水送服降压药。去手术室前，将内衣、内裤、袜子脱掉，只穿病号服；将手表、首饰、活动性义齿、眼镜摘掉，贵重物品交家属保管；排尿。

（3）饮食：可选择高蛋白、高热量及维生素丰富的饮食；若血糖高，应在医护人员指导下合理膳食。戒烟酒。

2. 术后健康指导及注意事项

（1）心电监护：心电监护期间不可自行调节心电监护仪参数设置，如有心慌、呼吸困难等不适，及时告知医护人员。

（2）术后体位：返回病房去枕平卧，如有恶心、呕吐等不适，及时告知医护人员，并将头偏向一侧，避免误吸。麻醉清醒后可垫枕头，在护士指导下床上坐起、穿衣（先穿患侧再穿健侧）和固定引流管。第一次下床应让护士协助，注意安全，方法为将健（未手术）侧肢体边的床挡拉起，先向健侧侧身，用健侧手臂和患（手术）侧手臂一起用力拉床挡侧身起床。如无不适，应早期在床上活动上下肢，以防形成深静脉血栓。

（3）吸氧：术后一般吸氧6小时，吸氧时勿随意调节氧流量。室内严禁明火及放置易燃品。

（4）缓解疼痛：一般术后会感觉切口疼痛，咳嗽、变换体位时疼痛加剧，如不可忍受，应告知医护人员，使用止痛药物。

（5）饮食：术后 6 小时无恶心呕吐可以正常饮食，当晚可食用清淡易消化饮食，之后选择高蛋白、高维生素、低脂饮食。

（6）伤口引流：注意保持引流管的通畅，勿打折、受压。手术后 24 小时内发现伤口引流瓶内出血过多或引流球没有负压鼓起来时要及时告知医生、护士。下床时，带引流球的患者，要先将引流球用别针固定在衣服兜的位置或放在方便袋中；带引流瓶的患者，将引流瓶放在方便袋中，不能高于伤口，在床上休息时要将引流球固定在床边；引流瓶放在地上，利于引流。引流管一般要留置 1~2 周，引流液会逐渐减少，医生会适时拔管。引流液由护士每天倾倒记量，不可自行随意倾倒。

（7）患肢活动：术后平卧时可用枕头抬高患肢，有利于患肢血液循环。术后 24 小时内可以进行握拳运动，每次练 10 下，1~2 小时练一次，上臂不能外展和上抬，注意上臂要内收。

3. 康复指导及康复训练

（1）患肢功能锻炼指导

1）术后 24 小时内：活动手指及腕部，可握拳、屈腕等锻炼。

2）术后 1~3 天：进行上肢肌肉的等长收缩，利用肌肉泵作用促进血液及淋巴回流；可用健侧上肢或他人协助患侧上肢进行屈肘、伸臂等锻炼，逐渐过渡到肩关节的小范围前屈、后伸运动（前屈小于 30°，后伸小于 15°）。

3）术后 4~7 天：可用患侧手洗脸、刷牙、进食等，并进行以患侧手触摸对侧肩部及同侧耳朵的锻炼。

4）术后1~2周：术后1周皮瓣基本愈合后，开始肩关节活动，以肩部为中心，前后摆臂。术后10天左右皮瓣与胸壁黏附已较牢固，进行循序渐进的抬高患侧肢体、手指爬墙、梳头等锻炼。指导患者做患侧功能锻炼时注意锻炼的内容及活动量应根据患者的实际情况，一般每天3~4次，每次20~30分钟为宜；应循序渐进，功能锻炼的内容应逐渐增加；拔除伤口引流管后才可做外展运动。不要以患侧肢体支撑身体，以防皮瓣移动而影响创面愈合。

（2）预防患肢肿胀

1）勿在患肢测量血压、抽血、静脉或皮下注射等。

2）平卧时患肢下方垫枕抬高10°~15°。避免患肢下垂过久及提重物。防止蚊虫叮咬及外伤，如患肢出现感染症状，立即医院就诊。

【用药指导】

1. 内分泌治疗药物　如枸橼酸他莫昔芬片。

（1）目的：降低乳腺癌术后的复发及转移，同时可降低对侧乳腺癌的发生率。

（2）方法：口服。

（3）不良反应：潮热、恶心、呕吐、静脉血栓的形成、眼部不良反应、阴道干燥或分泌物多。

（4）注意事项：①有眼底疾病者禁用；②有肝功能异常者应慎用，如有骨转移，在治疗初期需定期查血钙；③对胎儿有影响，妊娠、哺乳期妇女禁用；④雌激素可影响本品治疗效果，应避免同时服用；⑤抗酸药、西咪替丁、雷尼替丁等使枸橼酸他莫昔芬片的肠衣提前分解，对胃有刺激作用。

2. 选择性雌雄素受体调节剂　如阿那曲唑片。

（1）目的：抑制肾上腺分泌的雄激素转变为雌激素过程中的芳香化环节，从而降低雌二醇，达到治疗乳腺癌的目的。

（2）方法：口服或者肌内注射。

（3）不良反应：阴道干燥，骨质疏松，易发生骨折。

（4）注意事项：遵医嘱定期复查骨密度。

3. 化疗药物　如烷化剂、抗代谢性药物、生物碱和紫杉醇类。

（1）目的：应用化学药物进行全身治疗，达到杀灭乳腺肿瘤细胞的目的。

（2）方法：静脉输液、口服。

（3）不良反应：骨髓抑制；恶心、呕吐、腹泻、便秘等胃肠道反应；脱发；神经系统障碍；局部静脉炎等。

（4）注意事项：保持情绪稳定，有助于增加疗效，减少不良反应；合理饮食，清淡易消化，少量多餐，根据自己的口味，注意调整食物的色、香、味；预防感染，室内空气流通；注意口腔卫生和个人卫生。经常用盐水或硼酸水漱口，保持口腔清洁，增进食欲；注意休息，避免劳累或受寒，减少频繁进出公共场所，避免交叉感染，重视自我保护；大多数化疗药物会引起脱发，化疗前可以备好假发、头巾或帽子。

【出院指导】

1. 伤口未拆线期间，保持伤口的清洁、干燥、避免洗澡，游泳等。

2. 伤口拆线24~48小时方可洗澡和外用抑制瘢痕贴。

3. 乳腺癌术后应该坚持患肢的功能锻炼，防止患肢水肿。

4. 手术后伤口会有些隐痛和麻木，这都是正常现象，建议2个月后佩戴义乳，以弥补外形的改变。

5. 五年之内避免妊娠。

6. 定期进行健侧乳腺自我检查。

7. 患侧肢体避免提重物，一般不超过5kg，预防患肢淋巴水肿。

8. 遵医嘱门诊复查。

（王　悦　王影新）

第三节　腹　外　疝

一、腹股沟疝

【概述】

体内某个脏器或组织离开其正常解剖部位，通过先天或后天形成的薄弱点，缺损或孔隙进入另一部位，称为疝。发生在腹股沟区的腹外疝统称为腹股沟疝（inguinal hernia）。男性多见，男女发病率之比为 15：1；右侧比左侧多见。

主要诱发因素包括：①腹壁强度降低：由先天性和后天性原因所致。前者由于某些组织穿过腹壁，如精索和子宫圆韧带穿过腹股沟管；腹白线发育不全。后者由于手术切口愈合不良等引起。②腹内压力增高：慢性咳嗽、便秘、排尿困难、妊娠等。

【临床表现】

腹股沟疝的基本临床表现是腹股沟区有一条突出的肿块。易复性斜疝除腹股沟区有肿块和偶有胀痛外，无其他症状，肿块常在站立、行走、咳嗽、劳动时出现，平卧或休息时用手将肿块向腹腔推送，肿块可向腹腔回纳而消失。难复性斜疝在临床表现方面除胀痛稍重外，其主要特点是疝块不能完全回纳。嵌顿性疝通常发生在斜疝，强力劳动或排便等腹内压骤增是主要原因，表现为疝块突然增大，并伴有明显疼痛，平卧或用手推送不能还纳。

【检查指导】

1. 检查项目　尿便常规、血常规、生化全项、凝血功能、感染筛查及透光试验。

2. 检查目的及注意事项

（1）尿便常规、血常规、生化全项、凝血功能、感染筛查详见"第一章外科健康教育总论第一节外科常见检查"。

（2）透光试验：

1）目的：疝块不透光，可以确定腹股沟疝位置。

2）注意事项：无特殊。

【围术期指导】

1. 术前准备及注意事项

（1）术前常规准备详见"第一章外科健康教育总论第四节外科手术前后"。

（2）自我观察

1）既往有咳嗽、便秘、排尿困难等慢性内科疾病入院时及时告知医护人员。

2）注意腹部情况，如出现腹痛、伴疝块突然增大、紧张发硬且触痛明显、不能回纳腹腔等症状，及时告知医护人员。

3）尽量卧床休息，离床活动可用疝带压住疝环口，避免嵌顿。

2. 术后注意事项

（1）心电监护：心电监护期间不可自行调节心电监护仪参数设置，如有心慌、呼吸困难等不适、电极片及导线脱落、监护仪报警，及时告知护士。

（2）术后体位：术后 6 小时内平卧位，膝下可垫枕，使关节屈曲，减轻伤口张力。术后第一天即可下床活动，行走应循序渐进，量力而行。年老体弱、复发性疝、绞窄性疝、巨大疝等的患者可适当推迟下床活动时间。

（3）防止腹内压升高：注意保暖，防止受凉引起咳嗽；咳嗽时用手掌按压伤口，减轻震动引发疼痛。保持大便通畅，便秘时可服用通便药物，避免用力排便；排尿不畅时或尿潴留时，告知医护人员，留置尿管。

（4）饮食：术后常规禁食水 6 小时，待麻醉缓解后如无恶心、呕吐可进流食。次日可进普食。多饮水，多摄入蔬菜、水果等高纤维素饮食，保持大便通畅，减少因用力排便导致的腹压增高。

（5）自我观察

1）密切观察切口周围组织情况，如有阴囊水肿及时告知医护人员，必要时用丁字带。

2）如厕时保持伤口敷料清洁干燥，伤口如有渗血、渗液、排泄物污染，及时告知医护人员。

【用药指导】

无特殊用药。

【出院指导】

1. 出院后逐渐增加活动量，3个月内避免重体力劳动或提举重物。

2. 注意避免腹内压增加的因素，如剧烈咳嗽，用力排便等。

3. 多饮水，多摄入蔬菜、水果等高纤维素饮食，保持大便通畅。

4. 注意保暖，预防感冒。

5. 按照医生要求按时门诊复查。

二、切 口 疝

【概述】

切口疝（incisional hernia）是指腹腔内器官或组织在腹壁手术切口突出形成的疝。腹部手术后切口获得一期愈合者，切口疝的发病率通常在1%以下；如切口发生感染，则发病率可达10%；切口裂开再缝合者甚至可高达30%。切口疝主要诱发因素：①解剖因素：除腹直肌外，腹壁各肌层及筋膜、鞘膜等组织的纤维大体上是横行的，纵行切口势必切断这些纤维，在缝合这些组织时，缝线容易在纤维间滑脱；已缝合的组织又经常受到肌肉横向牵拉力而容易发生切口裂开。②手术因素：切口感染会导致腹壁组织破坏，易引发切口疝。③腹内压过高：术后腹胀明显或肺部并发症导致剧烈咳嗽而致腹内压骤增，也可致切口内层撕裂。

【临床表现】

1. 较小的切口疝，腹部肿块通常在站立或用力时更为明显，平卧休息则缩小或消失。

2. 较大的切口疝有腹部牵拉感，伴食欲减退、恶心、便秘、腹部隐痛等症状。

【检查指导】

尿便常规、血常规、生化全项、凝血功能、血型、感染筛查，详见"第一章外科健康教育总论第一节外科常见检查"。

【围术期指导】

1. 术前准备及注意事项详见"第一章外科健康教育总论第四节外科手术前后"。

2. 术后护理及注意事项

（1）术后体位：术后6小时内平卧位，膝下可垫枕，使关节屈曲，减轻伤口张力，次日可下床活动，离床活动可用疝带压住疝环口，避免嵌顿。

（2）饮食：术后常规禁食6小时，待麻醉缓解后如无恶心、呕吐可进流食；次日可进普食。

（3）自我观察：如出现腹痛、伴疝块突然增大、紧张发硬且触痛明显，不能回纳腹腔，应警惕嵌顿疝的发生，及时告知医护人员。

【用药指导】

无特殊用药。

【饮食指导】

多饮水，多摄入蔬菜、水果等高纤维素饮食，保持大便通畅，减少因用力排便导致的腹压增高。

【出院指导】

1. 出院后逐渐增加活动量，3个月内避免重体力劳动或提举重物。

2. 调整饮食结构，多食高纤维食物，保持排便通畅。

3. 注意避免腹内压增加的因素，如剧烈咳嗽，用力排便等。若疝气复发，及早诊治。

4. 积极治疗相关内科疾病。

（毛莺洁　刘　月　赵　杰）

第四节　腹部损伤

一、肝脾破裂

【概述】

腹部损伤是指由各种原因所致的腹壁和（或）腹腔内器官损伤。脾是腹腔脏器最易受损的器官之一，脾脏损伤的发生率在腹部创伤中可高达 40%~50%。肝破裂在腹部损伤中约占 20%~30%，右肝破裂较左肝为多。

【临床表现】

1. 腹痛多呈持续性，一般不剧烈。如肝破裂时可因大量胆汁或血液进入腹腔，导致化学性、弥漫性腹膜炎，出现明显的腹痛和腹膜刺激征。

2. 失血性休克肝、脾破裂时，以腹腔内出血为主，会出现面色苍白、四肢湿冷、脉搏加快、血压下降、脉压变小、尿量减少等失血性休克的表现。肝破裂，血液可通过胆管进入十二指肠而出现黑便或呕血。

【检查指导】

1. 检查项目　尿便常规、血常规、生化全项、凝血功能、血型、感染筛查、腹部 B 超、立位腹平片、腹部 CT、诊断性腹腔穿刺。

2. 目的及注意事项

（1）尿便常规、血常规、生化全项、凝血功能、血型、

感染筛查，详见"第一章外科健康教育总论第一节外科常见检查"。

（2）影像学检查

1）腹部 B 超检查

①目的：提示脏器损伤的部位和程度。

②注意事项：检查前 1 天晚餐清淡饮食，检查当天禁食水。

2）立位腹平片

①目的：提示脏器的大小、形态和位置的改变。

②注意事项：无特殊 见"第一章外科健康教育总论"。

3）腹部 CT

①目的：检查清晰显示脏器的包膜是否完整、大小及形态是否正常及有无出血或渗出。

②注意事项：a. 请勿穿戴任何金属物的内衣（如胸罩），检查时去除钱包（硬币、磁卡）、手链、手机、手表、钥匙等随身携带的各种金属物品。b. 做腹部 CT 检查需自带 500ml 矿泉水 2 瓶。c. 检查时需配合医技人员的指导。d. 检查后应多饮水，以促进造影剂排泄。

（3）诊断性腹腔穿刺

1）目的：把有多个侧孔的塑料管经针管送入腹腔深处，进行抽吸，根据抽到的液体性状推断腹腔内脏器有无损伤出血。

2）注意事项：需取穿刺侧朝上侧卧位，并配合医生。

【围术期指导】

1. 术前准备及注意事项

（1）自我观察

1）如有心慌、冷汗等不适，及时告知医护人员。

2）注意腹部情况，如腹痛加重、肌肉紧张及时告知医护人员。

（2）术前常规准备：详见"第一章外科健康教育总论第

四节外科手术前后"。

（3）注意事项

1）不得随意移动，以免加重病情。

2）禁止随意服用止痛药，以免掩盖病情。

3）禁食水，以免加重腹腔污染。

2. 术后注意事项

（1）心电监护：心电监护期间不可自行调节心电监护仪参数设置，如有心慌、呼吸困难等不适，及时告知医护人员。

（2）术后体位：麻醉清醒后采取平卧位，禁止随意搬动，以免诱发或加重内出血；待病情平稳后遵医嘱采取半卧位。

（3）缓解疼痛：如术后 72 小时内持续使用镇痛泵，可于变换卧位、咳嗽等引起剧烈疼痛或疼痛加重时按镇痛泵按钮自行给药一次，最短给药间隔遵麻醉医生指导。如有恶心呕吐等不适，及时告知医护人员，并将头偏向一侧，避免误吸。

（4）咳嗽、咳痰：详见"第一章外科健康教育总论第四节外科手术前后"。

（5）吸氧：术后遵医嘱持续吸氧，吸氧时勿随意调节氧流量。室内严禁明火及放置易燃品。

（6）引流管：保持引流通畅，观察和记录引流液的量和颜色、性质，如果每小时引流量超过 100ml，提示可能有活动性出血，应立即告知医护人员。

（7）饮食：术后常规禁食、禁水、持续胃肠减压，待肠功能恢复后遵照医嘱试食，以后逐步改为高热量、高蛋白、低脂肪、易消化、富含维生素的流食、半流食并少量多餐。

（8）早期下床活动方法

1）麻醉清醒后采取平卧位，禁止随意搬动，以免诱发或加重内出血；可床上活动上下肢。

2）病情平稳后可缓慢坐起，在护士协助下下床活动，利于肠道恢复蠕动，促进肛门尽早排气排便。

3）站立、行走应循序渐进，量力而行。如出现不适，及时告知医护人员。

4）活动前后妥善固定引流管。

【用药指导】

1. 抗生素 如β-内酰胺类抗生素。

（1）目的：预防、控制感染。

（2）方法：静脉输液。

（3）不良反应：少数情况下发生过敏反应、毒性反应。

（4）注意事项：输液时如有不适，如胸闷、恶心、皮疹等，及时告知医护人员。

2. 肠外营养液 如葡萄糖溶液、氨基酸、脂肪乳剂等。

（1）目的：营养支持。

（2）方法：静脉输液。

（3）不良反应：发热、高血糖等；少数情况下发生过敏反应。

（4）注意事项：大量输入营养液的患者，应用中心静脉或置入PICC，如果液体渗出及时告知护士。不能随意调节输液速度。

3. 化痰药 如注射用盐酸氨溴索。

（1）目的：液化黏痰，使之易于咳出。

（2）方法：入输液小壶、雾化吸入。

（3）不良反应：有恶心、呕吐等胃肠道反应；过量服用可致高氯性酸中毒，低血钾及低血钠；偶见恶心，胃肠不适。

（4）注意事项：雾化时深吸气，充分吸入药物，不能随意调节雾化器。

4. 止血药 如尖吻蝮蛇血凝酶注射液。

（1）目的：止血。

（2）方法：静脉输液。

（3）不良反应：发生率低，偶见皮肤瘙痒等过敏反应。

（4）注意事项：如有皮肤瘙痒等不适症状，及时告知医护人员。

【出院指导】

1. 了解和掌握急救知识，发生意外时能简单自救。

2. 出院后适当休息，增加营养，促进康复。

3. 突发状况处理：若有腹痛、腹胀、肛门停止排气排便等不适应立即就诊。

二、肠破裂

【概述】

腹部损伤是指由各种原因所致的腹壁和（或）腹腔内器官损伤。肠破裂主要包括十二指肠破裂、小肠破裂、结肠破裂和直肠破裂。上腹部碰撞时，十二指肠可能被压在脊柱上而断裂，肠充盈时比排空时更易破裂。小肠较结肠更易损伤，直肠因为位置较深而损伤的发生率较低。

【临床表现】

1. 症状

（1）腹痛：多呈持续性，伴恶心、呕吐，会出现体温升高、脉快、呼吸急促等全身感染的表现。严重会并发感染性休克。腹膜后十二指肠破裂有时会出现睾丸疼痛、阴囊血肿和阴茎异常勃起。

（2）出血：十二指肠损伤可能有呕血，直肠损伤可能有鲜红色血便。直肠损伤时直肠指检会有出血，或有直肠破裂口。

2. 体征腹膜刺激征　压痛、反跳痛、腹肌紧张。

【检查指导】

1. 检查项目　尿便常规、血常规、生化全项、凝血功能、血型、感染筛查、腹部B超、立位腹平片、诊断性腹腔穿刺。

2. 目的及注意事项

（1）尿便常规、血常规、生化全项、凝血功能、血型、

感染筛查，详见"第一章外科健康教育总论第一节外科常见检查"。

（2）影像学检查

1）腹部 B 超

①目的：检查腹腔内是否有积液和积气，有助于空腔脏器破裂或穿孔的诊断，提示脏器损伤的部位和程度。

②注意事项：检查前 1 天晚餐清淡饮食，检查当天禁食水。

2）立位腹平片

①目的：肠道穿孔者，立位腹部平片可表现为膈下新月形阴影。

②注意事项：见"第一章外科健康教育总论第一节外科常见检查"。

（3）诊断性腹腔穿刺术

1）目的：把有多个侧孔的塑料管经针管送入腹腔深处，进行抽吸，根据抽到的液体性状推断腹腔内脏器有无损伤出血。

2）注意事项：需取穿刺侧朝上侧卧位，并配合医生。

【围术期指导】

1. 术前准备及注意事项

（1）补液抗休克治疗：输液期间禁止随意调节输液速度。

（2）术前常规准备：详见"第一章外科健康教育总论第四节外科手术前后"。

（3）注意事项

1）卧床休息，减少活动以免加重病情。

2）禁止随意服用止痛药以免掩盖病情。

3）禁食水以免加重腹腔污染。

2. 术后注意事项

（1）心电监护：心电监护期间不可自行调节心电监护仪参数设置，如有心慌、呼吸困难等不适，及时告知医护人员。

（2）术后体位：麻醉清醒后采取平卧位，禁止随意搬动，以免诱发或加重内出血；待病情平稳后遵医嘱采取半卧位。

（3）缓解疼痛：如术后72小时内持续使用镇痛泵，可于变换卧位、咳嗽等引起剧烈疼痛或疼痛加重时按镇痛泵按钮自行给药一次，最短给药间隔遵麻醉医师指导。如有恶心、呕吐等不适，及时告知医护人员，并将头偏向一侧，避免误吸。

（4）咳嗽、咳痰：详见"第一章外科健康教育总论第四节外科手术前后"。

（5）吸氧：术后遵医嘱持续吸氧，吸氧时勿随意调节氧流量。室内严禁明火及放置易燃品。

（6）引流管的护理：保持引流通畅，下床活动时需将引流管固定好。如有不适，应立即报告医生处理。

（7）饮食：术后常规禁食、禁水、持续胃肠减压，待肠功能恢复拔出胃管后遵照医嘱试食，以后逐步改为高热量、高蛋白、低脂肪、易消化、富含维生素的流食、半流食并少量多餐。

（8）早期下床活动的方法

1）手术当天平躺6小时后可床上更换体位、活动上下肢。

2）手术后第一天，可缓慢坐起，在护士协助下下地活动。尽早下地活动，利于肠道恢复蠕动，促进肛门尽早排气排便。

3）站立、行走应循序渐进，量力而行。如出现不适，及时告知医护人员。

4）活动前后妥善固定引流管。

【用药指导】

1. 抗生素 如β-内酰胺类抗生素、头孢类抗生素。

（1）目的：预防、控制感染。

（2）方法：静脉输液。

（3）不良反应：少数情况下发生过敏反应、毒性反应。

（4）注意事项：输液时如有不适，如胸闷、恶心、皮疹

等，及时告知医护人员。

2. 肠外营养液　如葡萄糖溶液、氨基酸、脂肪乳剂。

（1）目的：营养支持。

（2）方法：静脉输液。

（3）不良反应：发热、高血糖等；少数情况下发生过敏反应。

（4）注意事项：大量输入营养液的患者，应用中心静脉或置入 PICC，一旦液体渗出即使告知护士。不能随意调节输液速度。

3. 化痰药　如注射用盐酸氨溴索。

（1）目的：液化黏痰，使之易于咳出。

（2）方法：输液输注或雾化吸入。

（3）不良反应：有恶心、呕吐等胃肠道反应；过量服用可致高氯性酸中毒，低血钾及低血钠；偶见恶心，胃肠不适。

（4）注意事项：雾化时深吸气，充分吸入药物，不能随意调节雾化器。

4. 止血药　如尖吻蝮蛇血凝酶注射液。

（1）目的：止血。

（2）方法：静脉输液。

（3）不良反应：发生率低，偶见皮肤瘙痒等过敏反应。

（4）注意事项：如有皮肤瘙痒等不适症状，及时告知医护人员。

【出院指导】

1. 了解和掌握急救知识，发生意外时能简单自救。

2. 出院后适当休息，加强锻炼，增加营养，促进康复。

3. 突发状况处理若有腹痛、腹胀、肛门停止排气排便等不适应立即就诊。

（毛莺洁　刘月　赵杰）

第五节　胃肠疾病

一、胃十二指肠溃疡

【概述】

胃十二指肠溃疡（gastroduodenalulcer）是指发生于胃、十二指肠的局限性圆形或椭圆形的全层黏膜缺损，也叫消化性溃疡（peptic ulcer）。胃溃疡多见于50岁左右，以男性多见；十二指肠溃疡可见于任何年龄，但多见于中青年男性。胃十二指肠溃疡病因较复杂，是多因素综合作用的结果，其中最为重要的因素是幽门螺杆菌感染、胃酸分泌异常、胃黏膜屏障破坏，其他因素包括遗传因素、吸烟、心理压力和咖啡因等。

【临床表现】

主要为慢性病程和周期性发作的节律性腹痛。

1. **胃溃疡**　可见于胃的任何部位，以胃窦部最多见，约占90%，疼痛多发生在餐后0.5~1小时，持续1~2小时。进食后疼痛不缓解甚至加重。胃溃疡常易引起大出血、急性穿孔等并发症，约5%可发生癌变。

2. **十二指肠溃疡**　主要表现为餐后延迟痛（餐后3~4小时）、饥饿痛或夜间痛，服用抗酸药物或进食能使疼痛缓解或停止。疼痛多为上腹部或剑突下烧灼痛或钝痛。疼痛具有周期性发作的特点，秋冬季或冬春季好发，可反复发作并逐渐加重。

【检查指导】

1. **检查项目**　胃镜检查、X线钡餐检查。

2. **检查目的及注意事项**

（1）胃镜检查

1）目的：胃镜检查可明确诊断，确定胃、十二指肠病变的部位、性质、程度；治疗疾病如镜下止血、胃黏膜剥离术（ESD）、消化道狭窄扩张、食管静脉曲张套扎及注射硬化剂、食管、息肉切除、异物取出等。

2）注意事项：①检查前：a. 胃镜检查前一天晚上8点后到检查前禁食、禁饮及禁服药物（降压药除外），以免检查时引起呛咳；b. 年老体弱及无痛胃镜检查须有家属陪同；c. 检查前口含麻药时，头要抬高，利于药物的吸收。检查前手机调成静音，松开裤带，取下眼镜、首饰和义齿，以免误入呼吸道或消化道。②检查中：a. 检查时配合医生的指导，轻轻咬住放置嘴中的口垫，不能吐出或牙咬住内镜，以防损坏胃镜；b. 检查过程中用鼻作平稳呼吸，切忌屏气或频繁打嗝；如有口水应自然流出，不要吞咽，以防流入气管引起呛咳；c. 胃镜插入咽喉部时，应配合做吞咽动作，胃镜即可顺利通过咽喉部进入食管。如感恶心，可轻轻呼气，即可缓解；d. 勿用舌头用力顶内镜管，以免擦伤口咽、喉部引起出血。③检查后：a. 检查完闭上嘴擦洗分泌物，下床时注意安全，年老体弱者须由家属陪同返回；b. 做完30分钟内禁止喝水、进食，此后喉部感觉无明显麻木感可谨慎试喝，以免呛咳或误吸；c. 咽部如果有疼痛或异物感，可口含碘喉片、草珊瑚含片等，症状可减轻或消失；d. 取活检后（尤其老年人）2小时可饮水、进食温软食物，忌食生、冷、硬和有刺激性的食物，禁止吸烟、饮酒、喝浓茶和浓咖啡；如有黑便及时就诊；e. 取活检后如果有口服抗凝血药物（阿司匹林、华法林、波立维等）应停药1周。

（2）X线钡餐检查

1）目的：可明确病变部位及诊断。

2）注意事项：①检查前24小时内及检查期间，禁服影响胃肠道功能或X线显影的药物，如碘、钙、铁等制剂。②检查时穿无钮扣的内衣。③检查前晚餐照常，晚十点后不进任何食物及水。④检查完毕后应大量饮水，尽快排出钡餐。⑤检查完毕后若会排出白色粪便，属正常情况。

【围术期指导】

1. 术前准备及注意事项

（1）胃肠道准备：术前12小时禁食，4小时禁水，术前1~2天进食少渣食物，术前一天口服泻药，必要时使用0.1%~0.2%肥皂水灌肠。

（2）自我观察：若出现如下症状，及时告知医护人员。

1）夜间空腹或饱食后，若突发性上腹部刀割样剧痛，并迅速波及全腹，伴有冷汗、心慌、四肢厥冷等表现。

2）出现恶心、呕血时应将头偏向一侧，及时告知医护人员；

3）出现强烈便意，伴腹痛、黑便时，及时告知医护人员。

2. 术后注意事项

（1）心电监护：心电监护期间不可自行调节心电监护仪参数设置。如有心慌、呼吸困难等不适、电极片及导线脱落、监护仪报警，及时告知护士。

（2）术后体位：平卧位，头偏向一侧，术后次日取半卧位，以减轻疼痛，利于伤口恢复。

（3）缓解疼痛：如术后72小时内持续使用镇痛泵，可于变换体位、咳嗽等引起剧烈疼痛或疼痛加重时按镇痛泵按钮自行给药一次，最短给药间隔遵麻醉医师指导。咳嗽或活动时应保护好伤口。如有恶心、呕吐等不适，及时告知医护人员，并将头偏向一侧，避免误吸。腹带结扎过松或过紧时及时告知医护人员。此外，还可采取分散注意力的方法如聊天、听收音机等方式缓解疼痛。

（4）咳嗽、咳痰：咳嗽时用双手按压切口两侧，减少对切口的张力性刺激。方法：深吸气后屏气，以爆发的力量咳嗽，将痰液排出；或充分深吸气后再用力吐气，并尽量拉长尾音，以使痰液逐渐靠近咽部，而后再用力咳出；如感觉有痰无力咳出或排痰异常及时告知医护人员。

（5）雾化吸入：坐位或半卧位，氧流量一般为 6 ~ 8L/min，不可自行调节氧流量。雾化时保证面罩充分贴紧面部，采用口深呼吸，屏气 1 ~ 2 分钟，再用鼻呼气，使药液充分到达细支气管和肺内。

（6）氧气吸入：术后遵照医嘱氧气吸入，吸氧时切勿自行调节氧气流量，室内严禁明火及放置易燃物品。

（7）引流管：尿管、腹腔引流管等应妥善固定，活动时预留足够长度，避免牵拉、脱出，保持引流管通畅，防止受压、扭曲、打折等，注意观察引流管周围皮肤，有无红肿、破损，并及时告知医护人员；引流放置的位置不可过高，平卧时引流管的远端不可高于腋中线，坐位、站立或行走时不可高于腹部手术切口，以防止引流液倒流引起感染；不可随意调节胃肠减压负压吸引装置的压力；注意观察引流液的颜色、性质、量，若引流袋内突然出现较多鲜血，应及时告知医护人员。

（8）胃肠减压：胃肠减压期间应禁食，停止口服药物；保持口腔清洁，如咽喉部不适，可用一些消毒漱口水或含片，以减轻症状。胃管需妥善固定，防止牵拉、移位或脱出，防止受压、扭曲、打折。不可随意调节负压吸引装置的压力，保持胃管与负压吸引管连接紧密；若引流出鲜红色血液时，及时告知医护人员。如肛门排气，及时告知医护人员。

（9）早期活动：术后第 1 天可坐起，在协助下可进行洗漱等自我护理；第 2 天可在协助下进行床边活动，第一次下床时仅在床边站立并活动下肢，尝试缓慢迈步行走；第 3 天可进行病室内活动。活动量应循序渐进，量力而行，如出现不适，及时告知医护人员。

（10）饮食：拔胃管后按医师医嘱饮少量水或米汤，每次50 ~ 80ml，每天 5 ~ 6 餐；如无腹胀、腹痛，第 2 天可进半量流

质饮食，约每次 100～150ml；第 3 天进全量流质饮食，每次
150～200ml；进食后若无不适，第 4 天可进半流质饮食。食物
选择细软、易消化食物，如鸡蛋、精白面粉、豆浆、鱼肉泥
等；选用含纤维少的瓜果、蔬菜，如嫩黄瓜、嫩白菜叶、西红
柿、冬瓜、胡萝卜和苹果泥、桃等，逐步过渡至正常饮食。进
餐过程中如出现腹胀、腹泻等不适，及时告知医护人员。

（11）自我观察：出现如下情况，及时告知医护人员。

1）短期内胃管引出鲜红色血液或出现心慌、呼吸急促等。

2）腹腔引流管引流出异常液体。

3）出现突发性上腹部剧痛、发热等症状。

4）进食 30 分钟内或餐后 2～4 小时出现大汗、心慌、头
晕、全身无力、腹部饱胀不适或绞痛、恶心呕吐和腹泻等
表现。

【用药指导】

1. 抗生素　β-内酰胺类抗生素、头孢类抗生素。

（1）目的：预防、控制感染。

（2）方法：静脉输液。

（3）不良反应：少数情况下发生过敏反应、毒性反应。

（4）注意事项：输液时如有不适，如胸闷、恶心、皮疹
等，及时告知医护人员。

2. 止血药　如氨甲环酸、注射用血凝酶等。

（1）目的：加速血液凝固或降低毛细血管通透性，止血。

（2）方法：静脉输液。

（3）不良反应：可能出现面色苍白、心悸、出汗、恶心、
腹痛、呼吸困难等不良反应。

（4）注意事项：输液时若出现不适，及时告知医护人员。

3. 镇痛药　如盐酸哌替啶、盐酸布桂嗪。

（1）目的：减轻伤口疼痛。

（2）方法：肌内注射。

（3）不良反应：头昏、头痛、恶心、呕吐、呼吸抑制。

（4）注意事项：不可使用吗啡止痛，以免引起 Oddi 氏括约肌痉挛，加重梗阻症状。

4. 抑酸药　如注射用兰索拉唑。

（1）目的：预防应激性溃疡。

（2）方法：静脉输液。

（3）不良反应：少数情况下发生过敏反应，如头痛、腹部不适、便秘、皮疹等。

（4）注意事项：输液时如有恶心、呕吐等，及时告知医护人员。

5. 止吐药　如盐酸托烷司琼片、盐酸昂丹司琼注射液等。

（1）目的：预防和治疗恶心、呕吐。

（2）方法：口服药物或静脉输液。

（3）不良反应：少数情况下发生过敏反应，如头痛、头晕等。

（4）注意事项：输液时如有恶心、呕吐等，及时告知医护人员。

【出院指导】

1. 饮食　术后第 1 月饮食以流质为主，进食高蛋白、低脂、易消化、富含维生素饮食，进餐后平卧 10～20 分钟，如米汤、稀释的蛋白粉、各种果汁、蔬菜汁等；第 2 个月起进半流质饮食，如粥、米糊、蒸鸡蛋、煮烂的面条等，如无腹胀、腹泻等不适，可进软食，一年后可改为普食。避免进食腌制和烟熏食物，避免过冷、过热、过甜、过咸、辛辣以及油炸类等刺激性食物。

2. 活动　出院后 3 个月内避免剧烈活动，如爬山等；可以从事一般家务及轻体力活动，如打太极、散步等。

3. 自我观察　若出现上腹部疼痛加剧、频繁呕吐或呕血、腹痛、腹胀、大便性状异常及不易恢复的疲劳、体重下降、高热等症状应及时就诊。

4. 复查　每 3 个月复查 1 次。

二、胃　癌

【概述】

胃癌（gastric carcinoma）约 50% 以上好发于胃窦部，其次为贲门部，胃体部较少发生，胃癌多见于男性，男女比例约为 2：1，好发年龄在 50 岁以上。胃癌的病因尚不明确，可能与地域环境、饮食因素、化学因素、幽门螺杆菌感染、癌前疾病（胃溃疡、胃息肉、慢性萎缩性胃炎等）、癌前病变以及遗传因素有关。

【临床表现】

早期无明显症状，逐步出现上腹不适、心窝部隐痛、餐后饱胀感等。随病情进展，出现上腹部疼痛加剧、乏力、呕吐、消瘦等症状。不同部位的胃癌表现不同，胃底癌可有胸骨后疼痛和进行性哽咽感；幽门附近胃癌可表现为呕吐宿食；癌肿破溃后出现呕血和黑便。

【检查指导】

1. 检查项目　胃镜检查、X 线钡餐检查、腹部超声、腹部 CT、粪便隐血试验。

2. 检查目的及注意事项

（1）胃镜检查

1）目的：胃镜检查是诊断早期胃癌的有效方法，确定胃病变的部位、性质、程度。

2）注意事项：详见本节"胃十二指肠溃疡检查指导"。

（2）X 线钡餐检查：检查目的及注意事项见本节"胃十二指肠溃疡检查指导"。

（3）腹部超声

1）检查目的：可了解胃肿瘤的存在，判断有无恶性肿瘤的腹部转移；判断肿瘤侵袭的深度；了解胃的蠕动和排空功能。

2）注意事项：详见"第一章外科健康教育总论第一节外科常见检查"。

（4）腹部 CT

1）检查目的：用于腹腔及腹膜后病变的诊断。对于明确肿块性病变的部位、大小以及与邻近组织的关系，淋巴结有无转移等具有重要作用。

2）注意事项：①请勿穿戴任何金属物的内衣（如胸罩），检查时去除钱包（硬币、磁卡）、手链、手机、手表、钥匙等随身携带的各种金属物品。②做腹部 CT 检查需自带 500ml 矿泉水 2 瓶。③检查时需配合医技人员的指导。④检查后应多饮水，以促进造影剂排泄。

（5）粪便隐血试验

1）目的：对消化道出血的诊断有重要价值，常作为消化道恶性肿瘤早期诊断的一个筛选指标。

2）注意事项：检查前三天禁食肉类、动物内脏、绿色蔬菜（如韭菜、菠菜等）；禁食铁剂、维生素 C 等药物。

【围术期指导】

1. 术前准备及注意事项

（1）营养支持：可进食者宜选择高热量、高蛋白、富含维生素、低脂肪、易消化和少渣的食物，如稀释的蛋白粉、各种果汁、蔬菜汁等；若不能进食，静脉输液过程中不可自行调节输液速度，若出现发热、皮疹、呼吸困难、穿刺部位肿胀、疼痛等不适症状，及时告知医护人员。

（2）胃肠道准备

1）饮食：术前 3 天少渣半流质饮食，如稀饭等；术前 1~2 天进无渣流质饮食，如米汤等；或口服肠内营养制剂，每天 4~6 次，每次 50~100ml。术前 12 小时开始禁食，术前 4 小时开始禁水。

2）洗胃：若幽门梗阻，需禁食。术前3天起每晚用温水洗胃，减轻胃黏膜水肿和炎症，术前3天按医嘱口服肠道不吸收的抗菌药物。洗胃注意事项如下：①洗胃应在饭后4~6小时或空腹时进行。②洗胃前清洁口腔、取下活动性义齿。③洗胃时可取坐位、半卧位或左侧卧位，④出现胃胀、胃痛、心慌、头晕、四肢厥冷等症状，及时告知医护人员。⑤洗胃后1~2天可能会有短暂的咽喉部不适，不可剧烈咳嗽，以免引起黏膜破损，可用一些消毒漱口水或含片，以减轻症状。⑥洗胃过程中按照护士要求配合护士操作。

（3）留置胃管：手术当天早晨留置胃管，取下义齿，保持鼻腔清洁，按照护士要求配合护士操作，操作过程中存在恶心、咽部不适症状，为正常情况。若出现呛咳、难以忍受的不适感，及时告知医护人员暂停插管。留置胃管后，不可随意调节胃管插入的长度或自行拔出胃管，若出现胃痛等症状，及时告知医护人员。

（4）自我观察：若出现发热等感染症状，及时告知医护人员。

2. 术后注意事项

（1）心电监护：心电监护期间不可自行调节心电监护仪参数设置。如有心慌、呼吸困难等不适、电极片及导线脱落、监护仪报警，及时告知护士。

（2）术后体位：一般先取平卧位，血压平稳后可取低半卧位，以减轻疼痛，利于循环和呼吸，减轻伤口疼痛。

（3）缓解疼痛：如术后72小时内持续使用镇痛泵，可于变换体位、咳嗽等引起剧烈疼痛或疼痛加重时按镇痛泵按钮自行给药一次，最短给药间隔遵麻醉医师医嘱。咳嗽或活动时应保护好伤口。如有恶心、呕吐等不适，及时告知医护人员，并将头偏向一侧，避免误吸。采取舒适的体位，减轻伤口张力；

腹带结扎松紧度应适宜，过松或过紧时及时告知医护人员。此外，还可采取分散注意力的方法如聊天、听收音机等方式缓解疼痛。

（4）咳嗽、咳痰：咳嗽时用双手按压切口两侧，减少对切口的张力性刺激。如果痰液在气管上部，深吸气后屏气，然后以爆发的力量咳嗽，将痰液排出；痰液较深时，充分深吸气后再用力吐气，并尽量拉长尾音，以使痰液逐渐靠近咽部，而后再用力咳出；如感觉有痰无力咳出或排痰异常及时告知医护人员。

（5）雾化吸入：一般取坐位或半卧位。术后遵照医嘱给予氧气雾化吸入，氧流量一般为 $6\sim8L/min$，不可自行调节氧流量。雾化时保证面罩充分贴紧面部，采用口深呼吸，屏气 $1\sim2$ 秒，再用鼻呼气，使药液充分到达细支气管和肺内。

（6）氧气吸入：术后遵照医嘱氧气吸入，吸氧时切勿自行调节氧气流量，室内严禁明火及放置易燃物品。

（7）引流管：尿管、腹腔引流管等应妥善固定，活动时预留足够长度，避免牵拉、脱出，保持引流管通畅，防止受压、扭曲、打折等，注意观察引流管周围皮肤，有无红肿、破损，并及时告知医护人员；引流放置的位置不可过高，平卧时引流管的远端不可高于腋中线，坐位、站立或行走时不可高于腹部手术切口，以防止引流液倒流引起感染；若引流袋内突然出现较多鲜血，应及时告知医护人员。

（8）胃肠减压：见"本章本节胃十二指肠溃疡围术期指导"。

（9）早期活动：术后第 1 天可将病床摇起或垫枕头靠坐在床上，在协助下可进行洗漱等自我护理，将下肢垂在床旁，坐在床缘休息；第 2 天可在协助下进行床边活动，第一次下床应由护士协助进行，在床边站立并活动下肢，尝试缓慢迈步行走；第 3 天可进行病室内活动。下床活动时间以清晨、午睡后和晚饭后为宜，活动时间以不感到劳累为宜。活动量应循序渐进，量力而行，如出现不适，及时告知医护人员。

（10）饮食：肠蠕动恢复后可拔出胃管，逐步恢复饮食。具体方法为：拔除胃管后根据医嘱少量饮水，每次 4~5 汤匙，每 2 小时一次。如无不适反应，次日可给适量清流质饮食，50~80ml/次。第 3 天给全量流质，每次 100~150ml，每天 6~7 餐，饮食原则为食物无刺激性，呈液性，少食多餐，每 2~3 小时进食一次，宜选不宜胀气、不过甜的食物，如鸡蛋汤、米汤、菜汤、藕粉等。若术后恢复正常，术后两周后可进食低脂半流质饮食，如稀饭，面条等，每天 5~6 餐，饮食原则为食物呈半流质状，其蛋白质含量达到正常需要量，纤维含量极少，少量多餐。忌食生、冷、硬、刺激性食物，逐步减少进餐次数并增加每次进餐的量，逐步恢复到普食。进餐后平卧 10~20 分钟，可减轻软弱无力、饥饿感、心慌、出汗、心动过速、头晕、饱胀不适、恶心、呕吐、嗳气、肠鸣、腹泻等症状。全胃切除术者开始全流质饮食时宜少量、清淡，每次饮食后要注意观察有无腹部不适，及时告知医护人员。

（11）自我观察：出现如下情况，及时告知医护人员。

1）短期内胃管引出鲜红色血液或出现心慌、呼吸急促等。

2）腹腔引流管引流出异常液体。

3）出现突发性上腹部剧痛、发热等症状。

4）进食 30 分钟内或餐后 2~4 小时出现大汗、心慌、头晕、全身无力、腹部饱胀不适或绞痛、恶心呕吐和腹泻等表现。

【用药指导】

1. 抗生素　如 β-内酰胺类抗生素、头孢类抗生素。

（1）目的：预防、控制感染。

（2）方法：静脉输液。

（3）不良反应：少数情况下发生过敏反应、毒性反应。

（4）注意事项：输液时如有不适，如胸闷、恶心、皮疹

等，及时告知医护人员。

2. 止血药　如氨甲环酸、注射用血凝酶等。

（1）目的：加速血液凝固或降低毛细血管通透性，止血。

（2）方法：静脉入壶。

（3）不良反应：可能出现面色苍白、心悸、出汗、恶心、腹痛、呼吸困难等不良反应。

（4）注意事项：若出现不适，及时告知医护人员。

3. 镇痛药　如盐酸哌替啶、盐酸布桂嗪。

（1）目的：减轻伤口疼痛。

（2）方法：肌内注射。

（3）不良反应：头昏、头痛、恶心、呕吐、呼吸抑制。

（4）注意事项：不可使用吗啡止痛，以免引起 Oddi 氏括约肌痉挛，加重梗阻症状。

4. 止吐药　如盐酸托烷司琼片、盐酸昂丹司琼注射液。

（1）目的：预防和治疗恶心、呕吐。

（2）方法：口服药物或静脉输液。

（3）不良反应：少数情况下发生过敏反应，如头痛、头晕等。

（4）注意事项：输液时如有恶心、呕吐等，及时告知医护人员。

5. 化疗药

（1）目的：抑制突变的胃肠道间质肿瘤细胞增殖，并诱导其凋亡。

（2）方法：口服等。

（3）不良反应：可能出现出血不止、骨骼肌疼痛、关节肿胀、失眠、感觉异常等不良反应。

（4）注意事项：给药时如有不适，如出现恶心、呕吐、腹泻、腹胀、嗳气、发热、皮疹、水肿、高血压、呼吸困难等，及时告知医护人员。

【出院指导】

1. 饮食 养成良好的饮食习惯，胃切除术后一年内胃容量受限，宜少量多餐，进食营养丰富易消化的饮食，以后慢慢过渡至普通饮食。忌生、硬、辛辣刺激性食物，少吃或不吃盐腌、烟熏、油炸和烘烤食物如咸鱼、火腿、腊肉等盐腌食品，不吃霉变食物，少吃或不吃腌菜，忌暴饮暴食，多吃新鲜蔬菜和水果，多饮牛奶。戒烟戒酒。保持心情舒畅。

2. 药物 严格按照说明书或遵照医嘱服药，注意用药时间、方式、剂量及不良反应。服药期间如有不适，及时就诊。避免服用对胃黏膜有损害性的药物，如阿司匹林、吲哚美辛、皮质类固醇等。注意化疗药物的不良反应，定期检查血常规、肝功能等，注意预防感染。

3. 休息 活动出院后 1 个月仍需休息，但可以自理生活，2 个月后可参加轻度劳动，3 个月后可根据恢复的情况从事轻便工作。3 个月内避免重体力劳动，避免过度劳累，不熬夜，注意劳逸结合。

4. 突发状况 处理若出现腹部不适、胀满、肝区肿胀、锁骨上淋巴结肿大、吞咽困难、反酸、嗳气、恶心、呕吐、黑便、血便、短期内体重下降明显、不易恢复的疲劳感等症状，应积极就诊。

5. 复查 胃癌术后辅助治疗结束后，2 年内每隔 3~4 月应全面复查一次，2~5 年内每半年复查一次。5 年以后每年复查一次。包括体检，检测肿瘤相关标志物（CEA，CA19-9等），X 线胸片、超声、腹盆腔增强 CT（半年至 1 年）、胃镜（每年 1 次）等。

三、胃间质瘤

【概述】

胃间质瘤属于胃肠道间质瘤（gastrointestinal stromal tumor,

GIST）范畴，胃间质瘤源于胃肠道未定向分化的间质细胞，可见于胃的任何部位，但以近侧胃多见。胃间质瘤占全部 GIST 的 50%~60%，在胃的恶性肿瘤中占 1%~3%。发病年龄在 40~80 岁，性别无差异。

【临床表现】

1. 消化系统症状　无特征性，主要包括上腹部疼痛或不适以及恶心与呕吐。

2. 上消化道出血　可出现如呕血与黑便、失血性周围循环衰竭（头昏、心悸、乏力、出汗、口渴、晕厥等）、发热等一系列表现，常为第一就诊症状，出血量较大时需要急诊手术止血。

3. 上腹部包块。

【检查指导】

1. 检查项目　胃镜检查、腹部超声、腹部 CT。

2. 检查目的及注意事项

（1）胃镜检查

1）目的：确定胃病变的部位、性质、程度。

2）注意事项：详见本节"胃十二指肠溃疡检查指导"。

（2）腹部超声

1）目的：用于腹腔及腹膜后病变的诊断。对于明确肿块性病变的部位、大小以及与邻近组织的关系，淋巴结有无转移等具有重要作用。

2）注意事项：见"第一章外科健康教育总论第一节外科常见检查"。

（3）腹部 CT

1）目的：用于腹腔及腹膜后病变的诊断。对于明确肿块性病变的部位、大小、以及与邻近组织的关系，淋巴结有无转移等具有重要作用。

2）注意事项：①勿穿戴任何金属物的内衣（如胸罩），

检查时去除钱包（硬币、磁卡）、手链、手机、手表、钥匙等随身携带的各种金属物品。②做腹部 CT 检查需自带 500ml 矿泉水 2 瓶。③检查时需配合医技人员的指导。④检查后应多饮水，以促进造影剂排泄。

【围术期指导】

1. 术前准备及注意事项

（1）术前常规准备：详见"第一章外科健康教育总论第四节外科手术前后"。

（2）饮食：选择高热量、高蛋白、富含维生素、少渣易消化的饮食。术前 1 天进食流质饮食，术前 12 小时禁食、4 小时禁水。

（3）自我观察：观察有无发热、疼痛加重、消化道出血等，若出现此类症状，及时告知医护人员。

2. 术后注意事项

（1）心电监护：心电监护期间不可自行调节心电监护仪参数设置。如有心慌、呼吸困难等不适、电极片及导线脱落、监护仪报警，及时告知护士。

（2）术后体位：一般先取平卧位，头偏向一侧，防止呕吐导致误吸，血压平稳后可取低半卧位，以减轻疼痛，利于循环和呼吸。

（3）缓解疼痛：如术后 72 小时内持续使用镇痛泵，可于变换体位、咳嗽等引起剧烈疼痛或疼痛加重时按镇痛泵按钮自行给药一次，最短给药间隔按麻醉医师指导。咳嗽或活动时应保护好伤口。如有恶心、呕吐等不适，及时告知医护人员，并将头偏向一侧，避免误吸。采取舒适的体位，减轻伤口张力；腹带结扎松紧度应适宜，过松或过紧时及时告知医护人员。此外，还可采取分散注意力的方法如聊天、听收音机等方式缓解疼痛。

（4）咳嗽、咳痰：咳嗽时用双手按压切口两侧，减少对切口的张力性刺激。如果痰液在气管上部，深吸气后屏气，然后以爆发的力量咳嗽，将痰液排出；痰液较深时，充分深吸气后再用力吐气，并尽量拉长尾音，以使痰液逐渐靠近咽部，而后再用力咳出；如感觉有痰无力咳出或排痰异常及时告知医护人员。

（5）雾化吸入：一般取坐位或半卧位。术后遵照医嘱给予氧气雾化吸入，氧流量一般为 $6\sim8L/min$，不可自行调节氧流量。雾化时保证面罩充分贴紧面部，采用口深呼吸，屏气 $1\sim2$ 秒，再用鼻呼气，使药液充分到达细支气管和肺内。

（6）吸氧：术后遵照医嘱吸氧，吸氧时切勿自行调节氧气流量，室内严禁明火及放置易燃物品。

（7）引流管：尿管、腹腔引流管等应妥善固定，活动时预留足够长度，避免牵拉、脱出，保持引流管通畅，防止受压、扭曲、打折等，注意观察引流管周围皮肤，有无红肿，破损，并及时告知医护人员；引流放置的位置不可过高，平卧时引流管的远端不可高于腋中线，坐位、站立或行走时不可高于腹部手术切口，以防止引流液倒流引起感染；不可随意调节胃肠减压负压吸引装置的压力；注意观察引流液的颜色、性质、量，若引流袋内突然出现较多鲜血，应及时告知医护人员。

（8）胃肠减压：见本节"胃十二指肠溃疡围术期指导"。

（9）早期活动：手术当天绝对卧床，协助翻身，床上抬臀运动，促进肠道蠕动恢复，术后第 1 天采取半卧位，有利于伤口引流、利于呼吸，可以减轻伤口疼痛。术后 $2\sim5$ 天根据恢复情况，应早期下床活动，促进肠道蠕动，预防肠粘连及下肢静脉血栓等，活动量应循序渐进，可先在床边站立活动下肢，继而行走练习，活动应量力而行，如出现不适，及时告知医护人员。

（10）饮食：术后禁食水，禁食期间给予早期应用完全胃肠外营养，不可随意调节输液速度，保证单位时间内输入所需要的液体。术后48小时可经胃管给予肠内营养，可促进肠蠕动和小肠功能尽早恢复，注意有无腹痛、腹胀、排便异常，若出现不适量，及时告知医护人员。胃管拔除后，根据医嘱予温开水试餐，若无恶心、呕吐、腹痛、腹胀等症状，可进食米汤每次50~80ml 每天5~6次，无不适可进流质饮食每次100~200ml，每天5~6次，以鱼汤、鸡汤、菜汤为主，避免牛奶、豆浆、甜食等产气饮食。遵循少量多餐的原则，循序渐进过渡到半流饮食，可食米粥、烂面条等，每天5~6餐，忌食生、冷、油炸、粗纤维及刺激性食物，一般两周后可进食普食。

（11）自我观察：出现如下情况，及时告知医护人员。

1）短期内胃管引出鲜红色血液或出现心慌、呼吸急促等。

2）腹腔引流管引流出异常液体。

3）出现突发性上腹部剧痛、发热等症状。

4）进食30分钟内或餐后2~4小时出现大汗、心慌、头晕、全身无力、腹部饱胀不适或绞痛、恶心、呕吐和腹泻等表现。

【用药指导】

1. 抗生素　如β-内酰胺类抗生素、头孢类抗生素。

（1）目的：预防、控制感染。

（2）方法：静脉输液。

（3）不良反应：少数情况下发生过敏反应、毒性反应。

（4）注意事项：输液时如有不适，如胸闷、恶心、皮疹等，及时告知医护人员。

2. 止血药　如氨甲环酸、注射用血凝酶等。

（1）目的：加速血液凝固或降低毛细血管通透性，止血。

（2）方法：静脉输液。

（3）不良反应：可能出现面色苍白、心悸、出汗、恶心、腹痛、呼吸困难等不良反应。

（4）注意事项：若出现不适，及时告知医护人员。

3. 镇痛药　如盐酸哌替啶、盐酸布桂嗪等。

（1）目的：减轻伤口疼痛。

（2）方法：肌内注射。

（3）不良反应：头昏、头痛、恶心、呕吐、呼吸抑制。

（4）注意事项：不可使用吗啡止痛，以免引起 Oddi 氏括约肌痉挛，加重梗阻症状。

4. 止吐药　如盐酸托烷司琼片、盐酸昂丹司琼注射液。

（1）目的：预防和治疗恶心、呕吐。

（2）方法：口服药物或静脉输液。

（3）不良反应：少数情况下发生过敏反应，如头痛、头晕等。

（4）注意事项：输液时如有恶心、呕吐等，及时告知医护人员。

5. 化疗药

（1）目的：抑制突变的胃肠道间质肿瘤细胞增殖，并诱导其凋亡。

（2）方法：口服等。

（3）不良反应：可能出现出血不止、骨骼肌疼痛、关节肿胀、失眠、感觉异常等不良反应。

（4）注意事项：给药时如有不适，如出现恶心、呕吐、腹泻、腹胀、嗳气、发热、皮疹、水肿、高血压、呼吸困难等，及时告知医护人员。

【出院指导】

1. 饮食　术后 1 个月内要少食多餐，每天 5~6 餐，每餐 50g 左右，应逐渐增加饮食量，进食软、烂、细、无刺激性的食物，忌食生、冷、油炸、刺激性及粗纤维食物。进食要有规律，术后 6 个月可恢复每天 3 餐，每餐 100g 左右，食物的选择应以低渣、温和、易消化为原则，多食新鲜蔬菜和水果，避免辛辣刺激、腌制品等食物。宜戒烟戒酒。

2. 休息　活动注意休息，术后 1 周内忌剧烈活动，2 周内避免重体力活动，可适当体育锻炼，避免劳累和受凉，增加机体耐受力，保持心情舒畅。

3. 突发状况处理　如出现腹痛、腹胀、呕血、黑便等症状应及时来院就诊。

4. 复查

（1）中、高危者：每 3 个月门诊复查，持续 3 年，然后每 6 个月复查，直到满 5 年。

（2）低危者应每 6~12 个月门诊复查持续 5 年。

（李　野　李　晶）

四、肠 梗 阻

【概述】

肠内容物由于各种原因不能正常运行、顺利通过肠道，称为肠梗阻（intestinal obstruction），是常见的外科急腹症之一。

依据肠梗阻发生的基本原因分类：

1. 机械性肠梗阻　是各种机械性原因导致的肠腔缩窄、肠内容物通过障碍。此类型最常见。主要原因包括：肠腔堵塞、肠管外受压、肠壁病变。

2. 动力性肠梗阻　肠壁本身无器质性病变，是神经反射或腹腔内毒素刺激引起肠壁肌肉功能紊乱，使肠内容物无法正常通行。较少见。可分为麻痹性肠梗阻及痉挛性肠梗阻。

3. 血运性肠梗阻　是由于肠管局部血供障碍致肠道功能受损、肠内容物通过障碍。较少见。

依据肠壁血运有无障碍分类：

1. 单纯性肠梗阻　只有肠内容物通过受阻，而无肠管血运障碍。

2. 绞窄性肠梗阻　伴有肠管血运障碍的肠梗阻。

【临床表现】

1. 症状

（1）腹痛：单纯性肠梗阻表现为阵发性腹部绞痛。绞窄性肠梗阻表现为腹痛间歇期缩短，呈持续性剧烈腹痛。麻痹性肠梗阻表现为全腹持续性胀痛。

（2）呕吐：肠梗阻早期，呕吐多为反射性，呕吐物以胃液及食物为主。

（3）腹胀：程度与梗阻部位有关，发生时间比腹痛和呕吐晚。

（4）停止排便/排气：完全性肠梗阻者多停止排便排气，不完全肠梗阻可有多次少量排便、排气。

2. 体征 机械性肠梗阻常可见腹部膨隆、肠形和异常蠕动波。

【检查指导】

1. 检查项目 尿便常规、血常规、生化全项、凝血功能、血型、感染筛查、腹部 X 线。

2. 检查目的及注意事项

（1）尿便常规、血常规、生化全项、凝血功能、血型、感染筛查，详见"第一章外科健康教育总论第一节外科常见检查"。

（2）腹部 X 线：

1）目的：对诊断肠梗阻有很大价值。一般在梗阻 4~6 小时后，立位腹平片可显示肠管扩张，积气或液平面。

2）注意事项：遵从医技人员要求，配合检查。

【围术期指导】

1. 术前准备及注意事项

（1）手术前常规准备：详见"第一章外科健康教育总论第四节外科手术前后"。

（2）备皮：备皮范围上至剑突，下至大腿上 1/3，两侧至腋中线，并清洁肚脐。

（3）术前禁止服用泻药。

2. 术后护理

（1）麻醉术后护理常规：详见"第一章外科健康教育总论第三节麻醉"。

（2）心电监护：心电监护期间不可自行调节心电监护仪参数设置。如有心慌、呼吸困难等不适、电极片及导线脱落、监护仪报警，及时告知护士。

（3）吸氧：术后遵医嘱吸氧，吸氧时切勿自行调节氧气流量，室内严禁明火及放置易燃物品。

（4）缓解疼痛：如术后 72 小时内持续使用镇痛泵，可于变换卧位、咳嗽等引起剧烈疼痛或疼痛加重时按镇痛泵按钮自行给药一次，最短给药间隔遵麻醉医生指导。如有恶心呕吐等不适，及时告知医护人员，并将头偏向一侧，避免误吸。

（5）术后暂禁食，禁食期间给予静脉补液。待肠蠕动恢复、肛门排气后，可由流质过渡到半流、普食。术后饮食要循序渐进，摄取营养丰富的饮食。

【用药指导】

1. 抗生素　　如 β-内酰胺类抗生素。

（1）目的：预防、控制感染。

（2）方法：静脉输液。

（3）不良反应：少数情况下发生过敏反应、毒性反应。

（4）注意事项：输液时如有不适，如胸闷、恶心、皮疹等，及时告知医护人员。

2. 肠外营养液　　如葡萄糖溶液、氨基酸、脂肪乳剂。

（1）目的：营养支持。

（2）方法：静脉输液。

（3）不良反应：发热、高血糖等；少数情况下发生过敏反应。

（4）注意事项：大量输入营养液的患者，应用中心静脉或置入 PICC，一旦液体渗出即使告知护士。不能随意调节输液速度。

3. 解痉类药物　如山莨菪碱注射液。

（1）目的：解除 Oddi 氏括约肌痉挛，缓解胆绞痛。

（2）方法：肌内注射或静脉输液。

（3）不良反应：常见口干、眼干等症状。

（4）注意事项：前列腺增生、青光眼患者禁用。

【饮食指导】

少食刺激性强的辛辣食物等。饮食以清淡、高蛋白、高维生素、易消化食物为宜。不宜暴饮暴食，饭后忌剧烈运动。养成良好的卫生习惯，注意饮食卫生。

【出院指导】

1. 适当活动，不在饭后剧烈运动。

2. 保持大便通畅。便秘者应注意通过调整饮食、腹部按摩等方法保持大便通畅，无效者可适当给予口服缓泻剂，避免用力排便。

3. 若出现腹痛、腹胀、呕吐、停止排便等不适，及时就诊。

（朱文曦　刘　金　李　利）

五、急性阑尾炎

【概述】

急性阑尾炎（acute appendicitis）是常见的外科急腹症之一，可以在各个年龄段发病，多发于 20～30 岁的青年人，且男性发病率高于女性。阑尾炎病因常见于阑尾管腔阻塞：如淋巴滤泡明显增生、粪石阻塞等，也可见于细菌入侵导致感染的因素。

【临床表现】

1. 常见阑尾炎的临床表现

（1）腹痛：典型表现为转移性右下腹痛，疼痛始发部位可见于上腹部或脐周，之后转移至右下腹持续疼痛。不同位置的阑尾炎腹痛表现存在差异：盲肠后位阑尾炎是右侧腰痛；肝下区阑尾炎是右上腹痛；同时不同类型阑尾炎的腹痛性质也表现不一，如化脓性阑尾炎为阵发性胀痛、剧痛；穿孔性阑尾炎腹痛加剧且持续。

（2）胃肠道症状：早期出现恶心、呕吐，伴有腹泻或排便次数增加、也有部分出现腹胀、排气排便减少的表现。

（3）全身表现：早期出现乏力，炎症加重时出现心率快、寒战高热、体温可达 38~39℃。

2. 特殊类型阑尾炎的临床表现

（1）妊娠期急性阑尾炎：增大的子宫会推挤盲肠和阑尾，故而疼痛点会上移；同时增大的子宫会使腹壁被抬高，疼痛及其他症状不明显，容易延误病情，威胁母子安全，需要及早就医。

（2）老年人急性阑尾炎：由于年龄对于疼痛的敏感减退，疼痛等症状不明显；伴有动脉硬化、心血管疾病等疾病的患者，容易导致阑尾坏死或穿孔，加重病情；如出现腹部不适需要尽快就医。

【检查指导】

1. 检查项目　尿便常规、血常规、生化全项、凝血功能、血型、感染筛查、腹部 B 超及 CT。

2. 检查目的及注意事项

（1）尿便常规、血常规、生化全项、凝血功能、血型、感染筛查，详见"第一章外科健康教育总论第一节外科常见检查"。

（2）腹部 X 线平片、B 超或 CT

1）目的：腹部 X 线平片可见盲肠和回肠末端气液平面；B 超可见肿大的阑尾或脓肿，CT 对于阑尾周围脓肿更有帮助。

2）注意事项：详见"第一章外科健康教育总论第一节外科常见检查"。

【围术期指导】

1. 术前准备及注意事项

（1）术前常规准备：详见"第一章外科健康教育总论第四节外科手术前后"。

（2）自我观察：监测体温变化，如有升高及时告知护士；自我观察有无腹痛加剧或伴随其他症状：如腹泻、腹胀加重、呕吐严重等不适症状，及时告知医护人员。

（3）禁止擅自使用止痛药物或泻药，如布洛芬缓释胶囊、洛索洛芬钠片、开塞露等药物。

2. 术后护理

（1）术后活动：术后根据手术及麻醉要求采取去枕平卧6小时，家属不可随意垫枕或更改体位。6小时后护士协助坐位或者下床活动，下床活动注意手掌轻压伤口，保护伤口，避免疼痛。

（2）术后饮食：术后6小时内禁食水，6小时后可进食流食，如米汤、果汁等食物，无腹胀腹痛等不适，即可进食半流食或普食。

（3）缓解疼痛：术后疼痛可耐受，下床活动或剧烈咳嗽时会加剧疼痛，注意手掌轻按压伤口，减轻疼痛。

（4）术后排便：术后6小时内排尿使用床上便器，如出现排尿困难，及时告知医务人员。

（5）自我观察：观察有无切口红肿、渗液或渗血，观察有无突发的腹痛等不适，若有异常，及时告知医生。

【用药指导】

抗生素：如β-内酰胺类抗生素、头孢类抗生素。

（1）目的：预防、控制感染。

（2）方法：静脉输液。

（3）不良反应：少数情况下发生过敏反应、毒性反应。

（4）注意事项：输液时如有不适，如胸闷、恶心、皮疹等，及时告知医护人员。

【出院指导】

1. 饮食 禁止饮酒，忌食生、冷、辛辣食品。少食油炸及不易消化食物。避免暴饮暴食，做到少食多餐。合理饮食，增加饮食中纤维素含量，避免饮食不节制

2. 出院后3个月内不宜参加重体力劳动，避免餐后剧烈运动。

3. 如果出现腹痛、腹胀、高热、伤口红肿热痛等不适，应及时就诊。

4. 出院后3个月内门诊复查。

（刘 金）

六、大 肠 癌

【概述】

大肠癌是结肠癌（carcinoma of colon）和直肠癌（carcinoma of rectum）的总称，常见的消化道恶性肿瘤之一。据我国2001年统计，其发病率在我国位于恶性肿瘤第三位，位于恶性肿瘤致死病因的第五位。不同地区大肠癌的发病率有所差异，城市居民的发病率高于农村；随着年龄的增长，大肠癌发病率逐步上升，男性大肠癌发病率及病死率略高于女性，比例为（1.2∶1）~（1.5∶1）。

大肠癌发生的确切病因尚未阐明，根据流行病学调查结果分析，可能与以下因素有关：①饮食习惯：高脂、高蛋白、低纤维素的饮食，过多摄入油煎炸食品，缺乏维生素、微量元素及矿物质；②遗传因素是常见的病因。如家族性腺瘤性息肉病（familial adenomatous polyposis，FAP）及遗传性非息肉病性结肠癌；③癌前病变：溃疡性结肠炎、克罗恩病及血吸虫性肉芽肿等，已经被列为癌前病变。

【临床表现】

1. 结肠癌

（1）排便习惯与粪便性状的改变：是最先出现的症状，

表现为大便次数增多、粪便不成形或稀便；若出现腹泻与便秘交替的现象或血性、脓性或黏液性粪便，则提示病情进展。

（2）腹痛：也是常见早期症状。疼痛较轻，为持续隐痛或仅为腹部不适或腹胀感；若腹痛加剧甚至出现阵发性绞痛，则提示癌肿并发感染或肠梗阻。

（3）腹部肿块：由于癌肿发生位置不同，表现不同；腹部肿块可有一定活动度；若癌肿穿透肠壁并发感染，可表现为固定压痛的肿块。

（4）肠梗阻：多为晚期症状。一般肠梗阻表现为便秘、腹胀，有时伴腹部胀痛或阵发性绞痛，进食后症状加重。当发生完全性梗阻时，症状加剧，甚至出现呕吐，呕吐物含粪渣。

（5）全身症状：由于长期慢性失血、癌肿破溃、感染以及毒素吸收等，可出现贫血、消瘦、乏力、低热等全身性表现。晚期可出现肝大、黄疸、水肿、腹水等症状。

2. 直肠癌　早期仅有少量便血或排便习惯改变，易被忽视。

（1）直肠刺激症状：癌肿刺激直肠产生频繁便意引起排便习惯改变，便前常有肛门下坠、排便次数增加和排便不尽感。

（2）肿瘤破溃感染症状：为常见症状。多数可发现便血或黏液性大便，多附于粪便表面；严重感染可出现脓血便。

（3）肠腔狭窄症状：癌肿增大累及肠管全周引起肠腔缩窄，致使大便变形、变细，可有腹痛、腹胀、排便困难的症状。

（4）侵犯肠腔周围组织：当癌肿侵犯前列腺、膀胱时可发生尿频、尿急、血尿、排尿困难等；浸润骶前神经则发生骶尾部、会阴部持续性剧痛、坠胀感。女性直肠癌穿透阴道后壁，则可导致直肠阴道瘘，可见粪质及血性分泌物从阴道排出。

【检查指导】

1. 检查项目　尿常规、大便潜血试验、血常规、生化全项、凝血功能、血型、感染筛查、直肠指诊、肿瘤标志物、肠钡剂灌肠、腹部 B 超及 CT、腹部 MRI、腹部 PET-CT、肠镜。

2. 检查目的及注意事项

（1）尿常规、血常规、生化全项、凝血功能、血型、感染筛查，详见"第一章外科健康教育总论第一节外科常见检查"。

（2）大便隐血试验

1）目的：判断下消化道（大肠）有无出血，是筛查大肠癌的主要手段。

2）注意事项：检查前三天禁食肉类、动物内脏、绿色蔬菜（如韭菜、菠菜等）；禁食铁剂、维生素 C 等药物。

（3）直肠指检

1）目的：初步了解癌肿与肛门之间的距离、大小、硬度、形态及其与周围组织的关系。

2）注意事项

①取左侧卧位，根据医生指示，配合更换体位。②如出现肛周剧痛或腹部异常不适，及时告知医生。

（4）肿瘤标志物

1）目的：癌胚抗原（carcino-embryonic antigen，CEA）测定对大肠癌的诊断和术后监测较有意义。主要用于监测大肠癌的复发。

2）注意事项：静脉采血检查后按压 5 分钟；无其他特殊注意。

（5）肠钡剂灌肠检查：是结肠癌的重要检查方法。可观察到结肠壁僵硬、皱襞消失、存在充盈缺损及小龛影。

（6）腹部 B 超与 CT

1）目的：有助于了解直肠癌的浸润深度及淋巴转移情

况。还可提示有无腹腔种植转移、是否侵犯邻近组织器官或肝、肺转移灶。

2）注意事项：腹部 CT 检查需自带 500ml 矿泉水 2 瓶；检查时携带碘造影剂；增强 CT 需检查前禁食 4～6 小时，一位家属陪同签字；平扫 CT 无需特殊准备。

（7）腹部 MRI

1）目的：对直肠癌的 T 分期及术后盆腔、会阴部复发的诊断较 CT 明确。

2）注意事项：直肠检查前一天口服肠道清洁药品，保证肠道清洁。

（8）腹部 PET-CT

1）目的：对病灶进行定性的同时还能准确定位，提高诊断准确性及临床实用效率。

2）注意事项：①检查前禁食 4～6 小时，可饮白开水。②检查前需注意控制血糖，禁饮酒及含糖饮料，禁静脉输注葡萄糖注射液，禁做剧烈或长时间运动。③注射显影剂后安静休息，不走动、咀嚼或交谈。④上机扫描前须取下金属物品。⑤检查后多饮水，加速显影剂代谢。⑥检查后 24 小时内不宜接触孕妇或儿童。

（9）内镜检查

1）目的：明确诊断整个结肠乃至盲肠末端病变的部位、性质、程度。

2）注意事项：①检查前一天进流食或低渣饮食（如大米粥、藕粉、烂面条）；禁食茎叶类蔬菜（如韭菜、芹菜等）；检查 1 周内禁止食用火龙果、猕猴桃等带籽的水果及紫米粥。②肠道准备方法：口服导泻药，如聚乙二醇电解质散，如预约时间为上午：检查前一天晚禁食，下午 4 点开始喝第一袋药（加水 1000ml），1 小时内分次喝下，饮后多走动，1 小时后喝第二袋（加水 1000ml），1 小时内分次喝下，饮后多走动；检查当天早晨 4 点到 5 点再喝第三袋（加水 1000ml），1 小时内分次喝下，排清水样便后方可完成诊查。如预约时间为下午，检查前一天晚进流食，晚 8 点喝第一袋药（加水 1000ml），1 小时内分次喝下，饮后多走动，当天早、中午禁食，早晨 6 点到 9 点，喝第二袋药（加水 2000ml），分次喝完后多走动，排清水样便后方可完成诊查。请勿擅自减少用量，如第三袋药物按规定喝下后还不能排成清水样，请尽早告知护士。如有肠梗阻等合并症无法服用肠道准备药物，需告知申请检查医生。③检查前由护士协助更换肠镜专用检查裤。更衣时注意自身物品安全，手机调成静音；检查时取左侧卧位，根据医生指示配合更换体位；检查中如有胀气或疼痛，要立即告知医生。检查后下床时注意安全，以免坠床，年老体弱者须由家属陪同。④检查后如果腹胀明显，可到洗手间蹲下排气后缓解；3 天内请勿做剧烈活动。如有剧烈的腹痛、腹胀、便血等情况发生，应立即告知医生；如进行活组织检查，会有少量出血，一般会自行停止，如果出现多量便血，应立即就医。⑤取活检术后停服抗凝血药物（如阿司匹林肠溶片、硫酸氢氯吡格雷片、华法林钠片等）一周。

3）息肉切除术后注意事项：①因内镜治疗过程中注入一定量气体，应自然排气来缓解术后腹胀。请勿用手加压或腹肌加压，防止穿孔或出血。②一周内不能进行剧烈运动或劳累运动。术后不要马上长途旅行，或坐颠簸的交通工具。③一周内饮食以稀软饭为主：前 3 天进流质或半流质（如大米稀粥、藕粉、酸奶），3 天后进食蔬菜水果可以少量摄取。忌烟、酒、辛辣、油腻之物。忌食促进肠蠕动的药物。一周后可正常饮食。

【围术期指导】

1. 术前准备及注意事项

（1）麻醉术后护理常规：详见"第一章外科健康教育总

论第三节麻醉"。

（2）呼吸功能锻炼：详见"第一章外科健康教育总论第四节外科手术前后"。

（3）营养支持：术前补充高蛋白、高热量、高维生素、易于消化的营养丰富的少渣饮食，如鱼、瘦肉、乳制品等。自我观察若出现严重呕吐、腹胀腹痛等急性肠梗阻的症状，应及早告知医护人员。

（4）术前常规准备：详见"第一章外科健康教育总论第四节外科手术前后"。

（5）肠道准备：肠道准备在结、直肠手术中占有十分重要的地位，因为肠腔内的细菌种类和数量较多，充分的肠道准备可以避免术中污染腹腔，减少术后并发症，促进伤口的愈合。肠道准备包括：饮食准备、肠道清洁。

1）饮食准备：①传统饮食准备：术前3天少渣半流质饮食，如稀饭、蒸蛋；术前1~2天进无渣流质饮食，如米汤，以减少粪便。但具体使用状况应以有无长期便秘史及肠道梗阻等进行调整。②肠内营养：一般术前3天遵医口服全营养素，每天4~6次，每次50~100ml，至术前12小时。既可以满足机体的营养需求，又可减少肠腔粪渣形成，同时有利于保护肠道黏膜屏障，避免术后肠源性感染并发症。

2）肠道清洁：①口服导泻：口服导泻药物如复方聚乙二醇电解质散，可增加粪便含水量及灌洗液通透浓度，刺激小肠蠕动增加。服用方法：术前一天上午10点开始服用，1000ml温水冲服1袋复方聚乙二醇电解质散溶液，1小时内口服完毕，增加活动度或手法顺时针按摩脐周，增加排泄；待排便后同法饮用第2袋，第3袋，服药期间大量饮水，促进排便。注意事项：服用期间出现心率增快，伴有大汗、恶心呕吐、腹胀腹痛，立即停止服用药物，告知护士。②灌肠法：术前一天晚进行生理盐水或0.1%~0.2%肥皂水大量不保留灌肠数次，至粪便清水样，肉眼无粪渣为止；灌肠时左侧卧位，配合护士更换体位；灌肠中若出现腹胀或剧烈腹痛、心慌等不适，及时告知护士。

（6）肛周皮肤护理：对于因疾病或肠道准备造成大便次数增多，肛周皮肤出现红肿、皮炎、破溃等情况，应保护肛周皮肤如选用质地柔软的手纸，擦拭时动作轻柔；排便后温水清洗肛周或涂抹油性保护膏，减少疼痛，保护肛周皮肤。

2. 术后护理

（1）麻醉术后护理常规：详见"第一章外科健康教育总论第三节麻醉"。

（2）心电监护：心电监护期间不可自行调节心电监护仪参数设置。如有心慌、呼吸困难等不适，电极片及导线脱落，监护仪报警，及时告知护士。

（3）体位：去枕平卧 6 小时，出现恶心、呕吐即可头偏一侧，呕吐为内容物；次晨抬高床头 30°～45°，护士协助取半卧位，以利于咳痰、减轻疼痛及促进腹腔引流。

（4）缓解疼痛：术后带有镇痛泵，持续泵点止痛药物，不可随意调节开关及剂量；如变换卧位、咳嗽等引起剧烈疼痛时，可按镇痛泵按钮一次，按钮使用时间间隔不可小于 1 小时。如有恶心、呕吐等不适，及时告知医护人员，并将头偏向一侧，避免误吸。

（5）咳嗽、咳痰：咳嗽时用双手按压切口两侧，减少对切口的张力性刺激。具体方法：深吸气后屏气，然后以爆发的力量咳嗽，将痰液排出；痰液较深时，充分深吸气后再用力吐气，并尽量拉长尾音，以使痰液逐渐靠近咽部，而后再用力咳出。

（6）雾化吸入：术后雾化吸入有助于咳痰，避免肺部感染；雾化时不可自行调节氧流量；雾化时面罩充分贴紧面部，不可自行摘取；采用经口深吸气，屏气 1～2 秒，再用鼻呼气，使药液充分到达细支气管和肺内；一般取坐位或半卧位。

（7）吸氧：术后遵医嘱吸氧，吸氧时切勿自行调节氧气流量，室内严禁明火及放置易燃物品。

（8）饮食护理：术后早期禁食、胃肠减压，经静脉补充水、电解质及营养物质。术后因个体差异不同，肠蠕动排气存在差异，早期下床活动有助于排气；待肛门或造口排气后，遵医嘱经口进水或无胀气流质饮食，如米汤；方法：每次进水或米汤的量为 50~100ml，2~3 小时后无腹胀、恶心、呕吐等不良反应，在进食水或米汤；遵循少次多餐的原则；次晨无任何上述不适症状，可改半流食，如蛋羹、粥类，补充高热量、高蛋白、低脂、高维生素的食品，如豆制品、蛋、鱼类等。

（9）活动：术后 6 小时后，在床上即可左右翻身、活动四肢，如握拳、抬腿等；手术后第一天晨摇高床头 30°~40°，护士协助缓慢坐起，自行洗漱等自我护理；术后第一天上午、中午、下午，可在他人协助下下床活动。具体方法：第一次下床仅在床边站立并活动下肢，反复活动几次无不适方可慢速行走，以 50m 内为宜；术后第二天可再病室外活动 100 米/次，每天 3 次；术后第 3 天活动可增至 200 米/次，每天至少 5 次。活动时注意保护伤口，妥善固定引流管，避免牵拉。站立、行走应循序渐进，量力而行。如出现不适，及时告知医护人员。

（10）引流管护理

1）尿管护理：尿管留置期间保持尿管通畅，避免牵拉，损伤尿道，尿管拔除前先夹闭尿管，每 2 小时开放一次，练习膀胱功能，尿管拔除后多饮水，预防泌尿系感染。

2）伤口引流管：自我观察引流管口周围敷料是否清洁、干燥，如有大量渗液或渗血，及时告知医护人员。引流放置的位置不可过高，平卧时引流管的远端不可高于腋中线，坐位、站立或行走时不可高于腹部手术切口，以防止引流液倒流引起感染。

3）胃管：不可随意调节胃肠减压负压吸引装置的压力；注意每天清洁口腔，防止口腔感染；自我观察：管路不可打折、弯曲，尤其翻身活动及下床活动时避免牵拉；更不可自行拔出管路；若管路内突然出现较多鲜血，应及时告知医护人员。

（11）结肠造口护理

1）造口观察：①造口的大小、位置、形状：造口大小无固定，根据手术需要会有个体差异；结肠造口常规位于左侧腹部，回肠造口位于右侧腹部；造口高度一般突出皮肤 1~2mm，利于排泄物的收集。②造口黏膜颜色、周围皮肤：正常造口黏膜颜色呈粉红色，表面光滑；正常造口周围皮肤是完整的；自我观察若造口黏膜颜色呈紫色或黑色，提示造口坏死；造口周围皮肤红肿、皮肤损伤、伴有红疹，痒且痛的症状，应立即告知护士。③造口有无排气及排泄物：肠蠕动功能良好，造口袋充满气体，及时倾倒，防止爆袋；术后造口袋内会有液体或不成形排泄物，伴随规律进食后，排便将成形且规律。

2）造口袋更换流程：①造口袋内粪便和分泌物充满 1/3 以上时，应及时倾倒。②每次更换造口袋时，取舒适卧位，屏风遮挡。③揭除旧造口袋：一手固定造口底盘周围的皮肤，另一手由上向下小心缓慢的撕离已用的造口袋，避免损伤皮肤。④检查造口底盘粘胶情况（底盘粘胶是否被侵蚀或溶胶，有无排泄物粘在底盘上）；检查造口黏膜及周围皮肤有无皮肤损伤。⑤清洁：盐水棉球或纱布清洁造口及周围皮肤，遵循由外向内的原则清洗，彻底清除皮肤上残存的排泄物及粘胶；干棉球拭干的顺序依旧是由外向内，不可暴力擦洗防止损伤皮肤。⑥测量：使用造口尺测量造口的大小、形状。圆形造口可以直接测量大小；不规则形或者椭圆形造口可以分别测量造口的长度、宽度。⑦剪裁：根据测量的造口大小数值绘线，若造口底盘有刻度即可以用弯剪直接剪裁出合适的开口，若造口底盘没有刻度则按照绘制的图形进行剪裁；剪裁完毕用示指捋顺开口内侧，避免毛刺或不平处损伤造口黏膜；剪裁的开口与造口之间空隙为1~2mm。⑧保护：使用皮肤保护膜直接喷涂在造口周围皮肤上，预防皮炎的发生。⑨粘贴：撕除造口底盘上的保护纸，按照造口位置由下而上将造口底盘紧密地贴在皮肤上，用手紧压造口底盘内环胶板，确保其平整的贴于皮肤上。⑩扣袋：造口袋的锁环处于打开状态；掌心对撮，用手掌温度轻轻按压造口处，增加造口底盘的牢固性。

3）造口袋种类及选择：①一件式开口造口袋。优点：一件式、操作方便；底板薄、柔软；粘胶对皮肤无损害；便于排放。缺点：无腰带固定、不安全；不能重复应用。适用人群：术后早期造口人及老年人。②二件式造口袋。优点：随时可打开造口袋处理造口问题；可更换造口袋，使用时间较长；造口袋便于清洗；经济实惠，反复应用。缺点：固定不牢固。适用人群：任何时期造口人群。

4）更换造口袋注意事项：①清洁造口时使用盐水棉球或纱布清洁造口；尿路造口输尿管支架管未拔除前必须使用生理盐水清洁造口黏膜。②贴造口袋前应保证造口周围皮肤干燥。③造口底盘与造口黏膜之间保持适当空隙。④造口底盘有浸渍或溶胶，则及时更换造口袋。

5）日常生活：①饮食：有结肠造口患者的饮食因人而异，可不改变术前的饮食习惯，但是避免进食或少食易产气食物和易引起便秘或腹泻以及易产生异味的食物，如豆类、乳制品、碳酸类饮料、加香料食物、洋葱、蒜、黄瓜、芹菜、玉米、干果、油炸食物等。每天进食时间规律，进食时应细嚼慢咽，若大便干结，可适当增加饮水量或汤类。②沐浴：洗澡时宜采用淋浴的方式。可依个人习惯佩戴或除去造口袋淋浴。但淋浴后应用卫生纸或毛巾将造口底盘周围黏附的纸胶吸干。

③服装：基本上任何类型的服饰均可以穿，只要不压迫造口即可。④工作：一般来说，术后休息一段时间，让体力恢复就可以从事以往的工作。但应避免提重物，以免引起疝的发生。⑤运动：一般运动对造口不会有影响，但太剧烈的运动，如拳击或举重等最好避免。⑥旅游：手术后，体力恢复以后就可以短途或长途旅游。但应注意带上足够的造口用品。并放在随身行李内，以备需要时方便更换。⑦性生活：只要和性伴侣多沟通，以及多给点时间使对方接受造口，互相协调，便可以过正常的性生活。⑧复诊：出院后 2 周进行造口复查；若有以下异常随时就诊：造口有出血现象、造口有隆起或内陷现象、造口周围皮肤红肿痛、造口狭窄、腹泻、便秘等。

【用药指导】

1. 抗生素　如 β-内酰胺类抗生素。

（1）目的：预防、控制感染。

（2）方法：静脉输液。

（3）不良反应：少数情况下发生过敏反应、毒性反应。

（4）注意事项：输液时如有不适，如胸闷、恶心、皮疹等，及时告知医护人员。

2. 肠外营养液　如葡萄糖溶液、氨基酸、脂肪乳剂等。

（1）目的：营养支持。

（2）方法：静脉输液。

（3）不良反应：发热、高血糖等；少数情况下发生过敏反应。

（4）注意事项：大量输入营养液的患者，应用中心静脉或置入 PICC，一旦液体渗出即使告知护士。不能随意调节输液速度。

3. 化痰药　如盐酸氨溴索注射液等。

（1）目的：液化黏痰，使之易于咳出。

（2）方法：输液输注。

（3）不良反应：有恶心、呕吐等胃肠道反应；过量服用可致高氯性酸中毒，低血钾及低血钠；偶见恶心，胃肠不适。

（4）注意事项：如有不适及时告知护士。

4. 止血药　如尖吻蝮蛇血凝酶注射液。

（1）目的：止血。

（2）方法：静脉输液。

（3）不良反应：发生率低，偶见皮肤瘙痒等过敏反应。

（4）注意事项：如有皮肤瘙痒等不适症状，及时告知医护人员。

5. 抑酸药　如注射用兰索拉唑。

（1）目的：抑制胃酸，保护胃黏膜。

（2）方法：静脉输液。

（3）不良反应：便秘、头痛、头晕、眩晕、疲劳、胃肠功能紊乱等。

（4）注意事项

1）用药后可能引起血压进一步升高，高血压者注意有无头晕，面色潮红，心慌等不适，及时告知医务人员。

2）因药物不良反应有头晕，用药后防止跌倒。

6. 止吐药　如盐酸托烷司琼片、盐酸昂丹司琼注射液等。

（1）目的：预防和治疗恶心、呕吐。

（2）方法：口服药物或静脉输液。

（3）不良反应：少数情况下发生过敏反应，如头痛、头晕等。

（4）注意事项：输液时如有恶心、呕吐等，及时告知医护人员。

【出院指导】

1. 养成良好的饮食习惯，少量多餐，进食营养丰富易消化的饮食；避免高脂肪及辛辣、刺激性食物，少吃或不吃盐腌、烟熏、油炸和烘烤食物如咸鱼、火腿、腊肉等盐腌食品，不吃霉变食物，少吃或不吃腌菜，多吃新鲜蔬菜、水果，多饮水。

2. 参加适量体育锻炼，生活规律，保持心情舒畅。避免自我封闭，尽可能地融入正常生活、工作和社交活动中。

3. 严格按照说明书或遵照医嘱服药，注意用药时间、方式、剂量及不良反应。不可自行加减药量。注意化疗药物的不良反应，定期检查血常规、肝功能等，注意预防感染。

4. 出院后 1 个月仍需休息，但可以自理生活，2 个月后可参加轻度劳动，3 个月后可根据恢复的情况从事轻便工作。3 个月内避免重体力劳动，避免过度劳累，不熬夜，注意劳逸结合。

5. 造口复查事宜详见本节结肠造口护理。

6. 若出现腹部不适、腹痛腹胀、黑便或黏液便、停止排气排便等症状，应积极就诊。

7. 大肠癌术后辅助治疗结束后，2 年内每隔 3~4 个月应全面复查一次；2~5 年内每半年复查一次；5 年以后每年复查一次。

（刘　金　徐　征）

七、炎症性肠病

【概述】

炎症性肠病（Inflammatory bowel disease，IBD）是一组慢性、反复发作性肠道非特异炎症性疾病，包括溃疡性结肠炎（ulcerative colitis，UC）和克罗恩病（Crohns disease，CD）。溃疡性结肠炎是一种病因不明的直肠和结肠慢性非特异性炎症性疾病。克罗恩病是一种病因未明的胃肠道慢性炎性肉芽性疾病。

目前 IBD 发病率在我国乃至亚洲地区呈增高趋势，主要治疗方法是抗炎和调节免疫反应。其病因和发病机制尚不清楚，与以下因素有关：①环境因素如饮食、吸烟等尚不明确的因素；②遗传因素是主要病因，一级亲属发病率显著高于普通人群；③感染因素指病原微生物、食物等抗原可能是本病的非特异性促发因素；④免疫因素是由于肠黏膜正常防御功能被削弱，使肠道共生菌、食物等抗原进入肠黏膜，激发一系列免疫反应与炎症变化。

【临床表现】

1. 溃疡性结肠炎

（1）消化系统表现

1）腹泻：最主要的症状。粪便中的黏液脓血，为炎症渗出和黏膜糜烂及溃疡形成所致。大便次数及血便的程度反应病情轻重，轻者每天排便 2~4 次，便血轻或无；重者每天 10 次以上，大量脓血，甚至呈血水样粪便。

2）腹痛：轻型或缓解期可无腹痛或仅有腹部不适。活动期一般有轻度至中度的腹痛，为左下腹或下腹的阵痛，亦可涉及全腹。有"疼痛-便意-便后缓解"的规律，大多伴有里急后重。

3）其他表现：腹胀、食欲缺乏、恶心、呕吐等。

（2）全身表现：常有低至中度发热，持续活动可出现衰弱、消瘦、贫血等。

（3）肠外表现：口腔复发性溃疡、外周关节炎等。

2. 克罗恩病

（1）消化系统表现

1）腹痛：最常见，多位于右下腹或脐周，间歇性发作，常为痉挛性阵痛伴肠鸣音增强。常于进餐后加重，排便或肛门排气后缓解。

2）腹泻：主要由病变肠段的炎症渗出、蠕动增加及继发性吸收不良引起。早期腹泻是间歇发作，后期可转为持续性，粪便多为糊状，一般无脓血或黏液。病变累及下端结肠或肛门者，可有黏液血便及里急后重。

3）腹部肿块：由于肠粘连、肠壁增厚、肠系膜淋巴结肿大、内瘘或局部脓肿所致。多位于右下腹与脐周。

（2）瘘管形成：因透壁性炎症病变穿透肠壁全层至肠外组织或器官而成。

（3）肛门直肠周围病变：包括肛门直肠周围瘘管、脓肿形成及肛裂等病变。

（4）全身表现

1）发热：与肠道炎症活动及继发感染有关，间歇性低热或中度热多见。

2）营养障碍：因腹泻、食欲减退及慢性消耗等因素所致，表型为消瘦、贫血、低蛋白血症和维生素缺乏等。

3）肠外表现：杵状指、关节炎、坏疽性脓皮病、口腔黏膜溃疡、虹膜睫状体炎等。

【检查指导】

肠镜检查：详见"第三章普通外科疾病健康教育第五节胃肠疾病"。

【围术期指导】

1. 术前注意事项　手术前常规准备：详见"第一章外科健康教育总论第四节外科手术前后"。

2. 术后注意事项

（1）麻醉术后护理常规：详见"第一章外科健康教育总论第三节麻醉"。

（2）手术后常规护理：详见"第一章外科健康教育总论第四节外科手术前后"。

（3）心电监护：心电监护期间不可自行调节心电监护仪参数设置。如有心慌、呼吸困难等不适，电极片及导线脱落，监护仪报警，及时告知护士。

（4）吸氧：术后遵医嘱吸氧，吸氧时切勿自行调解氧气流量，室内严禁明火及放置易燃物品。

（5）缓解疼痛：如术后72小时内持续使用镇痛泵，可于变换卧位、咳嗽等引起剧烈疼痛或疼痛加重时按镇痛泵按钮自行给药一次，最短给药时间间隔遵麻醉医生指导。如有恶心、呕吐等不适，及时告知医护人员，并将头偏向一侧，避免误吸。

（6）造口护理：详见本节"结肠造口护理"。

（7）并发症观察：因克罗恩病手术切除了大量小肠之后出现了短肠综合征，最初症状是腹泻，严重时每天腹泻量可达5~10L，及时告知医护人员。

（8）饮食：少量多餐，少量流质饮食，每天进餐4~5次，逐渐恢复正常饮食。忌食粗糙、坚硬、产气、油腻等不易消化及刺激性的食物。供给高热量、高蛋白、高维生素饮食，如鸡蛋、水果等；烹饪时采用植物油。

【用药指导】

1. 磺胺类抗生素　如氨基水杨酸制剂，如柳氮磺吡啶。

（1）目的：减少肠道有害细菌和抑制炎性介质的合成。

（2）方法：活动期4g/d，分4次口服，用药3~4周病情缓解后可减量，然后改为维持量2g/d，分次口服，维持1~2年。

（3）不良反应：严重过敏反应、肝肾毒性。恶心、腹痛；体温升高、头痛、心悸、周围神经病变；红细胞减少、白细胞减少、血小板减少；红斑、瘙痒；荨麻疹。

（4）注意事项：服用柳氮磺吡啶应大量饮水，这是因为其磺胺成分由肾脏排泄。定期复查血常规及肝功能，出现头痛、发热、手脚发麻、皮疹等及时就诊。

2. 糖皮质激素　如氢化可的松琥珀酸钠、泼尼松、泼尼松龙等。

（1）目的：抗炎、抗过敏、抑制免疫等。

（2）方法：一般给予泼尼松口服40mg/d；重症时先予氢化可的松200~300mg/d或地塞米松10mg/d，静滴7~14天后，改为泼尼松60mg/d，口服，病情好转后逐渐减量至停药。

（3）不良反应：恶心、呕吐，诱发或加重消化道溃疡、胰腺炎；向心性肥胖、皮肤变薄、多毛、伤口不愈合；肌萎缩、骨质疏松；低血钾、高血压；继发性真菌或病毒感染。

（4）注意事项：高血压、糖尿病患者，精神病患者，癫痫患者慎用。

3. 免疫抑制剂 如硫唑嘌呤、环孢素等。

（1）目的：辅助细胞活性，抑制免疫介质。该药要用4个月以上才开始显效。

（2）方法：静脉注射或口服给药。

（3）不良反应：常见过敏反应、局部及全身感染。

（4）注意事项：用药期间注意复查血象。

【出院指导】

炎症性肠病是一类病因不明的，以慢性炎症为特征的肠道炎性疾病。本病经治疗可好转，也可自行缓解，但多数患者反复发作，迁延不愈，出院后，应该注意以下要点：

1. 合理休息与活动，注意劳逸结合。

2. 合理饮食，摄入足够的营养，维持良好的营养状况。避免较硬、生冷及粗糙的食物。

3. 保持心情舒畅，勿急躁焦虑，较少不良情绪的影响，保持情绪稳定。

4. 坚持治疗，勿随意更换药物或停药。

5. 定期随访，如有不适，及时就诊。

6. 造口的自我护理方法。

（朱文曦　刘　金　徐　征）

第六节　门静脉高压症

【概述】

门静脉高压症（portal hypertension）指当门静脉系统血流

受阻、发生淤滞，引起门静脉及其分支压力增高，继而导致脾大伴脾功能亢进、食管胃底静脉曲张破裂大出血、腹水等一系列临床表现的疾病。门静脉高压发展为肝性脑病的比例不到10%，常因胃肠道出血、感染、过量摄入蛋白质、镇静药、利尿剂而诱发。门静脉高压的病因根据门静脉血流受阻所在的部位不同分为肝前型（脐炎、阑尾炎等感染、外伤、肿瘤压迫）、肝内型（最常见，占95%以上）。血吸虫病性肝硬化、肝炎后肝硬化、酒精性肝硬化等）和肝后型（肝静脉及下腔静脉的阻塞、缩窄性心包炎等）。

【临床表现】

门静脉高压症的症状因病因不同而有差异，但主要是脾大和脾功能亢进、呕血或黑便、腹水。

1. 脾大、脾功能亢进　表现为黏膜及皮下出血，少数容易发生感染，感染后较难控制。

2. 呕血、黑便　多数由于食管胃底曲张静脉破裂出血所致，是门静脉高压症常见的危及生命的并发症。发生急性出血时，呕吐鲜红色血液，排出柏油样黑便，可因失血引起严重休克或肝功能衰竭而死亡。

3. 腹水　表现为腹胀、气急、食欲减退，也可能出现腹水感染、脐疝。大出血可引起腹水或加剧腹水的形成。

4. 其他　多数出现疲乏、畏食、虚弱无力，也可出现恶心欲吐、腹泻、营养不良、嗜睡等肝性脑病症状以及面色灰暗、黄疸、下肢水肿、胸腹壁静脉曲张、颈胸有蜘蛛痣、肝掌和男性乳腺增生症等体征。

【检查指导】

1. 检查项目　包括血常规、肝功能检查、胃镜、肝脏B超、肝脏CT、肝脏MRI等。

2. 检查目的及注意事项

（1）血常规检查：见"第一章外科健康教育总论第一节

外科常见检查"。

（2）肝功能检查

1）目的：通过各种生化试验方法检测与肝脏功能代谢有关的各项指标、以反映肝脏功能基本状况。

2）注意事项：肝功能检查要求采取空腹抽血，因此检查前不能进食，不能喝水，必须保持空腹，空腹时间一般为 8～12 小时。检查前一晚不可饮酒，不能吃辛辣食物，不能吃油腻食物，以清淡为主。检查前一晚不可熬夜，不能服药，否则可能导致转氨酶升高，肝功能检查异常。

（3）胃镜

1）目的：胃镜检查可以准确判断食管-胃底静脉曲张的程度，判断近期是否有出血的可能并及时处理，一旦发生上消化道大出血，可进行胃镜下止血，可减少出血次数并避免近期再次出血。

2）注意事项：详见"本章第五节胃肠疾病胃十二指肠溃疡"。

（4）腹部 B 超

1）目的：可观察肝外形，轮廓是否规整、光滑，与邻近器官的关系，血管走形及分布，有无受压、弯曲、变形等情况，有无包块，其出现的部位、大小、轮廓、清晰度、边缘规整性、包块血流情况，起到辅助检查、帮助诊断的作用。

2）注意事项：检查前需禁食 8 小时以上，以保证胆囊胆管内充盈胆汁，并减少胃肠道的内容物和气体的干扰。通常在前一天晚饭后开始禁食，第二天上午空腹检查。下午检查者中午禁食。

（5）腹部 CT

1）目的：用于肝脏及腹膜后病变的诊断。对于明确肿块性病变的部位、大小以及与邻近组织的关系，淋巴结有无转移等具有重要作用。

2）注意事项：①勿穿戴任何金属物的内衣（如胸罩），

检查时去除钱包（硬币、磁卡）、手链、手机、手表、钥匙等随身携带的各种金属物品；②检查时需配合医护人员的指导。③检查后应多饮水，以促进造影剂排泄。

（6）腹部 MRI

1）目的：用于确定病变的位置及其与邻近器官的关系，对肝脏疾病的诊断与鉴别诊断具有临床实用价值。

2）注意事项：①如装有心脏起搏器以及动脉瘤术后者严禁做此类检查。②体内带有金属异物（如固定义齿、避孕环、动脉支架、固定钉、弹片等）请于检查前提前告知医务人员，以免发生意外。③进入扫描间时应取下手机、钱包（磁卡、硬币）、手表、钥匙、打火机、金属物品、发卡等。④勿穿戴金属的衣服，检查时需穿上自备纯棉睡衣。⑤如发热，体温需降至 37.5℃ 以下，防止检查过程中出现灼伤。⑥轮椅、病床等金属物品不得推入检查室。⑦如有严重心肺功能疾病请提前告知医生。⑧既往做过 CT、B 超等检查，需携带报告单去检查室。⑨如有不适，及时告知医护人员。

【围术期指导】

1. 术前准备及注意事项

（1）术前常规准备：详见"第一章外科健康教育总论第四节外科手术前后"。

（2）预防上消化道出血

1）休息与活动：合理休息与适当活动，避免过于劳累，一旦出现头晕、心慌和出汗等不适，立即卧床休息。

2）饮食：禁烟、酒，少喝咖啡和浓茶；避免进食粗糙、干硬、带骨、渣或鱼刺、油炸及辛辣食物；饮食不宜过热，以免损伤食管黏膜而诱发上消化道出血。

3）避免引起腹压升高的因素：如剧烈咳嗽、打喷嚏、便秘、用力排便等，以免引起腹内压升高诱发曲张静脉破裂出血。

4）自我观察：若出现呕吐鲜红色血液或排出柏油样黑便，及时告知医护人员。

（3）减少腹水形成或积聚

1）注意休息：尽量取平卧位，以增加肝、肾的血流灌注；不能平卧者取半卧位；若有下肢水肿，可抬高患肢减轻水肿。

2）饮食：以高蛋白、低盐、高维生素及适量脂肪的饮食为原则，食物要新鲜可口，软烂易消化，无刺激性。忌食粗糙过硬食物，少食多餐，禁烟禁酒。限制钠的摄入，以每天钠摄入量限制在 500~800mg 内（氯化钠 1.2~2.0g），少食含钠高的食物，如咸肉、酱菜、酱油、罐头和含钠味精等。每天限制入量约为 1000~1500ml，准确记录 24 小时出入量，及时告知医护人员。

3）测量腹围和体重：每天测腹围一次，取平卧位，以肚脐为准，水平绕腹一周，测得数值；每周测体重一次。标记腹围测量部位，每次在同一时间、同一体位和同一部位测量。

4）使用利尿剂注意事项：如氨苯蝶啶，记录每天出入液量，若有四肢麻木感、乏力、心悸、食欲缺乏，腹胀、恶心和便秘、头痛、嗜睡、肌肉痛性痉挛、抽搐甚至昏迷等症状，及时告知医护人员。

（4）改善营养状况，保护肝脏

1）加强营养：肝功能尚好者，宜高蛋白、高热量、高维生素、低脂饮食；肝功能严重受损者，可多吃富含支链氨基酸的食物，如活鱼、鲜虾、鸭、去皮鸡肉、牛奶、黄豆、玉米、小米、糯米、菜花、小红枣等；或通过静脉输液补充，不可自行调节输液速度，输注过快时，可引起恶心、呕吐等不良反应。同时需限制富含芳香族氨基酸食物的摄入，如带皮鸡肉、猪肉、牛肉、羊肉、兔肉等。

2）纠正贫血、改善凝血功能：贫血严重或凝血功能障碍者可输入新鲜血和肌内注射维生素 K，改善凝血功能，输血过程中注意保护穿刺部位，不可随意调节滴注速度，输血过程中或输血结束后若出现皮疹、胸闷、气短、呼吸困难、寒战、发热、恶心、呕吐等不适，及时告知医护人员。

（5）急性出血期的注意事项

1）活动：应绝对卧床休息，在床上大小便，若因体位改变而出现排尿排便困难，可协助热敷腹部或听流水声引导排尿，排便困难时可使用开塞露等帮助排便。可在床上适当翻身活动，注意动作轻柔，避免皮肤发生压疮。

2）恢复血容量：输血、输液时注意保护穿刺部位，不可随意调节滴注速度，若出现液体不滴、穿刺部位红肿、疼痛、呼吸困难、发热、胸闷、气短等不适，及时告知医护人员。

3）止血：①局部灌洗：因低温可使胃黏膜血管收缩，减少血流量，从而达到止血目的。可用冰盐水或冰盐水加血管收缩剂（如肾上腺素），做胃内灌洗，灌洗过程中若出现上腹部疼痛、恶心、呕吐或口鼻有液体溢出，及时告知医护人员。②药物止血：应用止血药，如注射用尖吻蝮蛇血凝酶、氨甲环酸氯化钠注射液等，用药过程中若出现腹泻、恶心、呕吐、视力模糊、头痛、头晕等不适，及时告知医护人员。③置入三腔二囊管止血：出现以下情况需及时告知医护人员：a. 胃肠减压引流液引流出鲜红色血液；b. 拔管期间，继续观察 24 小时，仍有出血；c. 压迫 48 小时后，胃管内仍有新鲜血液抽出，说明压迫止血无效。

4）预防肝性脑病：为减少肠道细菌量，避免胃肠道中的残余血被分解产生氨，诱发肝性脑病，可服用新霉素或链霉素等肠道不吸收的抗生素，使用轻泻药刺激排泄或生理盐水灌肠。肠梗阻、重症肌无力、帕金森病、肾功能损害、结肠溃疡性病变者不宜使用新霉素或链霉素，服药期间若出现口或肛周疼痛、恶心、呕吐、发热、皮疹等不适，及时告知医护人员。

2. 术后注意事项

（1）心电监护：心电监护期间不可自行调节心电监护仪参数设置。如有心慌、呼吸困难等不适，电极片及导线脱落，监护仪报警，及时告知护士。

（2）术后体位与活动：分流术后 48 小时内，取平卧位或 15°低坡卧位，2~3 天后改半卧位；避免过多活动，翻身时动作要轻柔；手术后不宜过早下床活动，一般需要卧床一周。以防血管吻合口破裂出血。

（3）缓解疼痛：如术后 72 小时内持续使用镇痛泵，可于变换体位、咳嗽等引起剧烈疼痛或疼痛加重时按镇痛泵按钮自行给药一次，最短给药间隔遵麻醉医师指导。咳嗽或活动时应保护好伤口。如有恶心、呕吐等不适，及时告知医护人员，并将头偏向一侧，避免误吸。采取舒适的体位，减轻伤口张力；腹带结扎松紧度应适宜，过松或过紧时及时告知医护人员。此外，还可采取分散注意力的方法如聊天、听收音机等方式缓解疼痛。

（4）咳嗽、咳痰：咳嗽时用双手按压切口两侧，减少对切口的张力性刺激。如果痰液在气管上部，深吸气后屏气，然后以爆发的力量咳嗽，将痰液排出；痰液较深时，充分深吸气后再用力吐气，并尽量拉长尾音，以使痰液逐渐靠近咽部，而后再用力咳出；如感觉有痰无力咳出或排痰异常及时告知医护人员。

（5）雾化吸入：一般取坐位或半卧位。术后遵照医嘱给予氧气雾化吸入，氧流量一般为 6~8L/min，不可自行调节氧流量。雾化时保证面罩充分贴紧面部，采用口深呼吸，屏气 1~2 秒，再用鼻呼气，使药液充分到达细支气管和肺内。

（6）氧气吸入：术后遵照医嘱氧气吸入，吸氧时切勿自行调节氧气流量，室内严禁明火及放置易燃物品。

（7）引流管：膈下置引流管者，保持引流管通畅，防止受压、扭曲、打折、脱出等，注意观察引流液的颜色、性质、量，若引流袋内突然出现较多鲜血，应及时告知医护人员。

（8）饮食：术后早期禁食，可予全胃肠外营养，肠蠕动恢复后从流质开始逐步过渡到正常饮食，保证热量供给。分流术后应限制蛋白质和肉类摄入，忌食粗糙和过热食物；禁烟、酒。

（9）自我观察

1）出血：若伤口敷料潮湿，呕吐鲜红色血液或排出柏油样黑便，留置引流管者在 1~2 小时内引出 200ml 以上血性液体，应及时告知医护人员。

2）肝性脑病：限制蛋白质的摄入，在 20g/d 之内，若出现神志淡漠、嗜睡与躁动交替、谵妄、轻微的性格异常、定向力减退、黄疸加深、发热、畏食、肝臭等表现，家属或陪护人员应立即告知医护人员。

3）感染：①监测体温，若出现发热，告知医护人员；②保持引流管处敷料和伤口敷料的清洁，若有污染，及时告知医护人员更换；③有黄疸者，若皮肤瘙痒可每天温水洗浴或擦浴；修剪指甲，防止抓伤皮肤，引发感染；内衣及睡眠用品以纯棉薄衣为宜，保持床铺整洁，减轻对皮肤的刺激；④卧床期间，应至少 2 小时翻身一次，防止压疮发生；⑤注意会阴部和口腔的清洁；⑥宜深呼吸、咳嗽、咳痰，防止肺感染。

4）静脉栓塞：若出现腹痛、腹胀和便血等症状，及时告知医护人员。

【用药指导】

1. 抗生素　如 β-内酰胺类抗生素、头孢类抗生素。

（1）目的：预防、控制感染。

（2）方法：静脉输液。

（3）不良反应：少数情况下发生过敏反应、毒性反应。

（4）注意事项：输液时如有不适，如胸闷、恶心、皮疹等，及时告知医护人员。

2. 止血药　如氨甲环酸、注射用血凝酶等。

（1）目的：加速血液凝固或降低毛细血管通透性，止血。

（2）方法：静脉入壶。

（3）不良反应：可能出现面色苍白、心悸、出汗、恶心、腹痛、呼吸困难等不良反应。

（4）注意事项：输液时若出现不适，及时告知医护人员。

3. 镇痛药　如盐酸哌替啶、盐酸布桂嗪。

（1）目的：减轻伤口疼痛。

（2）方法：肌内注射。

（3）不良反应：头昏、头痛、恶心、呕吐、呼吸抑制。

（4）注意事项：不可使用吗啡止痛，以免引起 Oddi 氏括约肌痉挛，加重梗阻症状。

4. 止吐药　如盐酸托烷司琼片、盐酸昂丹司琼注射液等。

（1）目的：预防和治疗恶心、呕吐。

（2）方法：口服药物或静脉输液。

（3）不良反应：少数情况下发生过敏反应，如头痛、头晕等。

（4）注意事项：输液时如有恶心、呕吐等，及时告知医护人员。

5. 抑酸药　如西咪替丁、泮托拉唑。

（1）目的：抑制胃酸分泌，减少胃酸含量，保护胃黏膜。

（2）方法：静脉输液或静脉注射。

（3）不良反应：可能出现腹泻、口腔溃疡、皮疹、心律失常、头痛、乏力、脱发、少尿等不良反应。

（4）注意事项：输液时，若出现不适，如头晕、头痛、腹痛、腹泻、少尿、恶心、呕吐等，及时告知医护人员。

6. 保肝药　如还原型谷胱甘肽、磷脂酰胆碱。

（1）目的：促进糖类、脂肪、蛋白质的代谢，解毒、抗损伤、保护肝脏。

（2）方法：按医嘱静脉输液、肌注等。

（3）不良反应：可能出现面色苍白、血压下降、脉搏异常等不良反应。

（4）注意事项：给药时如有不适，如出现皮疹、面色苍白、血压下降、脉搏异常、食欲下降、恶心呕吐、胃痛等症状，及时告知医护人员。

【出院指导】

1. 饮食　禁烟、酒，少喝咖啡、浓茶，避免粗糙、干硬、过热、辛辣等刺激性食物，以免损伤食管和胃黏膜，诱发出血。进食高热量、高维生素、易消化无渣软食，动物蛋白以牛乳、鸡蛋为主，少量多餐。肝功能损害较轻者，可酌情摄入优质蛋白饮食（50~70g/d）；肝功能严重受损或分流术后者应限制蛋白质摄入；有腹水者限制水、钠摄入，每天进液量约1000~1500ml，钠摄入量在500~800mg。

2. 药物　严格按照说明书或遵照医嘱服用保肝药物，注意用药时间、方式、剂量及不良反应，服药期间若出现不适，及时就诊。定期复查肝功能。

3. 休息活动　生活作息要规律，适量活动，如散步、太极拳，避免劳累和较重的体力活动，注意劳逸结合。注意自我保护，用软牙刷刷牙，避免牙龈出血；防止外伤；避免引起腹内压增高的因素如咳嗽、用力排便等，以免诱发曲张静脉破裂出血。

4. 突发状况处理　如果出现水肿、体重减轻、出血倾向、黄疸、疲倦、难以忍受的疼痛、高热、呕血、黑便、少尿等症状，应及时就诊。

5. 复查　出院后3个月、半年、1年后各复查1次。

（李　野　李　晶）

第七节　原发性肝癌

【概述】

原发性肝癌简称肝癌（liver cancer），可分为肝细胞癌、肝内胆管细胞癌和两者同时出现的混合型肝癌，以肝细胞癌最常见。肝癌的发病率和病死率较高，可发生于任何年龄，我国以40~50岁多见，男性多于女性，一般男女比例约为（2~3）：1。肝癌的病因尚未明确，可能与肝硬化、病毒性肝炎、黄曲霉毒素、饮水污染、亚硝胺、吸烟、酗酒、肥胖、遗传等因素有关。

【临床表现】

肝癌早期一般无任何症状，中晚期肝癌可表现为：

1. 肝区疼痛　最常见和最主要的症状，多为右上腹或中上腹持续性隐痛、胀痛或刺痛，夜间或疲劳后加重，可放射至肩部或腰背部。

2. 消化道症状　如食欲减退、腹胀、恶心、呕吐、腹泻等，症状缺乏特异性容易被忽略，早期不明显。

3. 全身症状

（1）消瘦、乏力：早期不明显，随病情发展而逐渐加重，晚期体重进行性下降，可伴有贫血、出血、腹水和水肿等表现。

（2）发热：多为不明原因的持续性低热或不规则发热，温度达 37.5~38℃，个别达到 39℃。

4. 癌旁表现（paracarcinoma manifestations）　主要表现为低血糖、红细胞增多症、高钙血症和高胆固醇血症；也可能出现高血压、甲状腺功能亢进、肥大性骨关节病等。其中多数表现为特征性的生化改变，先于肝癌局部症状出现。

5. 其他表现

（1）肝大：中晚期肝癌最常见的体征，肿大的肝脏可随呼吸上下移动，有压痛，有时可出现胸腔积液。

（2）黄疸：多见于弥漫性肝癌和胆管细胞癌。系由于癌肿破坏肝内较大胆管引起。

（3）腹水：呈草黄色或血性。产生原因包括门静脉受压、腹膜受浸润、门静脉或肝静脉有癌栓形成以及合并肝硬化等。癌肿劈裂可引起腹腔积血。

（4）合并肝硬化者，还可出现肝掌、蜘蛛痣、男性乳房增大、脾大、腹壁静脉扩张以及食管胃底静脉曲张等。

【检查指导】

1. 检查项目 血清甲胎蛋白 AFP、谷丙转氨酶、谷草转氨酶、肝脏 B 超、肝脏 CT、肝脏 MRI、肝动脉造影、肝穿刺活组织、腹腔镜等。

2. 检查目的及注意事项

（1）血清甲胎蛋白 AFP、谷丙转氨酶、谷草转氨酶

1）目的：甲胎蛋白 AFP 是早期诊断原发性肝癌最敏感、最特异的指标，如果血清 AFP 值升高，则表示有患肝癌的可能；谷丙转氨酶、谷草转氨酶的活性变化有助于反映肝的病理状态，是肝功能检查常用方法之一。

2）注意事项：需静脉采血，空腹抽血检查。前一天晚上宜清淡饮食，晚饭后不再进食水直到第二天抽血检查完毕方可进食，检查前一晚应避免熬夜。

（2）腹部 B 超、腹部 CT、腹部 MRI 详见"本章第六节门静脉高压症"。

（3）肝动脉造影

1）目的：是诊断肝癌最敏感的方法。通常可以发现直径在 1cm 的肝癌，甚至可以发现直径为 0.5cm 的肝癌。肝动脉造影不作为肝癌的常规检查，只有当 B 超、CT、MRI 等非侵入性检查不能检出，而临床上又高度怀疑肝癌时方采用肝动脉造影检查。

2）注意事项：术前 4 小时禁食水，排空大小便；术后卧床 24 小时，多饮水，利于造影剂排除体外，注意观察是否出现癫痫、呼吸困难、尿量减少等症状，及时告知医护人员。

（4）肝穿刺活组织

1）目的：利于肝病的鉴别诊断，了解肝脏病变的程度和活动性，提供各型病毒性肝炎的病原学诊断，可发现早期、静止或尚在代偿期的肝硬化。

2）注意事项：肝穿刺后应卧床休息 6 小时，血压平稳后可改半坐位，减轻腹胀对呼吸、循环的影响。早活动以预防肠粘连及深静脉血栓形成。

（5）腹腔镜

1）目的：腹腔镜检查可清楚地观察到肝脏组织结构及肝脏肿瘤的外观性状，这对诊断及治疗肝脏疾病具有重大意义。

2）注意事项：检查当天早晨清洁灌肠，清洁脐部，检查时配合医生改变体位。有心脏病、高血压者不宜做该检查。若有发热、出血、疼痛、呼吸困难、休克等症状，及时告知医护人员。

【围术期指导】

1. 手术治疗（部分肝切除术）

（1）术前准备及注意事项

1）术前常规准备：详见"第一章外科健康教育总论第四节外科手术前后"。

2）营养支持：选择高热量、高蛋白、富含维生素、易消化的饮食，少量多餐。合并肝硬化有肝功能损害者，适当限制蛋白质摄入；必要时可给予肠内外营养支持等，有腹泻、腹胀等不适，及时告知医护人员。术前 1 天进食流质饮食，术前 12 小时禁食、4 小时禁水。

3）维持体液平衡：腹水者要严格控制水和钠盐的摄入，饮水量每天限制在 1000～1500ml 左右，低盐或无盐饮食，氯化钠的摄入量控制在 0.6~1.2g。忌食生冷、辛辣食物，少食多餐。

4）自我观察：若出现发热、疼痛加重、出血、腹痛等症状，及时告知医护人员。

5）保护肝脏：充分睡眠和休息，禁饮酒。避免使用红霉素、巴比妥类等损害肝脏的药物。

6）预防出血：避免剧烈咳嗽、用力排便等引发出血的诱因；若出现腹痛等不适，及时告知医护人员。

（2）术后注意事项

1）心电监护：心电监护期间不可自行调节心电监护仪参数设置。如有心慌、呼吸困难等不适、电极片及导线脱落、监护仪报警，及时告知医护人员。

2）术后体位：为防止术后肝断面出血，一般 24~48 小时内卧床休息，血压平稳后可取半卧位，尽量避免剧烈咳嗽和打喷嚏。

3）缓解疼痛：如术后 72 小时内持续使用镇痛泵，可于变换体位、咳嗽等引起剧烈疼痛或疼痛加重时按镇痛泵按钮自行给药一次，最短给药间隔遵麻醉医师指导。咳嗽或活动时应保护好伤口。如有恶心、呕吐等不适，及时告知医护人员，并将头偏向一侧，避免误吸。采取舒适的体位，减轻伤口张力；腹带结扎松紧度应适宜，过松或过紧时及时告知医护人员。此外，还可采取分散注意力的方法如聊天、听收音机等方式缓解疼痛。

4）咳嗽、咳痰：咳嗽时用双手按压切口两侧，减少对切口的张力性刺激。如果痰液在气管上部，深吸气后屏气，然后以爆发的力量咳嗽，将痰液排出；痰液较深时，充分深吸气后再用力吐气，并尽量拉长尾音，以使痰液逐渐靠近咽部，而后再用力咳出；如感觉有痰无力咳出或排痰异常及时告知医护人员。

5）雾化吸入：一般取坐位或半卧位。术后遵照医嘱给予氧气雾化吸入，氧流量一般为 6~8L/min，不可自行调节氧流量。雾化时保证面罩充分贴紧面部，采用口深呼吸，屏气 1~2秒，再用鼻呼气，使药液充分到达细支气管和肺内。

6）吸氧：术后遵照医嘱吸氧，吸氧时切勿自行调节氧气流量，室内严禁明火及放置易燃物品。

7）引流管：胃管、尿管、腹腔引流管等应妥善固定，活动时预留足够长度，避免牵拉、脱出，保持引流管通畅，防止受压、扭曲、打折等，注意观察引流管周围皮肤，有无红肿、破损，并及时告知医护人员；引流放置的位置不可过高，平卧时引流管的远端不可高于腋中线，坐位、站立或行走时不可高于腹部手术切口，以防止引流液倒流引起感染；不可随意调节胃肠减压负压吸引装置的压力；注意观察引流液的颜色、性质、量，若引流袋内突然出现较多鲜血，应及时告知医护人员。

2. 介入治疗

（1）治疗前注意事项

1）术前需要禁食 6~8 小时。

2）黄疸：①宜剪短手指甲及脚趾甲，不可抓挠皮肤；②不可用肥皂或热水擦洗皮肤或热水泡脚，以免再次刺激皮肤造成破溃，继发感染；③可用酮康唑软膏、炉甘石洗剂等外用药涂抹皮肤患处，以减轻痒的症状；④宜穿柔软棉质衣裤，可用沐浴球轻擦皮肤，或用温水清洁皮肤后涂抹橄榄油润滑皮肤；⑤必要时可遵医嘱口服抗过敏类药物。

3）腹水：①宜保持皮肤的清洁，至少每 2 小时协助翻身一次，保持病床与背部角度呈 45°~60°。②背部可垫软枕，以利于骶尾部皮肤透气及保持干燥；双下肢保持屈曲稍错开的功能位，两膝间垫薄枕，以免骨隆突处皮肤互相受压。③腹水时腹部膨隆，尽量不要长时间将双手或双肘部按压腹部，以免导致皮肤局部受压时间过长，造成腹部血液循环不顺畅。

4）自我观察：若出现发热、突发腹痛、头晕、虚脱、剧烈腹痛等症状，及时告知医护人员。

（2）治疗后注意事项

1）体位：绝对卧床 12 小时，术后平卧位；穿刺处砂袋加压 6 小时，不可随意移动砂袋，穿刺侧肢体制动 6 小时，若穿刺侧肢端出现皮肤苍白、湿冷、穿刺处敷料出现渗血，及时告知医护人员；拔管后局部压迫 15 分钟，如无渗出可适当翻身。

2）饮食：术后如无恶心、呕吐、腹痛等症状可饮温开水，无不良反应后可进食清淡流食，如粥、面片汤等（首次进食应避免牛奶、豆浆、香蕉、油炸食品等），无不适可正常饮食，以清淡易消化为主，可少量多餐。术后鼓励多饮水，以减轻造影剂对肾功能的损害。

3）导管护理：体位改变时妥善固定，防止滑脱，保持清洁，防止感染。

4）自我观察：肝动脉栓塞化疗后若出现发热、肝区疼痛、恶心、呕吐、心悸、皮肤、巩膜出现黄染等表现，及时告知医护人员。此外，应多饮水以减轻化疗药物对肾的毒副作用。

3. 肝移植

（1）术前准备及注意事项

1）术前常规准备：详见"第一章外科健康教育总论 第四节外科手术前后"。

2）饮食：进食优质蛋白、高热量、高维生素、易消化的低脂饮食，以免加重肝脏负担。术前一天口服泻药，进食流质饮食，术前 12 小时禁食，4 小时禁水。

3）自我观察：若出现发热、疼痛加重、出血、腹痛等症状，及时告知医护人员。

4）预防出血：避免剧烈咳嗽、用力排便等引发出血的诱因；若出现腹痛立即告知医护人员。

（2）术后注意事项

1）预防感染：保持口腔清洁，餐后用漱口液漱口。监测体温，若出现发热、心悸等及时告知医护人员；家属探视时需戴口罩，并限制入室人员数量。

2）观察排斥反应：如有体温高、脉搏快、情绪波动、倦怠、乏力、畏食、胆汁引流减少或变淡，巩膜黄染等表现，及时告知医护人员。

3）活动：术后1周内以半卧位为主，禁止大幅度翻身，改变卧位时需协助完成。如病情允许，可下床活动。

【用药指导】

1. 免疫抑制剂　如他克莫司、环孢素。

（1）目的：抑制T淋巴细胞的活化和增殖，以及抑制B细胞的增殖和抗体的产生。

（2）方法：口服、静脉输液等。

（3）不良反应：可能出现高血压、心绞痛、心悸、出血、心力衰竭的不良反应。

（4）注意事项：在给药期间若出现皮疹、贫血、出血不止、高血压、心律失常、腹胀、寒战、发热、水肿、焦虑、抑郁、关节痛、排尿困难、血尿等，及时告知医护人员。

2. 抗生素　如β-内酰胺类抗生素。

（1）目的：预防、控制感染。

（2）方法：静脉输液。

（3）不良反应：少数情况下发生过敏反应、毒性反应。

（4）注意事项：输液时如有不适，如胸闷、恶心、皮疹等，及时告知医护人员。

3. 止血药　如氨甲环酸、注射用血凝酶等。

（1）目的：加速血液凝固或降低毛细血管通透性，止血。

（2）方法：静脉入壶。

（3）不良反应：可能出现面色苍白、心悸、出汗、恶心、腹痛、呼吸困难等不良反应。

（4）注意事项：若出现不适，及时告知医护人员。

4. 镇痛药　如盐酸哌替啶、盐酸布桂嗪等。

（1）目的：减轻伤口疼痛。

（2）方法：肌内注射。

（3）不良反应：头昏、头痛、恶心、呕吐、呼吸抑制。

（4）注意事项：不可使用吗啡止痛，以免引起 Oddi 氏括约肌痉挛，加重梗阻症状。

5. 化疗药　如奥沙利铂、5-氟尿嘧啶等。

（1）目的：阻止肿瘤细胞 DNA、RNA 的合成，抑制肿瘤生长。

（2）方法：遵照医嘱口服、静脉输液、肌注等。

（3）不良反应：可能出现恶心、呕吐、腹泻、白细胞减少、贫血等不良反应。

（4）注意事项：给药时如有不适，如恶心、呕吐、腹痛、腹泻、消化道出血、食欲差、低热、咳嗽、呼吸困难等，及时告知医护人员。

6. 止吐药　如盐酸托烷司琼片、盐酸昂丹司琼注射液等。

（1）目的：预防和治疗恶心、呕吐。

（2）方法：口服药物或静脉输液。

（3）不良反应：少数情况下发生过敏反应，如头痛、头晕等。

（4）注意事项：输液时如有恶心、呕吐等，及时告知医护人员。

7. 抑酸药　如西咪替丁、泮托拉唑。

（1）目的：抑制胃酸分泌，减少胃酸含量，保护胃黏膜。

（2）方法：静脉输液或静脉注射。

（3）不良反应：可能出现腹泻、口腔溃疡、皮疹、心律失常、头痛、乏力、脱发、少尿等不良反应。

（4）注意事项：输液时，若出现不适，如头晕、头痛、腹痛、腹泻、少尿、恶心、呕吐等，及时告知医护人员。

8. 保肝药　如还原性谷胱甘肽、磷脂酰胆碱。

（1）目的：促进糖类、脂肪、蛋白质的代谢，解毒、抗损伤、保护肝脏。

（2）方法：按医嘱静脉输液、肌内注射等。

（3）不良反应：可能出现面色苍白，血压下降，脉搏异常等不良反应。

（4）注意事项：给药时如有不适，如出现皮疹、面色苍白、血压下降、脉搏异常、食欲下降、恶心呕吐、胃痛等症状，及时告知医护人员。

【出院指导】

1. 饮食　禁烟、酒，不吃霉变食物，进食高热量、优质蛋白、高维生素、纤维素，如瘦肉、蛋类、豆类、奶类、新鲜蔬菜和水果等，食物以清淡易消化为宜，若有腹水、水肿，应限制水和食盐的摄入量，每天水的摄入量控制在 1000～1500ml，食盐控制在 0.6～1.2g。

2. 休息活动　生活作息要规律，适量活动，如散步、太极拳，避免劳累和较重的体力活动，注意劳逸结合，如体力许可，可参加部分工作。对于肝移植者，注意自我保护，经常洗手，避免在人群聚集的地方活动，避免与传染病者接触，避免接触高危宠物，其中包括啮齿类动物，爬行动物，小鸡、鸭子等鸟类，避免蚊虫叮咬，避免阳光直射，使用至少 15 倍防晒霜和穿着防晒服。

3. 突发状况处理　如果出现水肿、体重减轻、出血倾向、黄疸和疲倦等症状，及时就诊。

4. 复查　3 年内每 3～4 个月复查 1 次；3～5 年期间，每 4～6 个月复查 1 次；5 年后无特殊可改为 6～12 个月复查一次。对于肝移植者，应定期检测 FK506 血药浓度，出院后每周 1 次，2个月后如病情稳定可每月 1 次，半年后每 3 个月 1 次，定期检查肝、肾功能，血常规，乙型、丙型肝炎病毒抗原抗体。

（李　野　李　晶）

第八节　胆道疾病

一、胆道疾病特殊检查

1. 经皮肝穿刺胆道造影引流术（PTCD）　是指在影像设备（X 线透视或 B 超）引导下，经皮肝穿刺胆管并置入引流管造影，使胆汁流向体内（十二指肠）或体外的技术。

（1）目的

1）了解梗阻部位、程度、原因。

2）梗阻性黄疸患者术前减轻黄疸和姑息治疗。

（2）注意事项

1）术前：①术前 4~6 小时禁食水；②术前晚保持充足睡眠，如入睡困难可遵医嘱口服镇静药；③注意大便的颜色及是否成形；④术晨排空大小便。

2）术中：①配合医生摆合适体位。②穿刺时应配合医生屏住呼吸，以免穿刺时误伤其他脏器或组织。

3）术后：①术后平卧 24 小时，严禁下床活动；②尽量避免剧烈咳嗽和剧烈活动，以免导管脱出；③翻身前导管应留有足够的长度，以保证翻身时不会使导管受到牵拉；④下床活动时，引流袋应固定在低于穿刺点的位置；⑤穿刺处如有渗血、渗液应及时告知医护人员；⑥术后如出现腹痛、高热、寒战、心慌等不适应，及时告知医护人员；⑦术后需禁食 12 小时，12小时后可以进食清淡软食或者流食（如粥、蛋羹、酸奶、面片汤等）为宜，忌粗糙、刺激性食物（粗粮、辛辣食物等）；⑧无腹泻者可进高蛋白质、高热量、低脂肪、丰富维生素和易消化饮食；⑨出院后应遵医嘱按时复查，若出现引流管不通畅、引流颜色突然改变、发热、腹痛等症状时应立即就医。

2. 内镜逆行胰胆管造影术（ERCP）

（1）目的：内镜下逆行胰胆管造影是在十二指肠乳头注入造影剂做 X 线胰胆管造影检查，为胰腺、胆管等疾病重要的诊治手段之一。

（2）注意事项

1）术前：①检查前禁食 8 小时；②去除金属配饰，取下活动性义齿和眼镜，解开衣领、裤带。

2）术中：①左侧卧位，术中配合医生要求变换体位；②检查时咬好牙垫，如有口水应自然流出，不要吞咽，以防呛咳；③操作中如感恶心，可轻轻呼气，即可缓解；不能用舌头用力顶镜子，以免擦伤口咽、喉部引起出血。

3）术后：①检查结束后 30 分钟内不要喝水、进食；此后如喉部感觉无明显麻木感可谨慎试喝，以免呛咳。咽部如果有疼痛或异物感，可口含碘喉片、草珊瑚含片等，症状可减轻或消失。②ERCP 术后禁食 1~2 天，卧床休息，术后遵照医嘱可逐步进流质、低脂少渣半流食至正常饮食。③术后如出现发热、腹痛、腹胀、便血等异常情况，需及时告知医护人员。

3. 内镜下鼻胆管引流术（ENBD）　根据病情需要鼻腔留置一根较细的鼻胆引流管，称为内镜下鼻胆管引流术。

（1）目的：内镜胆道外引流的治疗方法。

（2）注意事项

1）固定鼻胆管：睡眠时要留出足够余地固定于床旁，防止翻身时脱出。外出时除鼻尖固定、挂于耳后交叉固定、下颌固定外，还需在腰间给予固定。

2）鼻胆管如有打折、漏气、移位或脱出、外露鼻胆管的长度变长等情况立即告知医务人员。

3）ENBD 置管后咽喉部会有不适感，一般 1~2 天可适应，不影响进食。

4）保持咽部清洁卫生，可用生理盐水或漱口液漱口，每天 3~4 次。

5）观察引流液里有血性液、絮状物等异常情况应立即告知医务人员。

4. 内镜下十二指肠乳头括约肌切开术（EST）

（1）目的：通过十二指肠镜到达十二指肠开口，进行的各种内镜下治疗。

（2）注意事项

术前术中注意事项同 ERCP。

术后注意事项：

1）术后卧床 1~2 天，3 天后可室内活动，1 周内禁止剧烈活动。

2）禁食 2~3 天，遵照医嘱开始饮食，先流质、软食、逐渐恢复正常饮食。

3）如有发热、便血等症状立即告知医护人员。

（毛莺洁　贺　琰）

二、急性胆囊炎及胆囊结石

【概述】

急性胆囊炎是胆囊发生的急性化学性和（或）细菌性炎症。胆囊炎和胆囊结石常同时存在，为常见病和多发病，40 岁以后随年龄增长呈增高趋势，女性多见。约有 95% 的患者合并有胆囊结石，称为结石性胆囊炎；5% 患者未合并胆囊结石，称为非结石性胆囊炎。急性胆囊炎的致病因素主要包括

1. 胆囊管梗阻　常由胆囊结石阻塞胆囊管引起。

2. 致病菌入侵　大多为胆道逆行侵入，致病菌主要为革兰阴性杆菌，如大肠杆菌，产气杆菌等。

3. 创伤、化学性刺激　如较大的手术、创伤、胰液反流入胆囊等。

【临床表现】

可因结石的大小、部位、性质、有无梗阻、感染等而不同。仅在体检、手术时发现的结石，称为静止性胆囊结石。单纯性胆囊结石、无梗阻和感染时，常无临床症状或仅有轻微的消化系统症状。当胆结石嵌顿时，可出现下列症状和体征。

1. 腹痛　是胆囊结石典型症状，常发生于进饱餐和油腻饮食后、睡眠中忽然改变体位时，胆囊收缩，结石嵌顿于胆囊颈部，胆汁排空受阻，胆囊内压力增高，胆囊强力收缩而出现右上腹部突发剧烈绞痛。疼痛为阵发性，可向右肩胛部或背部放射，伴有恶心、呕吐和发热。

2. 恶心呕吐　为胆囊或胆总管平滑肌强烈收缩引起的，也可能是炎症波及胰腺管开口后造成。

3. 发热　炎症严重时可引起寒战、高热。

4. 黄疸　出现黄疸的原因可能为：胆囊结石排入胆管造成胆管梗阻；肿大的胆囊压迫邻近的胆管；炎症波及胆管造成水肿阻塞。

5. 体征　右上腹部有压痛，甚至有腹膜刺激征，随病变加重而范围扩大程度加重。墨菲氏征阳性：以左手掌平放于患者右肋下部，以拇指指腹置于右肋下胆囊点，缓慢深吸气，肝下移可引起胆囊区触痛，患者因疼痛忽然屏住呼吸。有时可在右上腹部触及肿大而有触痛的胆囊。

【检查指导】

1. 检查项目　尿便常规、血常规、生化全项、凝血功能、血型、感染筛查、X线胸片，腹部B超、腹部MRI、腹部CT。

2. 检查目的及注意事项

（1）血常规检查：见"第一章外科健康教育总论第一节外科常见检查"。

（2）肝功能检查

1）目的：通过各种生化试验方法检测与肝脏功能代谢有关的各项指标、以反映肝脏功能基本状况。

2）注意事项：肝功能检查要求采取空腹抽血，因此检查前不能进食，不能喝水，必须保持空腹，空腹时间一般为 8～12 小时。检查前一晚不可饮酒，不能吃辛辣食物，不能吃油腻食物，以清淡为主。检查前一晚不可熬夜，不能服药，以免影响检查结果。

（3）胃镜

1）目的：胃镜检查可以准确判断食管-胃底静脉曲张的程度，判断近期是否有出血的可能并及时处理，一旦发生上消化道大出血，可进行胃镜下止血，可减少出血次数并避免近期再次出血。

2）注意事项：详见"本章第五节胃肠疾病"胃十二指肠溃疡内容。

（4）腹部 B 超

1）目的：可观察肝外形，轮廓是否规整、光滑，与邻近器官的关系，血管走形及分布，有无受压、弯曲、变形等情况，有无包块，其出现的部位、大小、轮廓、清晰度、边缘规整性、包块血流情况，起到辅助检查，帮助诊断的作用。

2）注意事项：检查前需禁食 8 小时以上，以保证胆囊胆管内充盈胆汁，并减少胃肠道的内容物和气体的干扰。通常在前一天晚饭后开始禁食，第二天上午空腹检查。下午检查者中午禁食。

（5）腹部 CT

1）目的：用于肝脏及腹膜后病变的诊断。对于明确肿块性病变的部位、大小，以及与邻近组织的关系、淋巴结有无转移等具有重要作用。

2）注意事项：①请勿穿戴任何金属物的内衣（如胸罩），检查时去除钱包（硬币、磁卡）、手链、手机、手表、钥匙等随身携带的各种金属物品；②检查时需配合医护人员的指导；③检查后应多饮水，以促进造影剂排泄。

【围术期指导】

1. 术前准备及注意事项

（1）呼吸功能锻炼

1）呼吸道准备目的是改善通气功能，预防术后肺部并发症。主要措施是戒烟及腹式呼吸、咳嗽、咳痰训练。

2）有吸烟习惯者，术前应至少戒烟 2 周，防止呼吸道分泌物过多，影响呼吸道通畅。

3）术后正确的呼吸方式是横膈和腹式呼吸。用鼻吸气，用嘴呼气。具体方法是：平卧位、半卧位或坐位，屈膝，放松腹部肌肉，将双手放于双侧肋缘下，用鼻吸气时腹部膨隆，坚持几秒钟，然后缩唇吐气同时收缩腹肌，将气体排出。每做 5~6 次呼吸后可放松休息，防止过度换气。

4）有效咳痰：坐位或半坐卧位，双手挤压在切口部位的上方，保护伤口，做数次深呼吸，然后深吸一口气，从肺部深处向外咳嗽 3 次，然后重复几次。

（2）饮食：可选择高蛋白、高热量、高维生素低脂清淡易消化的饮食；若血糖高，应在医护人员指导下合理膳食。

（3）缓解疼痛

1）可取半卧床休息，减轻腹肌张力，缓解疼痛，或采取舒适卧位。

2）疼痛时不可自行服药，需遵医嘱应用镇痛药物。

（4）自我观察：观察腹痛的程度、范围、腹部肌肉情况等，皮肤有无黄染，如出现发热寒战等症状，及时告知医护人员。

（5）术前常规准备：详见"第一章外科健康教育总论第四节外科手术前后"。

2. 术后注意事项

（1）心电监护：心电监护期间不可自行调节心电监护仪

参数设置，如有心慌、呼吸困难等不适，及时告知医护人员。

（2）术后体位：返回病房后去枕平卧 6 小时，6 小时后采取半坐卧位，床头摇起 30°～45°；如无不适，应早期在床上活动上下肢，以防形成深静脉血栓。

（3）缓解疼痛：如术后 72 小时内持续使用镇痛泵，可于变换卧位、咳嗽等引起剧烈疼痛或疼痛加重时按镇痛泵按钮自行给药一次，最短给药间隔遵麻醉医生指导。如有恶心、呕吐等不适，及时告知医护人员，并将头偏向一侧，避免误吸。

（4）咳嗽、咳痰：详见"第一章外科健康教育总论第四节外科手术前后"。

（5）吸氧：术后遵医嘱持续鼻导管吸氧，吸氧时勿随意调节氧流量。室内严禁明火及放置易燃品。

（6）伤口引流管：妥善固定伤口引流管，位置低于切口水平面，平卧时低于腋中线，活动时引流管预留足够长度，避免牵拉。拔管后 24 小时内需密切观察伤口敷料渗血情况及有无腹痛、发热。

（7）早期下床活动的方法

1）手术后 6 小时取半坐卧位，手术当天可床上更换体位、活动上下肢。

2）手术后第一天晨，可缓慢坐起，在他人协助下进行洗漱、进食等自我护理。

3）术后第一天上午、中午、下午，可在他人协助下下床活动。第一次下床仅在床边站立并活动下肢，反复活动几次无不适方可慢速行走，以 50m 内为宜；术后第二天可再病室外活动 100 米/次，每天 3 次；术后第三天活动可增至 200 米/次，每天至少 5 次。

4）站立、行走应循序渐进，量力而行。如出现不适，及时告知医护人员。

5）活动前后妥善固定引流管。

（8）饮食：术后如有胃管需禁食水，一般 6 小时后无恶心呕吐可少量分次进低脂半流食，未排气前避免摄入牛奶、豆浆等易产气食物；排气后可摄入低脂普食，2~3 个月后过渡到正常饮食。

（9）微创手术（即腹腔镜胆囊切除术）术后注意事项

1）一般注意事项：详见"第一章外科健康教育总论第四节外科手术前后"。

2）肩背部酸痛：腹腔镜手术时需要将 CO_2 注入腹腔形成气腹，以达到和维持术中视野清晰和保证腹腔镜操作所需的空间，但腹腔中 CO_2 亦可聚集在膈下产生碳酸，并刺激膈肌及胆囊床创面引起术后不同程度的腰背部、肩部的不适及疼痛等。在改变体位或者平卧时酸痛加重，可更换舒适体位，按摩酸痛部位，一般 1~3 天后症状会消失。

3）高碳酸血症和酸中毒：术后应持续低流量吸氧，监测血氧饱和度，维持血氧饱和度在 96% 以上，如血氧饱和度偏低，皮肤温度过低，及时告知医护人员；因术中采用 CO_2 气腹导致 $PaCO_2$ 过高可能引起昏迷，必要时行高压氧疗法，以防严重后果产生。

【用药指导】

1. 抗生素 如 β-内酰胺类抗生素。

（1）目的：预防、控制感染。

（2）方法：静脉输液。

（3）不良反应：少数情况下发生过敏反应、毒性反应。

（4）注意事项：输液时如有不适，如胸闷、恶心、皮疹等，及时告知医护人员。

2. 解痉类药物 如山莨菪碱注射液。

（1）目的：解除 Oddi 氏括约肌痉挛，缓解胆绞痛。

（2）方法：肌内注射或静脉输液。

（3）不良反应：常见口干、眼干等症状。

（4）注意事项：前列腺增生、青光眼患者禁用。

3. 止血药　如尖吻蝮蛇血凝酶注射液。

（1）目的：止血。

（2）方法：静脉输液。

（3）不良反应：发生率低，偶见皮肤瘙痒等过敏反应。

（4）注意事项：如有皮肤瘙痒等不适症状，及时告知医护人员。

4. 镇痛药　如盐酸哌替啶、盐酸布桂嗪等。

（1）目的：减轻伤口疼痛。

（2）方法：肌内注射。

（3）不良反应：头昏、头痛、恶心、呕吐、呼吸抑制。

（4）注意事项：不可使用吗啡止痛，以免引起 Oddi 氏括约肌痉挛，加重梗阻症状。

【出院指导】

1. 饮食合理，定时进餐，低脂肪饮食，忌油腻。

2. 为预防复发，可根据结石成分选择饮食，如对胆固醇结石者应避免食用胆固醇含量高的食物，如蛋黄、鱼卵、家禽类皮及动物内脏。

3. 改变烹调方式，不吃油炸食品。

4. 避免食用花生、核桃类及减少食油用量。

5. 注意劳逸结合生活规律，保持心情舒畅。适当运动，勿过度劳累，肥胖者注意控制体重。

6. 按时服药、定时门诊随访指导患者按时服药，定期随访，出院后 6 个月、12 个月各复查一次，以后每年复查一次。

7. 出现腹痛、发热、黄疸等症状，及早来院诊治。

三、胆管结石及胆管炎

【概述】

胆管结石及胆管炎常同时存在。急性胆管炎是细菌感染引起的胆道系统急性炎症，大多在胆道梗阻的基础上发生。胆道结石是最常见的梗阻因素。在梗阻基础上发生的继发感染，致病菌常为大肠杆菌、变形杆菌、产气杆菌。厌氧菌混合感染使病情加重。如胆道梗阻未能解除，感染未被控制，病情进一步发展，则可导致急性梗阻性化脓性胆管炎。

按结石的成分不同分为三类

1. 胆固醇结石　其中80%发生于胆囊。

2. 胆色素结石　其中75%发生于胆管。

3. 混合性结石　其中60%发生于胆囊，其余在胆管。

按结石部位可分为

1. 胆囊结石　多数是胆固醇结石或是以胆固醇为主的混合性结石。

2. 胆管结石　多数是胆色素结石或是以胆色素为主的混合性结石。

3. 肝内胆管结石　是原发性肝管结石，结石性质与肝外胆管的相同，左肝管多于右肝管。

【临床表现】

1. 当结石阻塞胆管并继发感染时可致典型的胆管炎症状，即腹痛、寒战、高热和黄疸，称为 Charcot 三联征。

（1）腹痛：位于剑突下或右上腹部，呈阵发性、刀割样绞痛，或持续性疼痛伴阵发性加剧。疼痛向右后肩背部放射，伴有恶心、呕吐。

（2）寒战、高热：于剧烈腹痛后，出现寒战、高热。体温可高达39~40℃，呈弛张热。系梗阻胆管继发感染后，脓性胆汁和细菌毒素逆流随肝静脉扩散所致。

（3）黄疸：结石堵塞胆管后，胆红素逆流入血故而出现黄疸。由于黄疸的轻重程度与梗阻的程度、是否继发感染及阻塞的结石是否松动有关，故黄疸多呈间歇性和波动性变化。

2. 中毒性休克　病情继续发展，可致中毒性休克。

【检查指导】

1. 检查项目 尿便常规、血常规、生化全项、凝血功能、血型、感染筛查、X 线胸片、B 超。

2. 检查目的和注意事项

（1）腹部 B 超

1）目的：检查胆囊及肝外胆管结石首选方法。根据胆管有无扩张、扩张部位和程度可对黄疸原因进行定位和定性诊断。

2）注意事项：检查前 1 天晚餐清淡饮食，检查当天禁食水。

（2）实验室检查：详见"第一章外科健康教育总论第一节外科常见检查"。

【围术期指导】

1. 术前准备及注意事项

（1）呼吸功能锻炼

1）呼吸道准备目的是改善通气功能，预防术后肺部并发症。主要措施是戒烟及腹式呼吸、咳嗽、咳痰训练。

2）有吸烟习惯者，术前应至少戒烟 2 周，防止呼吸道分泌物过多，影响呼吸道通畅。

3）术后正确的呼吸方式是横膈和腹式呼吸。用鼻吸气，用嘴呼气。具体方法是：平卧位、半卧位或坐位，屈膝，放松腹部肌肉，将双手放于双侧肋缘下，用鼻吸气时腹部膨隆，坚持几秒钟，然后缩唇吐气同时收缩腹肌，将气体排出。每做 5~6 次呼吸后可放松休息，防止过度换气。

4）有效咳痰：坐位或半坐卧位，双手挤压在切口部位的上方，保护伤口，作数次深呼吸，然后深吸一口气，从肺部深处向外咳嗽 3 次，然后重复几次。

（2）饮食

1）入院后即准备手术者，禁食、休息，并积极补充液体和电解质，以维持水、电解质、酸碱平衡。非手术治疗者根据病情再决定饮食种类。

2）饮食："三高一低"即选择高蛋白、高热量、高维生素、低脂清淡易消化的饮食；若血糖高，应在医护人员指导下合理膳食。

不能经口饮食或进食不足者，可经胃肠外营养途径补充足够的热量、氨基酸、维生素、电解质，以达到手术需要的营养状态。

（3）缓解疼痛

1）可取半卧床休息，减轻腹肌张力，缓解疼痛，或采取舒适卧位。

2）疼痛时不可自行服药，需遵医嘱应用镇痛药物。

（4）自我观察：观察腹痛的程度、范围、腹部肌肉情况等，皮肤有无黄染，如出现发热、寒战等症状，及时告知医护人员。

（5）皮肤护理

1）术前常规准备：详见"第一章外科健康教育总论第四节外科手术前后"。

2）皮肤保护：黄疸时往往因胆盐刺激使皮肤奇痒，可将指甲剪短，防止因黄疸所致皮肤瘙痒时抓破皮肤；以温水擦洗皮肤，保持清洁，必要时戴手套，保持床单位清洁、柔软。

（6）高热处理：根据体温情况，采取物理或药物降温；遵医嘱应用足量有效的抗菌药，以有效控制感染，恢复正常体温。

2. 术后注意事项

（1）心电监护：心电监护期间不可自行调节心电监护仪参数设置，如有心慌、呼吸困难等不适，及时告知医护人员。

（2）术后体位：返回病房后去枕平卧6小时，6小时后采取半坐卧位，床头摇起30°~45°；如无不适，应早期在床上活动上下肢，以防形成深静脉血栓。

（3）缓解疼痛：如术后72小时内持续使用镇痛泵，可于变换卧位、咳嗽等引起剧烈疼痛或疼痛加重时按镇痛泵按钮自行给药一次，最短给药间隔遵麻醉医师指导。如有恶心、呕吐等不适，及时告知医护人员，并将头偏向一侧，避免误吸。

（4）咳嗽、咳痰："第一章外科健康教育总论第四节外科手术前后"。

（5）吸氧：术后遵医嘱持续鼻导管吸氧，吸氧时勿随意调节氧流量。室内严禁明火及放置易燃品。

（6）伤口引流管：妥善固定伤口引流管，位置低于切口水平面，平卧时低于腋中线，活动时引流管预留足够长度，避免牵拉。拔管后24小时内需密切观察伤口敷料渗血情况及有无腹痛、发热。

（7）早期下床活动的方法

1）手术后6小时取半坐卧位，手术当天可床上更换体位、活动上下肢。

2）手术后第一天晨，可缓慢坐起，在协助下进行洗漱、进食等自我护理。

3）术后第一天上午、中午、下午，可在他人协助下下床活动。第一次下床仅在床边站立并活动下肢，反复活动几次无不适方可慢速行走，以50m内为宜；术后第二天可再病室外活动100米/次，每天3次；术后第三天活动可增至200米/次，每天至少5次。

4）站立、行走应循序渐进，量力而行。如出现不适，及时告知医护人员。

5）活动前后妥善固定引流管。

（8）皮肤护理：黄疸时往往因胆盐刺激使皮肤奇痒，可将指甲剪短，防止因黄疸所致皮肤瘙痒时抓破皮肤；以温水擦洗皮肤，保持清洁，必要时戴手套，保持床单位清洁、柔软。

（9）饮食：术后如有胃管需禁食水，排气后遵医嘱逐步过渡到低脂、高蛋白、高碳水化合物、高维生素的普通饮食或半流质饮食，2~3个月后过渡到正常饮食。注意饮食卫生，定期祛除肠道蛔虫。

（10）T管引流的护理：胆总管探查或切开取石术后，在胆总管切开处放置T管引流，一端通向肝管，一端通向十二指肠，由腹壁戳口穿出体外，接引流袋。

1）主要目的：①引流胆汁，降低胆道内压力；②术后可经T管行胆道造影，了解胆道是否通畅有残余结石等情况；③术后可通过局部窦道处理残余结石；④防止胆道狭窄。

2）T管护理要点：①妥善固定引流管。②活动时长度适宜，避免脱出。③保持引流管通畅，避免T管扭曲、打折及受压，以保持引流通畅。④观察引流情况：定期观察并记录T管引流出的胆汁的量颜色及性质。正常人每天分泌的胆汁的量约为800~1200ml，呈黄绿色、清亮、无沉渣、有一定的黏性。术后24小时内引流量约为300~500ml，恢复进食后，每天可有600~700ml，以后逐渐减少至每天200ml左右。术后1~2天胆汁的颜色可呈淡黄色浑浊状，以后颜色逐渐加深、清亮。⑤预防感染：无菌袋需每周更换一次，并严格执行无菌操作。⑥保持有效引流：平卧时引流管的远端不可高于腋中线，活动时T管应低于伤口平面。⑦保护T管周围皮肤，如皮肤破溃可涂抹氧化锌软膏。⑧拔管：T管一般放置两周左右，拔管前需抬高引流管、夹闭1~2天，并观察有无腹痛、恶心、发热、黄疸、食欲、大便颜色改变等。当胆道造影提示胆道通畅无残余结石，再持续开放T管24小时充分引流造影剂后，再次夹管2~3天，如无不适即可拔管。⑨拔管后可有短期局部伤口渗液，应及时告知医护人员更换敷料。

【用药指导】

1. 抗生素　如β-内酰胺类抗生素。

（1）目的：预防、控制感染。

（2）方法：静脉输液。

（3）不良反应：少数情况下发生过敏反应、毒性反应。

（4）注意事项：输液时如有不适，如胸闷、恶心、皮疹等，及时告知医护人员。

2. 解痉类药物　如山莨菪碱注射液。

（1）目的：解除 Oddi 氏括约肌痉挛，缓解胆绞痛。

（2）方法：肌内注射或静脉输液。

（3）不良反应：常见口干、眼干等症状。

（4）注意事项：前列腺增生、青光眼患者禁用。

3. 止血药　如尖吻蝮蛇血凝酶注射液。

（1）目的：止血。

（2）方法：静脉输液。

（3）不良反应：发生率低，偶见皮肤瘙痒等过敏反应。

（4）注意事项：如有皮肤瘙痒等不适症状，及时告知医护人员。

4. 镇痛药　如盐酸哌替啶、盐酸布桂嗪等。

1）目的：减轻伤口疼痛。

2）方法：肌内注射。

3）不良反应：头昏、头痛、恶心、呕吐、呼吸抑制。

4）注意事项：不可使用吗啡止痛，以免引起 Oddi 氏括约肌痉挛，加重梗阻症状。

【出院指导】

1. 饮食合理，定时进餐，低脂肪饮食，忌油腻。

2. 为预防复发，可根据结石成分选择饮食，如对胆固醇结石者应避免食用胆固醇含量高的食物，如蛋黄、鱼卵、家禽类皮及动物内脏。

3. 改变烹调方式，不吃油炸食品。

4. 避免食用花生、核桃类及减少食油用量。

5. 注意劳逸结合：生活规律，保持心情舒畅。适当运动，勿过度劳累，肥胖者注意控制体重。

6. 按时服药、定时门诊随访：指导患者按时服药，定期随访，出院后 6 个月、12 个月各复查一次，以后每年复查一次。

7. 出现腹痛，发热，黄疸等症状，及早来院诊治。

8. 带管（T管）出院健康指导

（1）尽量穿宽松柔软的棉制品衣服。

（2）妥善固定引流管和放置引流袋，防止扭曲或受压。

（3）避免举重物或过度活动，以防管路脱出或胆汁逆流。

（4）避免盆浴，淋浴的时候可用塑料薄膜覆盖置管处。

（5）胆汁刺激性较大，易损伤皮肤，应每天至少换药一次，一旦敷料湿透应马上更换，纱布剪成开口，以吸收引流液；局部用凡士林或氧化锌软膏涂擦，保持置管处皮肤及伤口清洁干燥。

（6）每天同一时间倾倒引流液，观察及记录引流液颜色、性状和量。

（7）若有异常或 T 管脱出，忽然无液体流出时，应及时就医。

（毛莺洁　赵　杰）

第九节　胰腺疾病

一、急性胰腺炎

【概述】

急性胰腺炎（acute pancreatitis）是指胰腺消化酶被异常

激活后对胰腺自身及其周围脏器产生消化作用而引起的炎症性疾病。可分为轻症急性胰腺炎和重症急性胰腺炎。轻型易于治疗，预后好；重型病情危险，病死率高。引起急性胰腺炎的原因在我国主要为胆道疾病，其他原因还可能为过量饮酒、十二指肠反流、高脂血症、创伤或暴饮暴食、感染以及药物因素等。

【临床表现】

1. 症状

（1）腹痛：突然发作，疼痛剧烈，呈持续性刀割样疼痛。位于上腹正中偏左，严重时可向两侧腰背部放射，以左侧为主。胆源性腹痛开始于右上腹，逐渐放射至左肩、左腰背部。多由于进食油腻食物、饱餐、过量饮酒等诱发。

（2）腹胀：与腹痛同时存在，一般较严重，由于肠管麻痹或梗阻造成。

（3）恶心、呕吐：频繁且发作早，呕吐物为胃、十二指肠内容物，呕吐后腹痛不缓解。

（4）发热：早期可出现中度发热，38℃左右；伴有感染时可出现寒战、高热。

（5）黄疸：程度一般较轻。

（6）休克和脏器功能障碍：见于重症急性胰腺炎，早期以低血容量性休克为主，后期合并感染性休克。可合并出现呼吸困难、发绀、感觉迟钝、意识模糊甚至昏迷等。

2. 体征

（1）腹膜炎体征：轻型急性胰腺炎压痛常局限于中上腹部，多无明显肌紧张。重症急性胰腺炎压痛明显伴有反跳痛和肌紧张，移动性浊音阳性，肠鸣音减弱或消失。

（2）皮下出血：可见于少数严重急性胰腺炎，腰部、季肋部和下腹部皮肤出现青紫色瘀斑，称 Grey Turner 征；脐周皮肤出现蓝色改变，称 Cullen 征。

【检查指导】

1. 检查项目 血清淀粉酶测定、尿淀粉酶测定、血脂肪酶测定、腹部 B 超、腹部 MRI、腹部 CT 等。

2. 检查目的及注意事项

（1）血清淀粉酶测定、尿淀粉酶测定、血脂肪酶测定

1）目的：测定血清淀粉酶、尿淀粉酶、血脂肪酶，有助于急性胰腺炎的诊断。

2）注意事项：检查前避免服用避孕药、磺胺噻嗪利尿剂、可待因、吗啡、麻醉药、止痛药等，可影响血清淀粉酶、尿淀粉酶的检测结果。

（2）腹部 B 超

1）目的：诊断胰腺癌的首选检查方法，可发现直径 ≥ 2mm 的胰腺癌，可显示胆、胰管扩张。

2）注意事项：检查前应禁食 8 小时以上，尤其在禁早餐后当天上午检查为好，检查前一天进清淡少渣饮食。

（3）腹部 MRI

1）目的：MRI 检查可显示的胰腺改变、胰腺周围改变及其并发症。确定有无胰腺坏死，判断急性胰腺炎的严重性，确定急性胰腺炎的病因，评价胆胰管的改变和显示胰腺积液。

2）注意事项：①如装有心脏起搏器以及动脉瘤术后者严禁做此类检查；②体内带有金属异物（如固定义齿、避孕环、动脉支架、固定钉、弹片等）请于检查前提前告知医护人员，以免发生意外；③进入扫描间时应取下手机、钱包（磁卡、硬币）、手表、钥匙、打火机、金属物品、发卡等；④勿穿戴金属的衣服，检查时需穿上自备纯棉睡衣；⑤如发热，体温需降至 37.5℃ 以下，防止检查过程中出现灼伤；⑥轮椅、病床等金属物品不得推入检查室；⑦如有严重心肺功能疾病请提前告知医生；⑧既往做过 CT、B 超等检查，需携带报告单去检查室；⑨如有不适，及时告知医护人员。

（4）腹部 CT

1）目的：用于急、慢性胰腺炎的诊断，评价急性胰腺炎的严重性和并发症。

2）注意事项：①请勿穿戴任何金属物的内衣（如胸罩），检查时去除钱包（硬币、磁卡）、手链、手机、手表、钥匙等随身携带的各种金属物品；②检查时需配合医技人员的指导；③检查后应多饮水，以促进造影剂排泄。

【围术期指导】

1. 术前准备及注意事项

（1）术前常规准备：详见"第一章外科健康教育总论第四节外科手术前后"。

（2）疼痛护理：禁食、绝对卧床。采取舒适体位如膝盖弯曲，靠近胸部等，增加舒适感。必要时使用镇痛药，如盐酸哌替啶，若疼痛剧烈及时告知医护人员。

（3）营养支持：禁食期间给予肠外营养支持，轻型急性胰腺炎一般 1 周后可进食无脂低蛋白流食，如米汤。逐渐过渡至低脂饮食。重症急性胰腺炎待病情允许，可通过空肠造瘘管行肠内营养，并逐步过渡至全肠内营养及经口进食。肠内营养期间防止管路滑脱以及保持清洁，若出现发热、腹痛、腹泻等症状，及时告知医护人员。

（4）自我观察：若出现心慌、出汗、头晕、发热、疼痛加重、呼吸困难等症状，及时告知医护人员。

2. 术后注意事项

（1）心电监护：心电监护期间不可自行调节心电监护仪参数设置。如有心慌、呼吸困难等不适、电极片及导线脱落、监护仪报警，请及时告知医护人员。

（2）术后体位：一般先取平卧位，血压平稳后可取低半坐卧位，以减轻疼痛，利于循环、呼吸和伤口引流。

（3）缓解疼痛：如术后 72 小时内持续使用镇痛泵，可于变换体位、咳嗽等引起剧烈疼痛或疼痛加重时按镇痛泵按钮自行给药一次，最短给药间隔遵麻醉医师指导。咳嗽或活动时应保护好伤口。如有恶心、呕吐等不适，及时告知医护人员，并将头偏向一侧，避免误吸。采取舒适的体位，减轻伤口张力；腹带结扎松紧度应适宜，过松或过紧时及时告知医护人员。此外，还可采取分散注意力的方法如聊天、听收音机等方式缓解疼痛。

（4）咳嗽、咳痰：咳嗽时用双手按压切口两侧，减少对切口的张力性刺激。如果痰液在气管上部，深吸气后屏气，然后以爆发的力量咳嗽，将痰液排出；痰液较深时，充分深吸气后再用力吐气，并尽量拉长尾音，以使痰液逐渐靠近咽部，而后再用力咳出；如感觉有痰无力咳出或排痰异常及时告知医护人员。

（5）雾化吸入：一般取坐位或半卧位。术后遵照医嘱给予氧气雾化吸入，氧流量一般为 6～8L/min，不可自行调节氧流量。雾化时保证面罩充分贴紧面部，采用口深呼吸，屏气1～2秒，再用鼻呼气，使药液充分到达细支气管和肺内。

（6）氧气吸入：术后遵照医嘱氧气吸入，吸氧时切勿自行调节氧气流量，室内严禁明火及放置易燃物品。

（7）引流管：胃管、尿管、腹腔引流管等应妥善固定，活动时预留足够长度，避免牵拉、脱出，保持引流管通畅，防止受压、扭曲、打折等，注意观察引流管周围皮肤，有无红肿、破损，并及时告知医护人员；引流放置的位置不可过高，平卧时引流管的远端不可高于腋中线，坐位、站立或行走时不可高于腹部手术切口，以防止引流液倒流引起感染；不可随意调节胃肠减压负压吸引装置的压力；注意观察引流液的颜色、性质、量，若引流袋内突然出现较多鲜血，应及时告知医护人员。

（8）空肠造瘘管：术后可通过空肠造瘘管行肠内营养支持。管路应妥善固定于腹壁，活动时避免牵拉预防脱出；活动时勿打折，保持管路通畅。出现滴注不畅或管路堵塞时，及时告知医护人员；营养液开瓶后使用时间不超过24小时，不可自行调节输注速度；若有腹胀、腹泻等症状，及时告知医护人员。

（9）活动：术后第1天可坐起轻微活动，在协助下可进行洗漱等自我护理；第2天可进行床边活动，第1次下床活动由护士协助完成，可在床边站立并活动下肢，尝试缓慢迈步行走；第3天可进行病室内活动。活动量应循序渐进，量力而行，如出现不适，及时告知医护人员。

（10）饮食：每天5~6餐，每次200ml左右，早期可进食含碳水化合物、低脂流食，如蜜糖、稀藕粉，但严禁含油食物；逐步过渡到半流食，如粥、烂面条（不放油）、鸡蛋羹（去蛋黄）等；恢复期可适当增加蛋白质摄入，可选用鸡蛋清、鱼肉等；补充富含维生素和矿物质的食物，如鲜水果、胡萝卜，忌用能刺激胃酸、胰液分泌及胀气的食物，如鸡汤、肉汤、蘑菇汤、牛奶、豆浆等，忌油腻食物，如肥肉，以防加重病情，忌辛辣刺激调味品及某些饮料，如辣椒、胡椒、芥末及浓茶、咖啡、酒精饮料等；烹调方法可采用蒸、煮、炖、烩等，忌油煎、油炸等。进食过程中若出现腹胀、腹泻、恶心、呕吐等不适，及时告知医护人员。

（11）自我观察：若出现以下症状，及时告知医护人员。

1）出现血压偏低、头晕、出汗、心慌、呕血、黑便或血便，有大量血性液体从胃管、腹腔引流管或伤口渗血。

2）出现腹痛、持续腹胀、发热、引流出粪便样液体或输入的肠内营养液、腹腔引流管或伤口引流出无色清亮液体。

【用药指导】

1. 抗生素　如β-内酰胺类抗生素。

（1）目的：预防、控制感染。

（2）方法：静脉输液。

（3）不良反应：少数情况下发生过敏反应、毒性反应。

（4）注意事项：输液时如有不适，如胸闷、恶心、皮疹等，及时告知医护人员。

2. 止血药　如氨甲环酸、注射用血凝酶等。

（1）目的：加速血液凝固或降低毛细血管通透性，止血。

（2）方法：静脉输液。

（3）不良反应：可能出现面色苍白、心悸、出汗、恶心、腹痛、呼吸困难等不良反应。

（4）注意事项：输液时若出现上述不良反应及时告知医护人员。

3. 镇痛药　如盐酸哌替啶、盐酸布桂嗪等。

（1）目的：减轻伤口疼痛。

（2）方法：肌内注射。

（3）不良反应：头昏、头痛、恶心、呕吐、呼吸抑制。

（4）注意事项：不可使用吗啡止痛，以免引起 Oddi 氏括约肌痉挛，加重梗阻症状。

4. 止吐药　如盐酸托烷司琼片、盐酸昂丹司琼注射液等。

（1）目的：预防和治疗恶心、呕吐。

（2）方法：口服药物或静脉输液。

（3）不良反应：少数情况下发生过敏反应，如头痛、头晕等。

（4）注意事项：输液时，若出现不适，如头痛、头晕、疲劳、烦躁不安、皮疹、便秘、腹泻，药物过量可有神志不清、昏睡状态、肌肉痉挛等，及时告知医护人员；某些止吐药可引起血压升高，因此高血压者慎用。

5. 抑酸药　如西咪替丁、泮托拉唑。

（1）目的：抑制胃酸分泌，减少胃酸含量，保护胃黏膜。

（2）方法：静脉输液或静脉注射。

（3）不良反应：可能出现腹泻、口腔溃疡、皮疹、心律失常、头痛、乏力、脱发、少尿等不良反应。

（4）注意事项：输液时，若出现不适，如头晕、头痛、腹痛、腹泻、少尿、恶心、呕吐等，及时告知医护人员。

6. 生长抑素　如醋酸奥曲肽注射液、注射用生长抑素等。

（1）目的：抑制生长激素、胰岛素、胰高血糖素、促胃液素、胃蛋白酶等的分泌，减少胰腺的内、外分泌，保护胰腺细胞，改善胃黏膜血供，保护胃肠道黏膜。

（2）方法：静脉输液、皮下注射等。

（3）不良反应：可能出现恶心、眩晕、脸红、腹泻、腹痛、恶心、胃肠胀气、头痛、便秘等不良反应。

（4）注意事项：给药时如有不适，如注射部位疼痛感、烧灼感、红肿、心悸、出汗、饥饿，恶心、面色苍白等低血糖症状，如腹胀、腹泻、腹痛、心动过缓、皮肤过敏、眩晕等及时告知医护人员。

【出院指导】

1. 饮食　合理饮食，避免暴饮暴食，戒烟酒，少量多餐，每天 5~6 餐，均衡饮食，避免辛辣刺激等食物，如辣椒、浓茶、咖啡等。宜进食低脂、高蛋白、高维生素、高碳水化合物饮食，如豆制品、蛋白、鱼、瘦肉、米、面、馒头及新鲜蔬菜水果等，不宜吃易产气和致使腹胀的食物，如番薯、蚕豆等。控制体重；注意监测血糖水平，如合并高血糖者，应按医嘱调节胰岛素用量，控制血糖在适当水平。若有低血糖表现，如心慌、大汗、虚脱等症状，立即口服方糖或饼干。

2. 休息活动　保证充足的睡眠，活动量从小到大。出院后 4~6 周，避免举重物和过度疲劳。三个月内避免剧烈运动，疼痛减轻后，逐渐恢复日常活动。可适当锻炼，如太极拳、散步等，注意劳逸结合。

3. 突发状况处理　注意腹部体征，若出现左上腹剧烈疼痛、进行性消瘦、贫血、乏力、发热等症状，应及时就诊。

4. 复查　术后每 3~6 个月复查一次，如有不适随时就诊。

二、胰　腺　癌

【概述】

胰腺癌（cancer of the pancreas）是恶性程度很高的一种消化道肿瘤，多发生于 40~70 岁中老年人，男女发病比例为 1.5 : 1，多发于胰头部。据 2014 年最新统计数据显示，美国胰腺癌新发病例数，男性列第 10 位，女性列第 9 位，占恶性肿瘤死亡率的第 4 位。据《2013 年中国肿瘤登记年报》统计，胰腺癌位列我国男性恶性肿瘤发病率的第 8 位，人群恶性肿瘤死亡率的第 7 位，全球范围内均呈快速上升趋势。胰腺癌病因尚不确定，可能与高蛋白、高脂肪饮食、嗜酒、吸烟有关，也可能与长期接触某些金属、石棉等有关，此外，糖尿病者、慢性胰腺炎者、有家族史者的发病率高于一般人群。

【临床表现】

早期无特异性症状，仅有上腹部不适、饱胀、食欲减退等消化不良症状。

1. 症状

（1）上腹痛：是最早出现的症状。疼痛可向肩背部或腰胁部放射。晚期可出现持续性剧烈疼痛，向腰背部放射，日夜不止，屈膝卧位可稍微缓解。

（2）黄疸：是主要症状，呈进行性加重，可伴有皮肤瘙痒、茶色尿和陶土色大便。若黄疸伴有无痛性胆囊增大称库瓦西耶征（Courvoisier sign），对胰头癌具有诊断意义。

（3）消化道症状：早期常有食欲减退、上腹饱胀、消化不良、腹泻等症状；可能伴有恶心、呕吐。晚期可有上消化道梗阻或消化道出血。

（4）消瘦和乏力：可伴有贫血和低蛋白血症等。

（5）其他：可出现发热、糖尿病、脾亢进及血栓性静脉炎等。

2. **体征**　可出现肝大、胆囊肿大、胰腺肿块，可在左上腹或脐周闻及血管杂音。晚期可出现腹水或扪及左锁骨上淋巴结肿大。

【检查指导】

1. **检查项目**　血清淀粉酶、尿淀粉酶、糖链抗原 19-9（CA19-9）、胰腺 B 超、内镜超声（EUS）、腹部 CT、纤维内镜逆行胰胆管造影术（ERCP）、经皮肝穿刺胆道造影引流术（PTCD）、胰腺 MRI 等。

2. **检查目的及注意事项**

（1）血、尿淀粉酶、CA19-9

1）目的：测定血清淀粉酶、尿淀粉酶，有助于胰腺癌的诊断；CA19-9 是诊断胰腺癌常用的肿瘤标志物，对胰腺癌的敏感性和特异性较高。

2）注意事项：检查前避免服用避孕药、磺胺类抗生素、噻嗪利尿剂、可待因、吗啡、麻醉药、止痛药等，可影响血清淀粉酶、尿淀粉酶的检测结果。

（2）腹部 B 超：详见本节急性胰腺炎的检查指导内容。

（3）内镜超声

1）目的：可发现直径≤1.0mm 的胰腺癌。

2）注意事项：①腹部胀气者影响胆囊、胆管及胰腺图像的观察，可遵医嘱用药后检查；②胃镜、结肠镜检查者需两天后再做超声检查；③应在 X 线胃肠造影三天后，胆系造影两天后再做超声检查。

（4）腹部 CT

1）目的：CT 是诊断胰腺癌的重要手段，能清楚显示胰腺形态、肿瘤部位、肿瘤与邻近血管的关系及后腹膜淋巴转移情况。

2）注意事项：详见本节急性胰腺炎检查指导。

（5）ERCP

1）检查目的：ERCP 是在十二指肠乳头注入造影剂做 X 线胰胆管造影检查，为胰腺、胆管等疾病重要的诊治手段之一。

2）注意事项：①检查前需禁食 8 小时以上。检查前一周停用阿司匹林和类固醇类药物，有出血倾向者应先纠正凝血功能。②检查时要带齐有关的病史资料，如病历复印件、化验单、B 超、CT 及核磁等影像学资料以备医生参考。③衣着适当，不宜太厚；去除金属配饰，解开衣领、裤带；取下活动性义齿和眼镜。④检查过程中配合医师指导。⑤检查后 30 分钟内不要喝水、进食，此后如喉部感觉无明显麻木感可谨慎试喝，以免误入气管引起呛咳或发生吸入性肺炎。咽部如有疼痛或异物感，可口含碘喉片、草珊瑚含片等，症状可减轻或消失。一般需禁食 1~2 天，卧床休息。⑥检查结束时留置鼻胆引流管者，勿打折、压迫引流管，翻身、活动时防止意外脱出。⑦如出现发热，腹痛，腹胀，便血等异常情况，及时告知医护人员。

（6）PTCD

1）目的：有助于了解梗阻部位、程度、原因，用于梗阻性黄疸者术前减轻黄疸和姑息治疗。

2）注意事项：①检查前 6 小时患者禁食水，注意观察大便的性状及颜色；术前 1 天进食少纤维饮食。②检查过程中配合医生指导。③检查后保持情绪平稳，平卧 24 小时，必要时采取斜坡位，严禁下床活动。若穿刺部位敷料出现渗血、渗液，或引流管出现脱落、堵塞等情况及时告知医护人员。

（7）腹部 MRI

1）目的：MRI 显示胰腺肿块的效果较 CT 更好，诊断胰腺癌敏感性和特异性较高。

2）注意事项：详见本节急性胰腺炎检查指导。

【围术期指导】

1. 术前准备及注意事项

（1）术前常规准备：详见"第一章外科健康教育总论第四节外科手术前后"。

（2）饮食：术前 12 小时禁食、4 小时禁水，如有高血压者，可在手术当天早晨喝一小口水服降压药，以预防手术期内发生胃内容物反流、呕吐或误吸而致窒息或吸入性肺炎。

2. 术后注意事项

（1）心电监护：心电监护期间不可自行调节心电监护仪参数设置。如有心慌、呼吸困难等不适、电极片及导线脱落、监护仪报警，请及时告知护士。

（2）术后体位：一般先取平卧位，血压平稳后可取低半卧位，以减轻疼痛，利于循环和呼吸。

（3）缓解疼痛：如术后 72 小时内持续使用镇痛泵，可于变换体位、咳嗽等引起剧烈疼痛或疼痛加重时按镇痛泵按钮自行给药一次，最短给药间隔遵麻醉医师指导。咳嗽或活动时应保护好伤口。如有恶心、呕吐等不适，及时告知医护人员，并将头偏向一侧，避免误吸。采取舒适的体位，减轻伤口张力；腹带结扎松紧度应适宜，过松或过紧时及时告知医护人员。此外，还可采取分散注意力的方法如聊天、听收音机等方式缓解疼痛。

（4）咳嗽、咳痰：咳嗽时用双手按压切口两侧，减少对切口的张力性刺激。如果痰液在气管上部，深吸气后屏气，然后以爆发的力量咳嗽，将痰液排出；痰液较深时，充分深吸气后再用力吐气，并尽量拉长尾音，以使痰液逐渐靠近咽部，而后再用力咳出；如感觉有痰无力咳出或排痰异常及时告知医护人员。

（5）雾化吸入：一般取坐位或半卧位。术后遵照医嘱给予氧气雾化吸入，氧流量一般为 6~8L/min，不可自行调节氧流量。雾化时保证面罩充分贴紧面部，采用口深呼吸，屏气 1~2 秒，再用鼻呼气，使药液充分到达细支气管和肺内。

（6）氧气吸入：术后遵照医嘱氧气吸入，吸氧时切勿自行调节氧气流量，室内严禁明火及放置易燃物品。

（7）引流管：胃管、尿管、腹腔引流管等应妥善固定，活动时预留足够长度，避免牵拉、脱出，保持引流管通畅，防止受压、扭曲、打折等，注意观察引流管周围皮肤，有无红肿、破损，并及时告知医护人员；引流放置的位置不可过高，平卧时引流管的远端不可高于腋中线，坐位、站立或行走时不可高于腹部手术切口，以防止引流液倒流引起感染；不可随意调节胃肠减压负压吸引装置的压力；注意观察引流液的颜色、性质、量，若引流袋内突然出现较多鲜血，应及时告知医护人员。

（8）活动：术后 6 小时可进行活动四肢，每天 3 次，每次 5~10 分钟，床上翻身，每 2 小时翻身一次；活动时以平稳、缓和的方式来做，如有疼痛，应减少活动范围或暂停休息。术后 6 小时可开始半卧位，摇高床头至半卧位，利于呼吸和引流，减轻切口疼痛；术后第一天由护士协助坐起、下床，第一次坐起和下床，具体下床方法：

1）病床摇起或垫枕头，靠坐在床上 3 分钟。

2）将下肢垂在床旁，坐在床缘休息 3 分钟。

3）在搀扶下站立于床旁扶稳站立，适当活动下肢 3 分钟。

4）下床活动时间以清晨、午睡后和晚饭后为宜，活动时间以不感到劳累为宜。可视身体状况逐日增加。

5）活动过程中有任何不适，立即停止，并寻求医护人员帮助。

6）下床活动前将引流袋别在裤子上。如有困难，及时告知医护人员。

（9）饮食：拔除胃管后可遵照医嘱少量饮水，如无不适可过渡到流食，每天6~7餐，每2~3小时一次，每次200~300ml，如米汤、稀藕粉、菜汁、果汁等。进食流食无不适，可过渡到半流食，每天5~6餐，如泥、末、粥、面条、羹等。饮食宜清淡、少油，脂肪含量少于40g/d，限制动物脂肪。进食过程中若出现腹胀、腹泻、恶心、呕吐等不适，及时告知医护人员。

（10）自我观察：若出现如下症状，及时告知医护人员。

1）术后3天出现畏寒、高热、腹胀等，并持续24~48小时以上。

2）出现腹痛、持续腹胀、腹腔引流管或伤口引流出白色浑浊液体。

3）腹腔引流液呈黄绿色胆汁样。

4）术后24~48小时，出现腹腔引流管或鼻胃管引出鲜血、心慌、尿少等症状。

5）出现多饮、多食、多尿和体重减轻等高血糖症状或出现出汗、饥饿、心慌、颤抖、面色苍白等低血糖症状。

【用药指导】

1. 抗生素　如β-内酰胺类抗生素等。

（1）目的：预防、控制感染。

（2）方法：静脉输液。

（3）不良反应：少数情况下发生过敏反应、毒性反应。

（4）注意事项：输液时如有不适如胸闷、恶心、皮疹，及时告知医护人员。

2. 止血药　如氨甲环酸、注射用血凝酶等。

（1）目的：加速血液凝固或降低毛细血管通透性，止血。

（2）方法：静脉入壶。

（3）不良反应：可能出现面色苍白、心悸、出汗、恶心、腹痛、呼吸困难等不良反应。

（4）注意事项：输液时若出现不适，及时告知医护人员。

3. 镇痛药　如盐酸哌替啶、盐酸布桂嗪等

（1）目的：减轻伤口疼痛。

（2）方法：肌内注射。

（3）不良反应：头昏、头痛、恶心、呕吐、呼吸抑制。

（4）注意事项：不可使用吗啡止痛，以免引起 Oddi 氏括约肌痉挛，加重梗阻症状。

4. 止吐药　如盐酸托烷司琼片、盐酸昂丹司琼注射液等。

（1）目的：预防和治疗恶心、呕吐。

（2）方法：口服药物或静脉输液。

（3）不良反应：少数情况下发生过敏反应，如头痛、头晕等。

（4）注意事项：输液时，若出现不适，如头痛、头晕、疲劳、烦躁不安、皮疹、便秘、腹泻，药物过量可有神志不清、昏睡状态、肌肉痉挛等，及时告知医护人员；某些止吐药可引起血压升高，因此高血压者慎用。

5. 抑酸药　如西咪替丁、泮托拉唑。

（1）目的：抑制胃酸分泌，减少胃酸含量，保护胃黏膜。

（2）方法：静脉输液或静脉注射。

（3）不良反应：可能出现腹泻、口腔溃疡、皮疹、心律失常、头痛、乏力、脱发、少尿等不良反应。

（4）注意事项：输液时，若出现不适，如头晕、头痛、腹痛、腹泻、少尿、恶心呕吐等，及时告知医护人员。

6. 生长抑素　如醋酸奥曲肽注射液、注射用生长抑素等。

（1）目的：抑制生长激素、胰岛素、胰高血糖素、促胃液素、胃蛋白酶等的分泌，减少胰腺的内、外分泌，保护胰腺细胞，改善胃黏膜血供，保护胃肠道黏膜。

（2）方法：静脉输液、皮下注射等。

（3）不良反应：可能出现恶心、眩晕、脸红、腹泻、腹痛、恶心、胃肠胀气、头痛、便秘等不良反应。

（4）注意事项：给药时如有不适，如注射部位疼痛感、烧灼感、红肿、心悸、出汗、饥饿、恶心、面色苍白等低血糖症状，腹胀、腹泻、腹痛、心动过缓、皮肤过敏、眩晕等，及时告知医护人员。

7. 化疗药 如 5-氟尿嘧啶、氨甲蝶呤等。

（1）目的：阻止肿瘤细胞 DNA、RNA 的合成，抑制肿瘤细胞生长与繁殖。

（2）方法：口服、静脉输液、肌注等。

（3）不良反应：可能出现口腔炎、口唇溃疡、恶心、呕吐、腹泻、白细胞减少、贫血、血尿、少尿等不良反应。

（4）注意事项：给药时如有不适，如恶心、呕吐、腹痛、腹泻、消化道出血、食欲差、贫血、白细胞减少、低热、咳嗽、呼吸困难等，及时告知医护人员。

【出院指导】

1. 饮食 一般出院 2 周后可以进食软饭，出院 4 周后可进食普食。进食高维生素、适量蛋白、低脂肪、易消化食物，如新鲜蔬菜水果、豆制品、瘦肉、鱼类等，少量多餐，细嚼慢咽，避免生、冷、硬、辛辣、煎炸及酒等刺激性食物；不吃或少吃腌制及熏制的食物；不吃油腻、过甜的食物，进食后卧床 10~20 分钟，可预防心慌、心悸、出汗、全身乏力、面色苍白、恶心呕吐、腹泻等症状。戒烟酒，避免暴饮暴食，防止复发。

2. 休息活动 出院后 4~6 周避免劳累，3 个月内避免剧烈运动，疼痛减轻后，逐渐恢复日常活动。可适当锻炼，如太极拳、散步等，注意劳逸结合。

3. 突发状况处理 若出现进行性消瘦、口唇及甲床苍白、乏力、发热、皮肤黄染、腹胀、腹痛等症状，及时就诊。

4. 复查 术后第 1 年，每 3 个月随访 1 次；第 2~3 年，每 3~6 个月随访 1 次；之后每 6 个月 1 次，复查包括肿瘤标志物、血常规及生化、超声、X 线及腹部 CT 等，以便尽早发现肿瘤复发或转移。对于晚期或转移性胰腺癌者，应至少每 2~3 个月复查 1 次。

（李 野 李 晶）

第四章

周围血管疾病健康教育

第一节　原发性下肢静脉曲张

【概述】

原发性下肢静脉曲张（primary lower extremity varicose veins）是指下肢浅静脉瓣膜关闭不全，使静脉内血液倒流，远端静脉淤滞，继而病变静脉壁扩张、变性、出现不规则膨出和扭曲。多发生于体力劳动强度大、从事持久站立工作，或久坐少动的人群。先天性浅静脉壁薄弱和静脉瓣膜结构不良是其发病的主要原因，与遗传因素有关；重体力劳动、长时间站立和各种原因（如妊娠、慢性咳嗽、习惯性便秘等）引起腹腔压力增高，增加下肢静脉瓣膜承受压力和循环血量超负荷是造成下肢静脉曲张的后天因素。

【临床表现】

原发性下肢静脉曲张主要是发生在大隐静脉，左下肢多见，双下肢可先后发病。

1. 早期　多有下肢酸胀不适的感觉，同时伴肢体沉重乏力、轻度水肿，久站或午后感觉加重，而在平卧或肢体抬高后明显减轻，有时可伴有小腿肌肉痉挛现象。

2. 病程较长　在小腿尤其是踝部可出现皮肤营养性改变，包括皮肤萎缩、脱屑、色素沉着、皮肤和皮下组织硬结、湿疹和难愈性溃疡，有时可并发血栓性静脉炎和急性淋巴管炎。

【检查指导】

1. 检查项目　血常规、生化全项、凝血功能、感染筛查、心电图、下肢静脉超声、多普勒超声血流探测、大隐静脉瓣膜功能试验（Trendelenburg 试验）、深静脉通畅试验（Perthes 试验）、交通静脉瓣膜功能试验（Pratt 试验）。

2. 检查目的及注意事项

（1）尿便常规、血常规、生化全项、凝血功能、感染筛查、心电图，详见"第一章外科健康教育总论第一节外科常见检查"。

（2）下肢血管彩色超声

1）目的：检查深静脉是否通畅及静脉瓣膜功能。

2）注意事项：无特殊准备。

（3）多普勒超声血流探测

1）目的：评估静脉血管的周期性、非搏动性、增强性，并判断静脉瓣膜的功能。

2）注意事项：无特殊准备。

（4）大隐静脉瓣膜功能试验

1）目的：检查静脉瓣膜功能。

2）注意事项：检查过程中按照医生要求进行配合即可。

（5）深静脉通畅试验

1）目的：检查深静脉回流是否通畅。

2）注意事项：检查过程中按照医生要求进行配合即可。

（6）交通静脉瓣膜功能试验

1）目的：检查有无功能不全的交通静脉。

2）注意事项：检查过程中按照医生要求进行配合即可。

【围术期指导】

1. 术前准备及注意事项

（1）体位：应保持正确坐姿或体位。坐时双膝勿交叉过久，以免压迫腘窝影响静脉回流；休息或卧床时抬高患肢30°~40°左右，以利于静脉回流。

（2）避免引起腹内压及静脉压增高的因素：应保持大便通畅；避免长时间站立；肥胖者宜有计划的减肥。

（3）预防感染：如伴有慢性溃疡或合并感染、血栓性静脉炎，应平卧位休息，抬高患肢；如伴有湿疹，严禁搔抓，指腹按压止痒。

（4）饮食：合理膳食，多进食新鲜水果、蔬菜，保持大便通畅。

（5）自我观察：若出现发热、皮肤湿疹、溃疡形成等，应及时告知医护人员。

2. 外科手术后或介入手术后注意事项

（1）心电监护：心电监护期间不可自行调节心电监护仪参数设置。如有心慌、呼吸困难等不适，电极片及导线脱落，监护仪报警，及时告知护士。

（2）体位：术后应平卧位，患肢抬高，膝下垫枕或抬高床尾 30°~40°左右，下肢知觉恢复后可做足背伸屈运动。术后在医护人员指导下尽早下床活动，以防形成深静脉血栓。

（3）自我观察：如皮肤出现青紫、肢体麻木或剧痛、活动障碍等，应及时告知医护人员。

（4）早期下床活动：早期下床活动有利于下肢血液循环，防止下肢深静脉血栓的形成。手术当天根据麻醉后平卧时间的要求，在医护人员的指导下尽早下床活动。方法有：

1）首先可进行床上翻身、活动下肢；

2）无不适后则可床上坐起；

3）无不适可床旁站立；

4）无不适可床边活动；

5）无不适可自行如厕，如厕时女士尽量选用坐便器，方便起坐，减轻疼痛。如出现不适应，及时告知医护人员。

（5）穿弹力袜：术后医生根据伤口和手术情况会选择适当的时候换穿弹力袜，不可将弹力袜自行脱掉直至医生允许。

（6）饮食：术后如无不适可同术前正常饮食。

【用药指导】

1. 抗生素　如β-内酰胺类抗生素。

（1）目的：预防、控制感染。

（2）方法：静脉输液。

（3）不良反应：少数情况下发生过敏反应、毒性反应。

（4）注意事项：用药期间如有不适，如胸闷、恶心、皮疹等，应及时告知医护人员。

2. 血管扩张药　如前列地尔、β-七叶皂苷、马来酸桂哌齐特。

（1）目的：扩张血管、改善局部循环、活血化瘀、消肿。

（2）方法：遵医嘱给药。

（3）注意事项：用药期间如有头痛、胸闷、恶心、皮疹等症状，请及时告知医护人员。

【出院指导】

1. 伤口愈合　手术后14天如伤口局部愈合良好，无红肿热痛、渗血等症状，即可沐浴。

2. 穿着弹力袜　出院后应穿着弹力袜2~3个月，夜间睡觉时可脱下弹力袜，但应抬高下肢，白天下床活动时应穿着弹力袜。

3. 适当运动　适当运动，以增强血管壁弹性；避免肥胖；平时注意保持良好的坐姿，避免久站久坐；坐时避免双膝交叉过久。

4. 复查时间　第一次复查时间为术后两周。

（李俊梅　李建霞）

第二节　深静脉血栓

【概述】

深静脉血栓（deep venous thrombosis，DVT）是指血液在深静脉血管内不正常的凝结，阻塞管腔，导致静脉回流障碍。全身主干静脉均可发病，以左下肢多见。形成血栓的三大因素：血流缓慢、静脉壁损伤和血液高凝状态。

【临床表现】

典型的急性期临床表现是突发性单侧肢体肿胀。

1. 患肢肿胀　最常见的症状是皮肤泛红，皮温较健侧高；肿胀严重时，皮肤可出现水疱。

2. 疼痛、压痛和发热　患肢局部持续性疼痛或胀痛，直立时疼痛加重；压痛常发生小腿处。

3. 浅静脉曲张　属于代偿性反应，当主干静脉堵塞后，下肢静脉血通过浅静脉回流，浅静脉代偿性曲张。

4. 股青肿　是下肢静脉血栓中最严重的一种情况。临床表现为剧烈疼痛，患肢皮肤发亮，伴有水疱或血疱，皮肤呈青紫等症状。

【检查指导】

1. 检查项目　血常规、生化全项、感染筛查、凝血功能、下肢静脉超声、下肢静脉造影、放射性核素检查。

2. 检查目的及注意事项

（1）血常规、生化全项、感染筛查，详见"第一章外科健康教育总论第一节外科常见检查"。

（2）凝血功能

1）目的：血液 D-二聚体（D-dimer）浓度升高时提示有

血栓的可能。

2）注意事项：静脉取血后局部按压 5 分钟。

（3）下肢静脉造影

1）目的：直观显示下肢静脉的形态、有无血栓、血栓的形态、位置、范围和侧支循环等。

2）注意事项：造影前适当饮水，造影好后多饮温开水，应大于 1000ml，以加快造影剂的代谢，减少对肾脏的损伤。

【围术期指导】

1. 非手术治疗注意事项

（1）患肢护理：卧床时，膝下垫软枕，抬高患肢 30°，可做足踝部活动；禁止热敷、按摩。

（2）饮食：进食新鲜水果、蔬菜以及粗纤维低脂饮食（如香蕉、水果蔬菜、粗粮等），保持大便通畅。

（3）自我观察

1）注意有无牙龈出血、鼻出血及血尿、血便等情况，一旦发生及时告知医护人员。

2）出现胸痛、心悸、呼吸困难及咯血等症状，立即告知医护人员。

（4）专科功能训练：急性期后遵医嘱可下床活动，应循序渐进。可先从半坐位开始，过渡到床上坐位、床旁双脚下垂坐位、站立、床旁行走、房间内活动，至走廊内活动。如感到不适，及时休息。

2. 手术治疗注意事项

（1）心电监护：心电监护期间不可自行调节心电监护仪参数设置。如有心慌、呼吸困难等不适，电极片及导线脱落，监护仪报警，请及时告知护士。

（2）体位：根据手术情况遵医嘱是否仍需卧床。

（3）患肢护理：卧床时，膝下垫软枕，抬高患肢 30°，可做足踝部活动；禁止热敷、按摩。

【用药指导】

1. 抗生素 如β-内酰胺类抗生素。

（1）目的：预防、控制感染。

（2）方法：静脉输液。

（3）不良反应：少数情况下发生过敏反应、毒性反应。

（4）注意事项：用药期间如有不适，如胸闷、恶心、皮疹等应及时告知医护人员。

2. 血管扩张药 如前列地尔、β-七叶皂苷、马来酸桂哌齐特。

（1）目的：扩张血管、改善局部循环、活血化瘀、消肿。

（2）方法：遵医嘱给药。

（3）注意事项：用药期间如有头痛，胸闷，恶心，皮疹等症状，请及时告知医护人员。

3. 抗血小板聚集、抗凝药 如阿司匹林、肝素、华法林。

（1）目的：预防下肢深静脉血栓形成。

（2）方法：遵医嘱给药。

（3）注意事项：如有皮下出血、牙龈出血、球结膜出血、黑便、皮肤不明原因的出血点或片状瘀青等，及时告知医护人员。

【出院指导】

1. 活动时穿医用弹力袜。

2. 口服药物期间，不可自行增减药量。

3. 使用软毛牙刷；若出现牙龈出血、黑便、皮肤不明原因的出血点或片状瘀青，及早就医。

4. 戒烟。

5. 复查 口服抗凝药期间两周复查一次凝血功能；手术治疗需终身复查，每半年复查一次下肢血管超声。

（李俊梅　李建霞）

第三节　动-静脉内瘘

【概述】

动-静脉内瘘：人为将动脉、静脉进行吻合或人造血管进行搭桥术，形成动-静脉内瘘，是慢性长期透析患者最安全、持续时间最长的永久性透析用血管通路。动静脉内瘘的目的是为了创造一个动脉化的静脉，是透析时容易经皮肤用针穿刺动脉化静脉，并要求流速达到250~300ml/min。其优点保持较长时间的血液流通，减少感染机会；给患者生活带来方便，活动不受限制。

【检查指导】

1. 检查项目　血常规、生化全项、凝血功能、血型、感染筛查、心电图、超声心动、双上肢的动静脉超声、双上肢静脉增强 CTV。

2. 检查目的及注意事项

（1）血常规、生化全项、凝血功能、血型、感染筛查、心电图、超声心动，详见"第一章外科健康教育总论第一节外科常见检查"。

（2）双上肢的动静脉超声或双上肢静脉增强 CTV

1）目的：双上肢的动静脉超声、双上肢静脉增强 CTV 可以显示血管的直径，血流是否通畅，为手术提供理论依据。

2）注意事项：增强 CT 需检查前禁食4~6小时，一位家人陪同签字；检查前可根据具体要求适量饮水，以减轻造影剂对肾脏的损伤。

【围术期指导】

1. 术前准备及注意事项

（1）保护拟行手术肢体

1）保护好拟行手术上肢，避免抓、挠、磕、碰等外伤。

2）拟行手术上肢不可进行动、静脉采血、测量血压、静脉输液等任何操作。

（2）饮食：给予低盐低脂优质低蛋白饮食。

（3）自我观察：如有发热、憋气、呼吸困难等症状，应及时告知医护人员。

2. 术后注意事项

（1）术后体位

1）术后用软枕抬高患肢 30°，禁止术侧卧位，不穿紧身衣服。

2）如动-静脉内瘘在前臂，则下床活动时可用前臂吊带托举上肢曲肘成 90°，做轻微的手指抓握练习（如握力球），以减轻术侧肢体水肿。

3）人工血管进行移植内瘘术后，避免关节活动时扭曲人工血管。

（2）伤口护理：若出现伤口渗血，请及时告知医护人员。

（3）术侧肢体保护

1）不可在内瘘侧肢体进行注射、测血压、静脉穿刺等。

2）术后内瘘侧上肢可进行握拳、握力球练习，以促进血运。

3）术后如无特殊情况，1 个月可以开始使用内瘘进行透析。

（4）自我观察：如局部出现红肿热痛、肢体麻木、发凉、全身发热、透析时流速不够等症状，请及时就诊。

【用药指导】

1. 抗生素　如 β-内酰胺类抗生素。

（1）目的：预防、控制感染。

（2）方法：静脉输液。

（3）不良反应：少数情况下发生过敏反应、毒性反应。

（4）注意事项：用药时如有不适，如胸闷、恶心、皮疹等，及时告知医护人员。

2. 血管扩张药 如前列地尔、β-七叶皂苷、马来酸桂哌齐特。

（1）目的：扩张血管、改善局部循环、活血化瘀、消肿。

（2）方法：遵医嘱给药。

（3）注意事项：用药期间如出现头痛、胸闷、恶心、皮疹等应及时告知医护人员。

3. 抗血小板聚集、抗凝药 如阿司匹林、肝素、华法林。

（1）目的：预防下肢深静脉血栓形成。

（2）方法：遵医嘱给药。

（3）注意事项：如有皮下出血、牙龈出血、球结膜出血、黑便、皮肤不明原因的出血点或片状瘀青等，及时告知医护人员。

【出院指导】

1. 人工血管通路仅为血透专用，不可作其他治疗使用。

2. 内瘘侧肢体不能提重物，避免硬物或外力碰撞，避免穿着紧身衣或袖口狭窄、有松紧带的衣物。

3. 使用抗凝药物期间，请务必遵医嘱用法用量，不可自行增减。

4. 日常生活中，使用软毛牙刷，应注意观察有无皮下出血、牙龈出血、黑便、皮肤不明原因的出血点或片状瘀青，尽早就医。

5. 复查 口服抗凝药期间两周复查一次凝血功能。

（李俊梅 李建霞）

第四节 动脉硬化闭塞症

【概述】

动脉硬化闭塞症（arteriosclerosis obliterans，ASO）是一种

全身性疾病，表现为动脉内膜增厚、钙化、继发血栓形成等导致动脉狭窄甚至闭塞的一组慢性缺血性疾病。本病多见于 50 岁以上的中老年男性，以腹主动脉远端及髂-股-腘等大动脉、中动脉最易受累，上肢动脉很少发生。病因尚不清楚，流行病学研究发现的易患因素包括高脂血症、高血压、吸烟、糖尿病、血浆纤维蛋白原升高等。

【临床表现】

男女均可发病，但以中年男性多见。病程按 Fontaine 法分为 4 期。

1. Ⅰ期（轻微症状期） 发病早期，多数无症状，或者仅有轻微症状，例如患肢怕冷、行走易疲劳等。

2. Ⅱ期（间歇性跛行期） 是下肢动脉硬化闭塞的特征性表现，主要症状为活动后出现间歇性跛行。临床上常以跛行距离 200m 作为间歇性跛行期的分界，Ⅱ期常常被划分为Ⅱa期（绝对跛行距离>200m）和Ⅱb期（绝对跛行距离≤200m）。

3. Ⅲ期（静息痛期） 以静息痛为主要症状。疼痛部位多在患肢前半足或者趾端，夜间及平卧时容易发生。疼痛时，喜屈膝，常整夜抱膝而坐，部分因长期屈膝，导致膝关节僵硬。

4. Ⅳ期（溃疡期和坏死期） 当患肢皮肤血液灌注连最基本的新陈代谢都无法满足时，连轻微的损伤也无法修复而出现肢端坏疽。坏疽不断增大，导致肢体坏疽。合并感染将加速组织坏死。

【检查指导】

1. 检查项目 血常规、生化全项、凝血功能、感染筛查、心电图、超声心动、Buerger 试验、下肢节段性测压和测压运动试验、下肢动脉彩超、CT 血管造影（CTA）或下肢动脉造影。

2. 检查目的及注意事项

（1）血常规、生化全项、凝血功能、感染筛查、心电图、超声心动，详见"第一章外科健康教育总论第一节外科常见检查"。

（2）Buerger 试验

1）目的：明确肢体缺血情况。

2）注意事项：检查过程中按照医生要求进行配合即可。

（3）下肢节段性测压和测压运动试验

1）目的：踝/肱指数（ABI）正常 ≥1，ABI<0.8 时可出现间歇性跛行，ABI<0.4 时，可能出现静息痛。踝部动脉收缩压在 30mmHg 以下时，很快出会现静息痛、溃疡或者坏疽。

2）注意事项：无特殊准备。

（4）下肢血管彩超

1）目的：显示血管形态、内膜斑块的位置和厚度等，是首选的检查。

2）注意事项：无特殊准备。

（5）CT 血管造影（CTA）或下肢动脉造影

1）目的：显示动脉狭窄或闭塞的部位、范围、侧支及阻塞远侧动脉主干的情况，以确定诊断，指导治疗。动脉造影是诊断的"金标准"。

2）注意事项：检查前禁食 6~8 小时，检查前适当饮水，检查后多饮温开水，应大于 1000ml。

【围术期指导】

1. 术前准备及注意事项

（1）戒烟：烟中尼古丁及 CO 对血管可产生不良影响。

（2）足部及患肢保护

1）适当保暖，患肢用棉质的保暖套保，禁止热敷。

2）患肢处可放置支被架，避免被子直接压迫患肢，影响血液循环。

3）穿合脚鞋，皮肤瘙痒时不可要用手搔抓。

（3）活动：避免长时间维持同一姿势，以出现疼痛为活动量的指标；伴有溃疡或坏疽时应减少活动。

2. 手术搭桥术后注意事项

（1）心电监护：心电监护期间不可自行调节心电监护仪参数设置。如有心慌、呼吸困难等不适、电极片及导线脱落、监护仪报警，及时告知护士。

（2）术后体位：平卧位，患肢抬高 30°或膝下垫一软枕；恢复知觉后行足背伸屈运动，防止深静脉血栓的形成。

（3）患肢观察：患肢如疼痛剧烈、麻木、苍白、皮肤温度下降等症状出现，应立即告知医护人员。

（4）引流管保护：①注意保持引流管的通畅，勿打折、受压；②术后 24 小时内如发现血液引流过多应及时告知医护人员；③卧床时应将引流装置固定在床侧面；④下床时，应先将引流装置固定于衣服下角，不可过高，以防逆流。

（5）早期下床活动

1）手术当天可床上更换体位、活动上下肢，但避免关节过屈挤压、扭曲血管。

2）待医生拔除引流管后，则可进行适当活动：①缓慢坐起，在协助下进行洗漱、进食等自我护理；②无不适可在他人协助下先床旁坐起，然后站立；③无不适可进行床旁活动；④在可以耐受的情况下每天可慢速行走，逐渐增加距离。

3）站立、行走应循序渐进，量力而行，如出现不适，及时告知医护人员。

3. 介入术后注意事项

（1）心电监护：心电监护期间不可自行调节心电监护仪参数设置。如有心慌、呼吸困难等不适，电极片及导线脱落，监护仪报警，请及时告知护士。

（2）术后体位：绝对卧床 12 小时，术侧肢体严格制动 6 小时，6 小时后可在床上进行侧身；患肢不可屈曲；待拆除加压绷带后即可下床活动。

（3）患肢保护

1）返回病房可做足背伸屈运动，以利小腿深静脉回流。

2）观察伤口有无渗血及患肢的皮肤温度、颜色，疼痛较术前是否有缓解；如出现患肢剧烈疼痛、麻木、苍白、皮温下降，应及时告知医护人员。

（4）自我观察：穿刺部位伤口如有渗血，应及时告知医护人员。

【用药指导】

1. 抗生素　如β-内酰胺类抗生素。

（1）目的：预防、控制感染。

（2）方法：静脉输液。

（3）不良反应：少数情况下发生过敏反应、毒性反应。

（4）注意事项：用药如有不适，如胸闷、恶心、皮疹等，及时告知医护人员。

2. 血管扩张药　如前列地尔、β-七叶皂苷、马来酸桂哌齐特。

（1）目的：扩张血管、改善局部循环、活血化瘀、消肿。

（2）方法：遵医嘱给药。

（3）注意事项：用药期间如出现头痛、胸闷、恶心、皮疹等应及时告知医护人员。

3. 抗血小板聚集、抗凝药　如阿司匹林、肝素、华法林。

（1）目的：防止血栓形成。

（2）方法：遵医嘱给药。

（3）注意事项：如有皮下出血、牙龈出血、球结膜出血、黑便、皮肤不明原因的出血点或片状瘀青等，及时告知医护人员。

【出院指导】

1. 戒烟。

2. 保护患肢

（1）穿合适鞋，避免外伤，选择宽松的棉制鞋袜并勤更换。

（2）每天洗脚前先用手试水温，不可用脚测水温。洗脚后仔细检查皮肤有无变化，不可用力搓揉足部。

（3）出现溃疡或坏疽时禁止洗脚。

（4）尽量避免关节过度弯曲，以免影响血供。

3. 饮食

（1）低盐饮食：忌食咸菜、酱豆腐、甜面酱、咸肉、腊肠及各种荤素罐头。

（2）低脂饮食：大米、小麦、瘦肉、鸭肉、草鱼、鲫鱼、大黄鱼、海蜇头、脱脂奶、豆制品等。

（3）食物烹调可采用蒸、卤、煮、烩等方式。

4. 用药　使用抗凝药，请务必遵医嘱用法用量，不要自行增减。日常生活中，观察有鼻腔出血、牙龈出血、黑便、皮肤不明原因的出血点或片状瘀青，尽早就诊。

5. 如体内带有支架请于 MRI 检查前告知工作人员，以免发生移位。邻近关节部位支架术后可能会出现异物感等不适，属正常现象。

6. 既往有糖尿病史，按时服用降糖药物或注射胰岛素，并定期监测血糖，制订适合自己的饮食、运动方案，并长期坚持。

7. 复查

（1）搭桥术后复查：出院后两周复查一次；连续抽血三次凝血功能正常、病情稳定改为 1 个月一次；连续抽血三次复查凝血功能正常、病情稳定可改为 3 个月一次；病情稳定改为半年一次；以后终身定期为半年复查一次。

（2）介入术后复查：出院后分别为 1 个月、3 个月、6 个月、一年复查，病情平稳每年复查一次。

（李俊梅　李建霞）

第五章

胸外科疾病健康教育

第一节 肺 癌

【概述】

肺癌（lung cancer）大多数起源于支气管黏膜上皮，因此也称为支气管肺癌（broncho-pulmonary carcinoma）。肺癌的发病率和死亡率正在迅速上升，而且是世界性的趋势。肺癌患者，男女之比（3∶1）～（5∶1），发病年龄大多在 40 岁以上。肺癌病因尚不完全明确，可能与吸烟、职业暴露（长期接触石棉、铬、镍等）、大气污染、烟尘等外部因素，以及免疫、代谢、遗传、肺部慢性感染等内在因素有关。

【临床表现】

肺癌临床表现与癌肿部位、大小、是否侵及邻近器官以及有无转移等情况有密切关系。

1. 早期 特别是周围型肺癌多无症状。癌肿增大后，常出现以下症状。

（1）刺激性咳嗽：癌肿在支气管黏膜下生长引起刺激性咳嗽，大多为干咳或有少量白色泡沫痰，易被误认为"伤风感冒"。

（2）咳痰：通常为痰中带血点、血丝，偶或断续地少量咯血；大量咯血仅见于少数支气管腺瘤病例。

（3）其他症状：癌肿长大引起较大的支气管不同程度阻塞时，发生阻塞性肺炎和肺不张，可出现胸闷、胸痛、气促、发热等症状。

2. 晚期 除食欲减退，体重减轻，倦怠及乏力等全身症状外，可出现肿瘤压迫、侵犯邻近器官、组织或发生远处转移时的征象。

（1）压迫或侵犯膈神经，引起同侧膈肌麻痹。

（2）侵犯喉返神经，引起声带麻痹。

（3）压迫上腔静脉引起面、颈部水肿和上胸部静脉怒张。

（4）侵犯胸膜，可以引起胸腔积液。

（5）癌肿侵入纵隔，累及食管，可引起吞咽困难。

（6）上叶顶部肺癌或肺上沟瘤，可侵入和压迫位于胸廓上口的器官或组织，产生胸痛、颈静脉或上肢静脉怒张、水肿、臂痛和上肢运动障碍，同侧上眼睑下垂，瞳孔缩小，眼球内陷，面部无汗等颈交感神经综合征。

（7）非转移的全身症状：如骨关节病综合征、库欣综合征、重症肌无力、男性乳腺增大、多发性肌肉神经痛等。这些症状在切除肿物后可能消失。

【检查指导】

1. 检查项目 尿便常规、血常规、生化全项、凝血功能、血型、感染筛查、心电图、肿瘤标志物检查、肺功能测定、动脉血气分析、痰细胞学检查、纤维支气管镜检查及活检、胸片、胸部 CT（平扫、增强扫描）、腹部超声或 CT、全身骨扫描。

2. 检查目的及注意事项

（1）尿便常规、血常规、生化全项、凝血功能、血型、感染筛查、心电图，详见"第一章外科健康教育总论第一节外科常见检查"。

（2）肿瘤标志物

1）目的：部分肿瘤标志物对于肺癌的早期诊断、疗效监测和预后判断均有重要意义。

2）注意事项：抽血检查，不需空腹。

（3）肺功能测定

1）目的：对受检者呼吸生理功能的基本状况做评价，对于指导治疗、判断疗效和疾病康复、动态观察病情变化和预测预后、评估胸部大手术耐受性等有重要意义。

2）注意事项：测试前安静休息15分钟，配合医生指令完成检查。

（4）动脉血气分析

1）目的：判断呼吸功能。根据动脉血气分析值评价有无缺氧及缺氧程度；判断酸碱失衡类型。

2）注意事项：采血前保持安静，避免紧张或呻吟，以免影响结果。动脉穿刺采血完成拔针后，紧按压动脉穿刺部位3~5分钟，防止采血部位出血。

（5）痰细胞学检查

1）目的：肺癌表面脱落癌细胞随痰咳出，若在痰液中找到癌细胞即可诊断。

2）注意事项：痰细胞学检查阳性率与痰标本质量有关，因此应掌握留痰方法。①晨起漱口后，第一口痰弃去（除去喉部积痰），避免口腔及咽喉部脱落细胞的污染；②用力深咳，痰必须是从肺部气管内咳出的，唾液及鼻涕不能混入；③留痰量不少于1ml，吐入干净的痰标本盒中；④血丝样痰阳性率较高，水样痰为唾液需重新留取；⑤如痰量少或无痰，可用10%盐水加温至45℃左右雾化吸入后，将痰液咳出。

（6）纤维支气管镜检查及活检

1）目的：通过冲洗、刷检和活检采集肿瘤标本，用于显示活检支气管肿瘤。

2）注意事项：①严重高血压、心脏病、心肺功能不全者，主动脉瘤压迫食管者，食管入口处病变已造成阻塞、镜体无法通过导致观察比较困难者，尖锐异物或恶性病变造成食管穿孔者禁止行此项检查。②该检查有并发支气管痉挛、支气管哮喘、黏膜损伤，甚至食管穿孔的风险。有心脏病史及年老体弱者，将在心电监护行此项操作。③保持良好的精神状态，不要恐慌。④检查前 4～6 小时禁食水，以免检查时发生呕吐。⑤检查前刷牙漱口，取下义齿。⑥检查后有任何不适感及时告知医护人员。⑦如检查中行活检，检查后需进软食 1～2 天。

（7）X 线胸片正侧位

1）目的：是诊断肺癌的主要手段，可显示肺部阴影的位置、大小、形态及是否外侵。

2）注意事项：无需特殊准备，拍片时取下金属饰物或含金属的衣物，配合医生指令做吸气、屏气。

（8）胸部 CT（平扫、增强扫描）

1）目的：是诊断肺癌的主要手段，可显示肺部阴影的位置、大小、形态及是否外侵，另外可观察胸腔积液和肺炎情况。

2）注意事项：平扫 CT 无需特殊准备；增强 CT 检查前需禁食 4～6 小时，一位家属陪同签字。

（9）腹部超声或 CT

1）目的：明确有无腹腔脏器转移。

2）注意事项：空腹检查，一位家属陪同。CT 检查时取下金属物品。检查完毕观察 15 分钟，无不良反应即可离开。

（10）全身骨扫描

1）目的：是一种确认全身骨骼系统有无异常骨代谢灶的检查手段，主要用于寻找恶性肿瘤的骨转移灶。

2）注意事项：无需特殊准备。静脉注射显像剂后，多进水或饮料，注射显像剂 2 小时后饮水量应达到 500～1000ml；

检查前先排净尿液，以减少膀胱对图像的影响；检查时摘除金属物品；检查后注意尿液不要污染衣服和身体。

（11）PET-CT

1）目的：一次显像就可以获得各方位的断层图像，达到早期发现病灶和诊断疾病目的，有助于对肺癌进行分期和术前评估。目前PET-CT是肺癌定性诊断和分期最好、最准确的无创检查。

2）注意事项：①检查前禁食4~6小时，可饮白开水；②检查前需注意控制血糖，禁饮酒及含糖饮料，禁静脉输注葡萄糖注射液，禁做剧烈或长时间运动；③注射显影剂后安静休息，不走动、咀嚼或交谈；④检查前取下金属物品；⑤孕妇、情绪焦躁或情绪不稳定者不行此项检查；⑥检查后多饮水，加速显影剂代谢；⑦检查后24小时内不宜接触孕妇或儿童。

【围术期指导】

1. 术前准备及注意事项

（1）麻醉术后护理常规：详见"第一章外科健康教育总论第三节麻醉"。

（2）呼吸功能锻炼

1）目的：全麻后气管纤毛运动速率下降，故全麻后有明显的呼吸道分泌物增多、黏稠；另外开胸术后患者的肺活量下降，残气量增加，最大通气量明显减少，加之术后伤口疼痛，咳嗽无力，开胸术后极易发生肺不张和肺炎等呼吸道并发症。因此，需要在术前掌握腹式呼吸、咳嗽、咳痰的正确方法。

2）注意事项：①腹式呼吸：能加强胸、膈呼吸肌的肌力和耐力，且简便易行。腹式呼吸指吸气时腹部慢慢鼓起，呼气时最大限度地向内收缩腹部的呼吸法。方法为两膝半屈（或在膝下垫一小枕头）使腹肌放松，用鼻子缓慢吸气时膈肌松弛，呼气时腹肌收缩。每天进行练习，每次5~15分钟，逐渐养成平稳而缓慢的腹式呼吸习惯。②缩唇呼气：缩唇呼气是以鼻吸气、缩唇呼气，即在呼气时收腹、胸部前倾，口唇缩成吹口哨状，使气体通过缩窄的口型缓缓呼出。吸气与呼气时间比为 1 : 2 或 1 : 3，要尽量做到深吸慢呼，缩唇程度以不感到费力为适度。每分钟呼吸 7～8 次，每天锻炼两次，每次 10～20 分钟。

（3）术前戒烟：长期吸烟会对气管、支气管黏膜造成持续刺激而导致呼吸道分泌物增多，而且香烟中的有毒物质使呼吸道抵抗力下降，甚至引起不同程度的慢性支气管炎，表现为对冷、热、异味刺激比一般人敏感，易出现咳嗽、咳痰等症状。加上手术打击、机体抵抗力下降，吸烟可导致术后肺部感染风险增加，所以术前应至少戒烟 2 周，术后必须戒烟。

（4）饮食：可选择高蛋白、高热量及维生素丰富的饮食；若血糖高，应在医护人员指导下合理膳食。

（5）自我观察：观察有无发热、咳嗽、咳痰、呼吸困难等，如出现发热等感染症状，及时告知医护人员。

2. 术后注意事项

（1）心电监护：心电监护期间不可自行调节心电监护仪参数设置。如有心慌、呼吸困难等不适，电极片及导线脱落，监护仪报警，及时告知护士。

（2）体位：术后返回病房后 6 小时内垫枕平卧，一般采取健侧卧位，全肺切除避免过度侧卧，可取健侧 1/4 侧卧；如无不适，应早期在床上活动上下肢，以防形成深静脉血栓。

（3）缓解疼痛：术后常规使用自控镇痛泵，变换体位、咳嗽等引起剧烈疼痛或疼痛加重时，可按镇痛泵按钮自行给药一次，最短给药时间间隔遵麻醉医生指导。如有恶心、呕吐等不适，及时告知医护人员，并将头偏向一侧，避免误吸。

（4）咳嗽、咳痰：咳嗽时用双手按压切口两侧，减少对切口的张力性刺激。如果痰液在气管上部，深吸气后屏气，然后以爆发的力量咳嗽，将痰液排出；痰液较深时，充分深吸气后再用力吐气，并尽量拉长尾音，以使痰液逐渐靠近咽部，而后再用力咳出。出现皮下气肿者，不宜用力剧烈咳嗽。

（5）叩背：咳嗽前由护士叩背，使存在于肺叶、肺段处的分泌物松动流至支气管中，便于排出。

（6）雾化吸入：术后常规氧气雾化吸入，氧流量为 6~8L/min，不可自行调节氧流量。雾化时保证面罩充分贴紧面部或将口含管前端含于口内，采用经口深吸气，屏气 1~2 秒，再用鼻呼气，使药液充分到达细支气管和肺内。一般取坐位或半卧位。

（7）吸氧：术后遵医嘱持续吸氧或用呼吸机辅助呼吸，吸氧时勿随意调节氧流量。室内严禁明火及放置易燃品。

（8）胸腔闭式引流管

1）目的：胸腔闭式引流是通过水封瓶虹吸作用，使胸膜腔内气体或液体及时引流出，避免外界空气和液体进入胸腔，从而维持胸膜腔内负压，促进肺复张。

2）注意事项：妥善安置胸腔闭式引流瓶，保持直立，避免踢碰；活动时引流管预留足够长度，避免牵拉；引流量不再增加、X 线胸片显示肺复张良好，由医生拔除胸腔闭式引流管；拔除后 24 小时内若伤口敷料渗血或出现胸闷、呼吸困难，不宜再用力咳嗽、咳痰，及时告知医护人员。

（9）早期下床活动

1）手术当天可在床上左右翻身、抬臀、踢腿。全肺切除的患者翻身的角度不宜不过大，不超过 45°，早期活动须慎重。

2）手术后第一天晨缓慢坐起，在协助下进行洗漱、进食等自我护理。

3）术后第一天上午、中午、下午，可在他人协助下下床活动。第一次下床仅在床边站立并活动下肢，反复活动几次无不适方可慢速行走，以 50m 内为宜；术后第二天可在病室外活动 100 米/次（约环形围绕护士站 1 圈），每天 3 次；术后第三天活动可增至 200 米/次，每天至少 5 次。

4）站立、行走应循序渐进，量力而行。如出现不适，及时告知医护人员。

（10）饮食：术后 6 小时无恶心、呕吐可分次少量饮水。术后第一天晨进流食或软食，如米汤、蛋羹等；如无不适，可过渡为普食，适当增加营养改善营养状况。

（11）预防肺部感染

1）保持病室环境整洁，空气新鲜、洁净，尽量减少家属探视。

2）呼吸功能锻炼：详见本节"术前准备及注意事项"。

3）每天进行常规口腔清洁，以保持良好地口腔卫生状况。

4）进食时保持坐位或半卧位，以免误吸。

（12）尿管护理：尿管留置期间保持尿管通畅，避免牵拉；尿管拔除前先夹闭尿管，约每 2 小时开放一次，练习膀胱功能，尿管拔除后多饮水，预防泌尿系感染。

（13）全肺切除术注意事项

1）全肺切除术后 48~72 小时持续低流量吸氧，防止低氧血症。

2）胸腔闭式引流管一般呈夹闭状态，以保证患侧胸腔内有一定液体，减轻或纠正纵隔移位，医生会酌情放出适量气体或引流液体，切勿自行打开引流管。

3）全肺切除后输液速度不宜过快，以防心脏前负荷过重导致肺水肿，故不可自行调节输液速度。

4）准确记录 24 小时出入量。

5）根据病情进行活动，切不可活动过早、过量。

3. 康复指导及康复训练

（1）目的：预防术侧肩膀发生疼痛性硬化、肩关节黏滞

（冰冻肩）、脊柱侧弯等并发症，可以增进肌肉力量。

（2）注意事项

1）以健肢握住患肢掌面朝内，把手臂向上、前伸展，然后举手臂过头，做一次深度吸气，手臂放下时缓缓地呼气，重复5次。

2）手臂向旁侧、向上、向下做波浪运动。

3）把手臂放两侧，手臂侧举、上举后高举过头，这两种运动可在床上实施。

4）坐位时，两手握拳置于肩关节处，以肩关节为支点，两手向前或向后，各画圈10次。

【用药指导】

1. 抗生素　如 β-内酰胺类抗生素。

（1）目的：预防、控制感染。

（2）方法：静脉输液。

（3）不良反应：少数情况下发生过敏反应、毒性反应。

（4）注意事项：输液时如有不适，如胸闷、恶心、皮疹等，及时告知医护人员。

2. 平喘药　如氨茶碱注射液或氨茶碱片。

（1）目的：缓解支气管平滑肌痉挛，使其松弛和扩张，缓解呼吸困难症状。

（2）方法：口服、静脉。

（3）不良反应

1）肌肉震颤、心率加快、心律失常、头痛、低钾血症等。

2）口咽干燥、口味改变。过量时可减少呼吸道分泌，抑制纤毛运动，有可能加重呼吸道阻塞。

3）胃肠道、心血管系统症状。中枢神经兴奋引起失眠、抽搐甚至死亡。

（4）注意事项

1）宜睡前服用；多饮水。

2）氨茶碱宜清晨服用。

3）忌与牛奶同服；禁食牛肉、鸡蛋；禁同时服用红霉素。

4）禁止饮酒。

5）用平喘药后忌开车。

3. 祛痰药

（1）恶心性和刺激性祛痰药：如氯化铵、愈创甘油醚。

1）目的：反射性地促进呼吸道腺体的分泌增加，从而使黏痰稀释便于咳出。

2）方法：口服。

3）不良反应：有恶心、呕吐等胃肠道反应；过量服用可致高氯性酸中毒，低血钾及低血钠；偶见恶心，胃肠不适。

4）注意事项：肝肾功能不全慎用；与金霉素、新霉素、呋喃妥因、磺胺嘧啶，华法林呈配伍禁忌；急性胃肠炎、肺出血、肾炎患者禁用。

（2）痰液溶解剂：如乙酰半胱氨酸。

1）目的：稀释液化黏痰，使之易于咳出。

2）方法：口服、喷雾。

3）不良反应：偶可引起咳嗽、支气管痉挛、呕吐、恶心、胃炎等不良反应，一般减量即可缓解。如遇恶心、呕吐严重可暂停服药。

4）注意事项：支气管哮喘患者禁用；不宜与金属、橡胶、氧化剂接触，喷雾器要采用玻璃或塑料制品；应用时应临时溶解，剩余的溶液需保存在冰箱内，48小时内用完。

（3）黏液调节剂：如盐酸溴己新、羧甲司坦。

1）目的：稀释痰液，使之易于咳出。

2）方法：口服。

3）不良反应：偶有轻度头晕、恶心、胃部不适、腹泻、胃肠道出血、皮疹等不良反应；偶见血清氨基转移酶短暂升高，但能自行恢复。

4）注意事项：胃炎患者或胃溃疡患者，十二指肠溃疡患者慎用；宜饭后服用；服用该品时注意避免同时应用强镇咳药，以免稀化的痰液堵塞呼吸道。

4. 止血药　如注射用尖吻蝮蛇血凝酶。

（1）目的：加速血液凝固或降低毛细血管通透性，止血。

（2）方法：**静脉输液**。

（3）不良反应：可能出现面色苍白、心悸、出汗、恶心、腹痛、呼吸困难等不良反应。

（4）注意事项：输液时若出现不适，及时告知医护人员。

5. 止疼药　如氟比洛芬酯注射液、氨酚氢考酮片。

（1）目的：术后及癌症镇痛，各种原因引起的中、重度急慢性疼痛。

（2）方法：**静脉输液、口服**。

（3）不良反应：静脉输液偶见注射部位疼痛及皮下出血、恶心呕吐、血压上升、瘙痒等症状。口服药偶有呼吸抑制、过敏反应。

（4）注意事项：静脉输液时尽可能缓慢给药，根据需要使用镇痛泵。氨酚羟考酮片成人常规剂量每 6 小时服用一片，不再需要治疗时应平稳递减剂量以防身体依赖出现戒断症状。

6. 增强免疫力　如注射用胸腺五肽。

（1）目的：增强免疫功能，辅助肿瘤治疗。

（2）用法：肌内注射。

（3）不良反应：偶见恶心、发热、头晕、胸闷、无力等不良反应。

（4）注意事项

1）接受免疫抑制治疗者（如器官移植受者）慎用；

2）慢性乙型肝炎者治疗期间定期检查肝功能；

3）18 岁以下慎用。

【出院指导】

1. 复查术后 2 年内 3~6 个月复查一次，2~5 年内每 6 个月复查一次，五年后每年复查一次。

2. 保护呼吸道

（1）严格戒烟。

（2）适当进行体能锻炼，注意气候变化，尽量不到人群密集的公共场所，避免感冒。

（3）经常开窗通风，保持空气清新，不在空气污浊的场所停留，避免吸入二手烟。

（4）尽量避免在雾霾、风沙等空气质量差时外出，如需外出最好佩戴口罩。

（5）发生上呼吸道感染，及时就医治疗，以免发生肺炎。

3. 养成良好的生活和饮食习惯　保证充足的睡眠，避免过度劳累、紧张，适量运动；饮食宜清淡并保证营养，多食优质蛋白、富含维生素的食物，避免进食刺激性食物。

4. 伤口护理

（1）拔出胸腔闭式引流管后 7~10 天拆除伤口缝线。

（2）伤口不适感可持续数月，必要时遵医嘱服止痛药。

（3）保持皮肤清洁，可擦浴后淋浴，盆浴时避免污染伤口。

5. 自我观察　若有伤口疼痛、剧烈咳嗽及咯血等症状，立即就诊。

（郭红艳　王玉英）

第二节　肺大疱

【概述】

先天性肺大疱是由于先天性支气管发育异常，黏膜皱襞呈瓣膜状，软骨发育不良，引起活瓣作用所致。可也由于感染引起，细支气管炎症、水肿、黏液堵塞，形成局部阻塞活瓣作用。发生在胸膜下的称为胸膜下肺大疱，发生在肺内的称为肺内大疱。大疱壁薄，体积增大时压迫周围肺组织，形成肺不张。

【临床表现】

一般症状轻微，巨大肺大疱可引起胸闷、气短。肺大疱破裂可引起自发性气胸，产生呼吸困难、胸痛、咳嗽等症状。继发感染可引起咳嗽、咳痰等症状。

【检查指导】

1. 检查项目　尿便常规、血常规、生化全项、凝血功能、血型、感染筛查、心电图、超声心动、X线胸片、胸部 CT。

2. 检查目的及注意事项

（1）尿便常规、血常规、生化全项、凝血功能、血型、感染筛查、心电图、超声心动，详见"第一章外科健康教育总论第一节外科常见检查"。

（2）X线胸片

1）目的：是诊断肺大疱最好的方法。

2）注意事项：无需特殊准备，拍片时取下金属饰物或含金属的衣物，配合医生指令做吸气、屏气动作。

（3）胸部 CT

1）目的：发现胸膜下普通胸片不易显示的直径在 1cm 以下的肺大疱，可与气胸相鉴别。

2）注意事项：平扫 CT 无需特殊准备；增强 CT 检查前需禁食 4~6 小时，一位家属陪同签字。

【围术期指导】

1. 术前准备及注意事项

（1）术前常规准备详见"第一章外科健康教育总论第四节外科手术前后"。

（2）抗感染：继发感染或合并支气管肺炎时需使用抗生素治疗。

（3）饮食：多食富含蛋白、维生素、微量元素的食物（如豆制品、瘦肉、动物肝脏、水果、蔬菜等）。忌辛辣刺激性食物（如葱、姜、花椒、桂皮、辣椒等），忌油煎、烧烤等热性食物及油腻、黏滞生痰的食物。

（4）严格戒烟限酒。

（5）吸氧：为缓解缺氧症状，需遵医嘱吸氧时，不可随意调节氧流量，室内严禁明火及放置易燃品。

2. 术后注意事项

（1）心电监护：心电监护期间不可自行调节心电监护仪参数设置。如有心慌、呼吸困难等不适，电极片及导线脱落，监护仪报警，及时告知护士。

（2）术后体位：完全清醒后即可改变30°斜坡位。早期可取半坐卧位，以使膈肌下降，有利于呼吸。

（3）吸氧：术后遵医嘱吸氧，吸氧时切勿自行随意调节氧流量，室内严禁明火及放置易燃物品。

（4）缓解疼痛：单纯一侧胸腔镜下肺大疱结扎术疼痛较轻，而双侧同期手术及行胸膜固定术者疼痛稍重。术后常规使用自控镇痛泵，变换卧位、咳嗽等引起剧烈疼痛或疼痛加重时，可按镇痛泵按钮自行给药一次，最短给药时间间隔遵麻醉医师指导。如有恶心、呕吐等不适，及时告知医护人员，并将头偏向一侧，避免误吸。

（5）术后活动：术后生命体征平稳即可变换体位，以利于胸腔闭式引流；早期即可左右翻身、抬臀、踢腿，以预防下肢深静脉血栓及骶尾部皮肤持续受压。

（6）咳嗽、咳痰：咳嗽时用双手按压保护切口，减少对切口的张力性刺激。如果痰液在气管上部，深吸气后屏气，然后以爆发的力量咳嗽，将痰液排出；痰液较深时，充分深吸气后再用力吐气，并尽量拉长尾音，以使痰液逐渐靠近咽部，而后再用力咳出。当出现肺泡漏气时，有痰时需排出但不宜用力咳嗽。

（7）尿管护理：尿管留置期间保持尿管通畅，避免牵拉，损伤尿道，尿管拔除前先夹闭尿管，每2小时开放一次，练习膀胱功能，尿管拔除后多饮水，预防泌尿系感染。

（8）胸腔闭式引流：妥善安置胸腔闭式引流瓶，保持直立，避免踢碰；活动时引流管预留足够长度，避免牵拉；引流量不再增加、X线胸片显示肺复张良好，由医生拔除胸腔闭式引流管；拔除后24小时内若伤口敷料渗血或出现胸闷、呼吸困难，不宜再用力咳嗽、咳痰，及时告知医护人员。

3. 康复指导及康复训练

（1）目的：预防术侧肩膀发生疼痛性硬化、肩关节黏滞（冰冻肩）、脊柱侧弯等并发症，可以增进肌肉力量。

（2）注意事项：

1）以健肢握住患肢掌面朝内，把手臂向上、前伸展，然后举手臂过头，做一次深度吸气，手臂放下时缓缓地呼气，重复5次。

2）手臂向旁侧、向上、向下做波浪运动。

3）把手臂放两侧，手臂侧举、上举后高举过头，这两种运动可在床上实施。

4）坐位时，两手握拳置于肩关节处，以肩关节为支点，两手向前或向后，各画圈10次。

【用药指导】

1. 抗生素 如β-内酰胺类抗生素。

（1）目的：手术前后预防、控制感染。

（2）方法：静脉输液。

（3）不良反应：少数情况下发生过敏反应、毒性反应。

（4）注意事项：输液时如有不适，如胸闷、恶心、皮疹

等，及时告知医护人员。

2. 平喘药　如氨茶碱注射液或氨茶碱片。

（1）目的：缓解支气管平滑肌痉挛，使其松弛和扩张，缓解呼吸困难症状。

（2）方法：口服、静脉。

（3）不良反应

1）肌肉震颤、心率加快、心律失常、头痛、低钾血症等。

2）口咽干燥、口味改变。过量时可减少呼吸道分泌，抑制纤毛运动，有可能加重呼吸道阻塞。

3）胃肠道、心血管系统症状。中枢神经兴奋引起失眠、抽搐甚至死亡。

（4）注意事项

1）宜睡前服用；多饮水。

2）氨茶碱宜清晨服用。

3）忌与牛奶同服；禁食牛肉、鸡蛋；禁同时服用红霉素。

4）禁止饮酒。

5）用平喘药后忌开车。

3. 祛痰药

（1）恶心性和刺激性祛痰药：如氯化铵；愈创甘油醚。

1）目的：反射性地促进呼吸道腺体的分泌增加，从而使黏痰稀释便于咳出。

2）方法：口服。

3）不良反应：有恶心、呕吐等胃肠道反应；过量服用可致高氯性酸中毒，低血钾及低血钠；偶见恶心、胃肠不适。

4）注意事项：肝肾功能不全慎用；与金霉素、新霉素、呋喃妥因、磺胺嘧啶，华法林呈配伍禁忌；急性胃肠炎、肺出血、肾炎患者禁用。

（2）痰液溶解剂：如乙酰半胱氨酸。

1）目的：液化黏痰，使之易于咳出。

2）方法：口服、喷雾。

3）不良反应：偶可引起咳嗽、支气管痉挛、呕吐、恶心、胃炎等不良反应，一般减量即可缓解。如遇恶心、呕吐严重可暂停服药。

4）注意事项：支气管哮喘患者禁用；不宜与金属、橡胶、氧化剂接触，喷雾器要采用玻璃或塑料制品；应用时应临时溶解，剩余的溶液需保存在冰箱内，48小时内用完。

（3）黏液调节剂：如盐酸溴己新、羧甲司坦。

1）目的：稀释痰液，使之易于咳出。

2）方法：口服。

3）不良反应：偶有轻度头晕、恶心、胃部不适、腹泻、胃肠道出血、皮疹等不良反应；偶见血清氨基转移酶短暂升高，但能自行恢复。

4）注意事项：胃炎患者或胃溃疡患者，十二指肠溃疡患者慎用；宜饭后服用；服用该品时注意避免同时应用强镇咳药，以免稀化的痰液堵塞呼吸道。

4. 止血药 如注射用尖吻蝮蛇血凝酶。

（1）目的：加速血液凝固或降低毛细血管通透性，止血。

（2）方法：静脉输液。

（3）不良反应：可能出现面色苍白、心悸、出汗、恶心、腹痛、呼吸困难等不良反应。

（4）注意事项：输液时若出现不适，及时告知医护人员。

5. 止痛药 如氟比洛芬酯注射液、氨酚氢考酮片。

（1）目的：术后及癌症镇痛，各种原因引起的中、重度急慢性疼痛。

（2）方法：静脉输液、口服。

（3）不良反应：静脉输液偶见注射部位疼痛及皮下出血、

恶心呕吐、血压上升、瘙痒等症状。口服药偶有呼吸抑制、过敏反应。

（4）注意事项：静脉输液时尽可能缓慢给药，根据需要使用镇痛泵。氨酚羟考酮片成人常规剂量每 6 小时服用一片，不再需要治疗时应平稳递减剂量以防身体依赖出现戒断症状。

【出院指导】

1. 生活宜有规律，避免劳累、紧张，保证充足的睡眠。

2. 戒烟限酒。

3. 避免接触呼吸道感染患者，呼吸道疾病流行期尽量少到公共场所。

4. 增加营养，多食优质蛋白、富含维生素的食物，少食刺激性食物。

5. 适当锻炼，避免重体力劳动。

（郭红艳　王玉英）

第三节　胸腺瘤合并重症肌无力

【概述】

胸腺瘤为常见的前上纵隔原发性肿物。胸腺瘤合并重症肌无力者约 10%~50%。重症肌无力是一种自身免疫性疾病，发病率为 1/2 万~3/4 万，可发生在任何年龄，以青年女性和老年男性居多。第一个发病高峰在 20 岁，第二个高峰在 50 岁，男女比例为 1：2。

【临床表现】

肿瘤生长引起的临床表现：当肿瘤长到一定体积时，对周围器官压迫可出现胸痛、胸闷、咳嗽等症状。剧烈胸痛、短期内症状迅速加重、严重刺激性咳嗽、胸腔积液所致呼吸困难、心包积液引起心慌气短等提示恶性胸腺瘤或胸腺癌的可能。

重症肌无力是最常见的伴随症状。主要症状为横纹肌无力、疲乏、晨轻暮重、活动后加重、休息后减轻。肌无力发作，每天甚至每小时均有起伏。在疾病发展过程中，脑神经支配的肌肉最先受累，如上睑下垂、复视、面部缺乏表情、构音障碍、咀嚼无力等。四肢无力严重时妨碍梳头或上楼。呼吸肌无力是最严重、最危险的症状，严重者可导致呼吸衰竭。

【检查指导】

1. 检查项目　尿便常规、血常规、生化全项、凝血功能、血型、感染筛查、心电图、超声心动、X线胸片、胸部增强CT、抗胆碱酯酶药物试验、肌电图。

2. 检查目的及注意事项

（1）尿便常规、血常规、生化全项、凝血功能、血型、感染筛查、心电图、超声心动，详见"第一章外科健康教育总论第一节外科常见检查"。

（2）X线胸片

1）目的：检查纵隔宽度有无异常及有无肿物阴影。

2）注意事项：无需特殊准备，拍片时取出金属饰物或含金属的衣物，配合医生指令做吸气、屏气动作。

（3）胸部增强CT

1）目的：为诊断胸腺瘤的主要手段，可呈现实肿瘤的位置、大小、形态及是否外侵，另外可观察胸腔积液和炎症情况。

2）注意事项：检查前需禁食4~6小时，一位家属陪同签字。

（4）抗胆碱酯酶药物试验

1）目的：协助诊断重症肌无力及辨别重症肌无力危象的性质。

2）注意事项：有冠心病者禁忌作肌内注射；试验过程中会有不适，尽量保持放松，配合医护人员操作。

（5）肌电图

1）目的：鉴别神经源性和肌源性病变，了解神经损伤程度、部位和再生情况，为制订康复治疗计划提供依据。

2）注意事项：检查前一天尽量洗头、洗澡；检查时放松，配合医生操作。

【围术期指导】

1. 术前指导及注意事项

（1）术前常规准备详见"第一章外科健康教育总论第四节外科手术前后"。

（2）休息：充分休息，病情进行性加重时需卧床休息。

（3）饮食：高热量、高蛋白、高维生素饮食，避免干硬和粗糙食物。吞咽困难或咀嚼无力者给予流食或半流食，必要时留置胃管鼻饲饮食。

（4）控制症状：严格按医嘱要求时间服用抗胆碱酯酶药物，服药后 30 分钟再进食。避免疲劳、受凉、感染、创伤或情绪波动，以免诱发肌无力。

（5）清除活动范围内的障碍物，避免碰撞。

（6）准备纸、笔、提示板等交流工具，不能说话时用纸笔与医护人员交流。

2. 术后注意事项

（1）心电监护：心电监护期间不可自行调节心电监护仪参数设置。如有心慌、呼吸困难等不适，电极片及导线脱落，监护仪报警，及时告知护士。

（2）体位：术后返回病房后 6 小时内垫枕平卧，一般采取平卧或健侧卧位。

（3）缓解疼痛：术后常规使用自控镇痛泵，变换体位、咳嗽等引起剧烈疼痛或疼痛加重时，可按镇痛泵按钮自行给药一次，最短给药时间间隔遵麻醉医生指导。如有恶心、呕吐等不适，及时告知医护人员，并将头偏向一侧，避免误吸。

（4）咳嗽、咳痰：咳嗽时用双手按压切口两侧，减少对切口的张力性刺激。如果痰液在气管上部，深吸气后屏气，然后以爆发的力量咳嗽，将痰液排出；痰液较深时，充分深吸气后再用力吐气，并尽量拉长尾音，以使痰液逐渐靠近咽部，而后再用力咳出。出现皮下气肿者，不宜用力剧烈咳嗽。

（5）叩背：咳嗽前由护士叩背，使存在于肺叶、肺段处的分泌物松动流至支气管中，便于排出。

（6）雾化吸入：术后常规氧气雾化吸入，氧流量为 6～8L/min，不可自行调节氧流量。雾化时保证面罩充分贴紧面部或将口含管前端含于口内，采用经口深吸气，屏气 1～2 秒，再用鼻呼气，使药液充分到达细支气管和肺内。一般取坐位或半卧位。

（7）吸氧：术后遵医嘱持续吸氧或用呼吸机辅助呼吸，吸氧时勿随意调节氧流量。室内严禁明火及放置易燃品。

（8）胸腔闭式引流管

1）目的：胸腔闭式引流是通过水封瓶虹吸作用，使胸膜腔内气体或液体及时引流出，避免外界空气和液体进入胸腔，从而维持胸膜腔内负压，促进肺复张。

2）注意事项：妥善安置胸腔闭式引流瓶，保持直立，避免踢碰；活动时引流管预留足够长度，避免牵拉；引流量不再增加、X 线胸片显示肺复张良好，由医生拔除胸腔闭式引流管；拔除后 24 小时内若伤口敷料渗血或出现胸闷、呼吸困难，不宜再用力咳嗽、咳痰，及时告知医护人员。

（9）尿管护理：尿管留置期间保持尿管通畅，避免牵拉，损伤尿道，尿管拔除前先夹闭尿管，每 2 小时开放一次，练习膀胱功能，尿管拔除后多饮水，预防泌尿系感染。

（10）早期下床活动：早期可在床上翻身、活动上下肢。待肌力恢复后再逐步坐起，下床活动。活动过程应循序渐进，避免过度劳累。

（11）饮食：手术当天暂不进食，术后第一天晨进流食，无吞咽困难、反流可进普食，避免干硬和粗糙的食物。吞咽无力或有反流者留置胃肠营养管，经营养管灌注。

（12）服药：术后肌无力症状不能立刻缓解，需继续服用抗胆碱酶药物。严格按医嘱要求时间服药，服药后 30 分钟再进食。

【用药指导】

1. 加重或诱发重症肌无力的药物　包括吗啡类镇痛药，麻醉药如氯胺酮、利多卡因、普鲁卡因，肌肉松弛剂如箭毒，抗风湿药如 D-青霉胺，肾上腺能阻断剂如普萘洛尔、氧烯洛尔，抗癫痫药如苯妥英钠、卡马西平等，抗精神病药及镇静安眠药。尽量避免使用，以防诱发肌无力发作。

2. 抗生素　避免使用可诱发重症肌无力的抗生素，可选择 β-内酰胺类抗生素。

（1）目的：预防、控制感染。

（2）方法：静脉输液。

（3）不良反应：少数情况下发生过敏反应、毒性反应。

（4）注意事项：输液时如有不适，如胸闷、恶心、皮疹等，及时告知医护人员。

3. 平喘药　如氨茶碱注射液或氨茶碱片。

（1）目的：缓解支气管平滑肌痉挛，使其松弛和扩张，缓解呼吸困难症状。

（2）方法：口服、静脉。

（3）不良反应

1）肌肉震颤、心率加快、心律失常、头痛、低钾血症等。

2）口咽干燥、口味改变。过量时可减少呼吸道分泌，抑制纤毛运动，有可能加重呼吸道阻塞。

3）胃肠道、心血管系统症状。中枢神经兴奋引起失眠、抽搐甚至死亡。

（4）注意事项

1）宜睡前服用；多饮水。

2）氨茶碱宜清晨服用。

3）忌与牛奶同服；禁食牛肉、鸡蛋；禁同时服用红霉素。

4）禁止饮酒。

5）用平喘药后忌开车。

4. 祛痰药

（1）恶心性和刺激性祛痰药：如氯化铵、愈创甘油醚。

1）目的：反射性地促进呼吸道腺体的分泌增加，从而使黏痰稀释便于咳出。

2）方法：口服。

3）不良反应：有恶心、呕吐等胃肠道反应；过量服用可致高氯性酸中毒，低血钾及低血钠；偶见恶心，胃肠不适。

4）注意事项：肝肾功能不全慎用；与金霉素、新霉素、呋喃妥因、磺胺嘧啶，华法林呈配伍禁忌；急性胃肠炎、肺出血、肾炎患者禁用。

（2）痰液溶解剂：如乙酰半胱氨酸。

1）目的：液化黏痰，使之易于咳出。

2）方法：口服、喷雾。

3）不良反应：偶可引起咳嗽、支气管痉挛、呕吐、恶心、胃炎等不良反应，一般减量即可缓解。如遇恶心、呕吐严重可暂停服药。

4）注意事项：支气管哮喘患者禁用；不宜与金属、橡胶、氧化剂接触，喷雾器要采用玻璃或塑料制品；应用时应临时溶解，剩余的溶液需保存在冰箱内，48小时内用完。

（3）黏液调节剂：如盐酸溴己新、羧甲司坦。

1）目的：稀释痰液，使之易于咳出。

2）方法：口服。

3）不良反应：偶有轻度头晕、恶心、胃部不适、腹泻、胃肠道出血、皮疹等不良反应；偶见血清氨基转移酶短暂升高，但能自行恢复。

4）注意事项：胃炎患者或胃溃疡患者、十二指肠溃疡患者慎用；宜饭后服用；服用该品时注意避免同时应用强镇咳药，以免稀化的痰液堵塞呼吸道。

5. 抗胆碱酯酶药物　如溴吡斯的明片。

（1）目的：提高胃肠道、支气管平滑肌和全身骨骼肌的肌张力。

（2）用法：口服。

（3）不良反应：常见的有腹泻、恶心、呕吐、胃痉挛、汗及唾液增多等；接受大剂量治疗的重症肌无力者，常出现精神异常。

（4）注意事项

1）心律失常、房室传导阻滞、术后肺不张或肺炎慎用。

2）药量和用药时间需根据服药后效应而定。因此严格遵医嘱服药，尤其注意服药时间，不可提前或错后，以保证药效。

3）不能经口服下者，需研碎后经胃肠营养管灌入。

【出院指导】

1. 出院后随身带卡片，注明姓名、年龄、住址、诊断，目前所用药物和剂量，携带急救盒。

2. 在医生指导下合理使用药物，严格按时服药。

3. 戒烟。避免呼吸道感染，呼吸道传播疾病流行期间，尽量少到公共场所。

4. 生育年龄的妇女必须做好避孕工作，避免妊娠、人工流产等。

5. 术后半年到一年内可能有下肢酸痛或麻木感，之后会逐渐好转；进行适当的体育锻炼，增强体质。

（郭红艳　王玉英）

第四节　食　管　癌

【概述】

食管癌（esophageal carcinoma）是最常见的消化道肿瘤，我国是世界上食管癌高发地区之一，发患者数中男性多于女性，发病年龄多在40岁以上。食管癌病因尚不完全清楚，但与亚硝胺及真菌、遗传因素、营养不良及微量元素缺乏、进食粗糙食物、进食过热过快、食管慢性炎症、酗酒等因素有关。

【临床表现】

1. 早期　症状常不明显，在吞咽粗硬食物时可能有不同程度的不适感。

（1）咽下食物哽噎感，胸骨后烧灼样、针刺样或牵拉摩擦样疼痛。

（2）食物通过缓慢，并有停滞感或异物感。哽噎停滞感常通过吞咽液体后缓解或消失。

2. 进展期　典型的症状为进行性咽下困难，先是难咽干的食物，继而半流质，最后水和唾液也不能咽下。常吐黏液样痰，为下咽的唾液和食管的分泌物。逐渐出现消瘦、脱水、乏力。

3. 晚期　持续胸痛或背痛表示为晚期症状，癌已侵犯食管外组织。

（1）癌肿侵犯喉返神经，可出现声音嘶哑；

（2）压迫颈交感神经节，可产生 Horner 综合征。

（3）侵入气管、支气管，可形成食管、气管或支气管瘘，出现吞咽水或食物时剧烈呛咳。

（4）出现头痛、恶心、骨痛、肝大、皮下结节、颈部淋巴结肿大等提示远处转移的可能。

【检查指导】

1. 检查项目　尿便常规、血常规、生化全项、凝血功能、血型、感染筛查、超声心动、心电图、肺功能测定、血气分析、内镜检查及活检、胸部 X 线、上消化道造影、胸部 CT（平扫、增强扫描）、腹部超声或 CT。

2. 检查目的及注意事项

（1）尿便常规、血常规、生化全项、凝血功能、血型、感染筛查、心电图、超声心动，详见"第一章外科健康教育总论第一节外科常见检查"。

（2）肺功能测定

1）目的：对受检者呼吸生理功能的基本状况做评价，对于指导治疗、判断疗效和疾病康复、动态观察病情变化和预测预后、评估胸部大手术耐受性等有重要意义。

2）注意事项：测试前安静休息 15 分钟，配合医生指令完成检查。

（3）动脉血气分析

1）目的：判断呼吸功能。根据动脉血气分析值评价有无缺氧及缺氧程度；判断酸碱失衡类型。

2）注意事项：采血前保持安静，避免紧张或呻吟，以免影响结果。动脉穿刺采血完成拔针后，紧按压动脉穿刺部位 3~5 分钟，防止采血部位出血。

（4）X 线钡餐造影

1）目的：用来诊断可疑食管癌，是影像学诊断的首选。

2）注意事项：①检查前 24 小时内及检查期间，禁服影响胃肠道功能或 X 线显影的药物，如碘、钙、铁等制剂；②检查时最好穿没有钮扣的内衣；③检查前晚餐照常，午夜后不进任何饮食，按预约时间到检查地点；④遵医嘱服钡餐；⑤检查后经医生同意可进食水；⑥检查完毕后应大量饮水，尽快排出钡餐；⑦检查完毕后可能会排出白色粪便，属正常情况。

（5）胸部 CT

1）目的：胸部 CT 目前主要用于食管癌临床分期、确定治疗方案和治疗后随访，增强 CT 有利于提高诊断准确率。

2）注意事项：平扫 CT 无需特殊准备。增强 CT 检查前需禁食 4~6 小时，一位家属陪同签字。

（6）腹部 B 超

1）目的：主要用于发现腹部脏器、腹部及颈部淋巴结有无转移。

2）注意事项：检查前 1 天晚餐清淡饮食，检查当天禁食水。

（7）胸部 MRI 和 PET-CT

1）目的：MRI 和 PET-CT 有助于鉴别放化疗后肿瘤未控、复发和瘢痕组织；PET-CT 检查还能发现胸部以外更多的远处转移。

2）注意事项：①检查前 1 天洗澡洗头，穿棉质内衣；②检查前去除身上金属饰物，包括活动性义齿、手表、钥匙、磁卡等，置有心脏起搏器、金属人工心瓣膜者禁做此检查；③PET-CT 检查前禁食 4~6 小时，可饮白开水，控制血糖，注射造影剂后安静休息，检查前去除金属饰物，检查后 24 小时内不宜接触孕妇或儿童。

（8）食管镜

1）目的：是食管癌诊断中最重要的手段之一，对于食管癌的定性定位诊断和手术方案的选择有重要的作用，是拟行手术治疗者常规检查项目。

2）注意事项：①检查前 4 小时禁食、禁水；②检查前清洁口腔，取下活动性义齿。③检查后仍禁食 2 小时，待咽部麻木感消失后可进流质或半流质饮食。

【围术期指导】

1. 术前指导及注意事项

（1）术前常规准备详见"第一章外科健康教育总论第四节外科手术前后"。

（2）饮食：①饮食种类：根据具体病情选择营养丰富、搭配合理的食物；②饮食性状：吞咽功能尚可者可进普食，较差者可进半流食或流食；③避免进食冷食，因食管狭窄部位对冷食刺激十分敏感，易诱发食管痉挛，发生恶心呕吐等；④禁忌辛、辣、粗糙、烫的食物；⑤出现哽噎感时，不要强行吞咽，以免刺激局部癌组织疼痛、出血、扩散或转移；⑥完全不能进食者，静脉输注营养素期间不可自行调节。

（3）胃肠道准备：进食后有滞留或反流者，术前 3 天给予温盐水缓慢口服，减轻局部充血水肿，防止吻合口瘘。结肠代食管手术者，术前 3 天口服抗生素，如甲硝唑、庆大霉素或链霉素，术前 2 天进食无渣流食，术前 1 天晚清洁灌肠。需配合护士操作。

2. 术后指导及注意事项

（1）心电监护：心电监护期间不可自行调节心电监护仪参数设置。如有心慌、呼吸困难等不适，电极片及导线脱落，监护仪报警，及时告知护士。

（2）体位：术后返回病房后 6 小时内垫枕平卧，一般采取平卧位或非手术侧卧位。经胃管灌注营养或经口进食后，至少 30 分钟再取卧位。

（3）缓解疼痛：术后常规使用自控镇痛泵，变换体位、咳嗽等引起剧烈疼痛或疼痛加重时，可按镇痛泵按钮自行给药一次，最短给药时间间隔遵麻醉医生指导。如有恶心、呕吐等不适，及时告知医护人员，并将头偏向一侧，避免误吸。

（4）咳嗽、咳痰：咳嗽时用双手按压切口两侧，减少对切口的张力性刺激。如果痰液在气管上部，深吸气后屏气，然后以爆发的力量咳嗽，将痰液排出；痰液较深时，充分深吸气后再用力吐气，并尽量拉长尾音，以使痰液逐渐靠近咽部，而后再用力咳出。出现皮下气肿者，不宜用力剧烈咳嗽。

（5）叩背：咳嗽前由护士叩背，使存在于肺叶、肺段处的分泌物松动流至支气管中，便于排出。

（6）雾化吸入：术后常规氧气雾化吸入，氧流量为 6～8L/min，不可自行调节氧流量。雾化时保证面罩充分贴紧面部或将口含管前端含于口内，采用经口深吸气，屏气 1～2 秒，再用鼻呼气，使药液充分到达细支气管和肺内。一般取坐位或半卧位。

（7）吸氧：术后遵医嘱持续吸氧或用呼吸机辅助呼吸，吸氧时勿随意调节氧流量。室内严禁明火及放置易燃品。

（8）胸腔闭式引流管

1）目的：胸腔闭式引流是通过水封瓶虹吸作用，使胸膜腔内气体或液体及时引流出，避免外界空气和液体进入胸腔，从而维持胸膜腔内负压，促进肺复张。

2）注意事项：妥善安置胸腔闭式引流瓶，保持直立，避免踢碰；活动时引流管预留足够长度，避免牵拉；引流量不再增加、X 线胸片显示肺复张良好，由医生拔除胸腔闭式引流管；拔除后 24 小时内若伤口敷料渗血或出现胸闷、呼吸困难，不宜再用力咳嗽、咳痰，及时告知医护人员。

（9）尿管护理：尿管留置期间保持尿管通畅，避免牵拉；尿管拔除前先夹闭尿管，约每 2 小时开放一次，练习膀胱功能，尿管拔除后多饮水，预防泌尿系感染。

（10）留置胃管：由于食管手术和麻醉影响，术后消化道蠕动功能受到抑制，胃内容物排出不畅，需要留置胃管以引流胃内容物，留置胃管期间禁食禁水，以防胃内容物过多导致腹胀及其他并发症。留置胃管期间会有异物感，需要逐渐适应，勿抓、挠、拽胃管。

（11）饮食

1）排气并经上消化道造影提示吻合口愈合良好后，分次小量饮水，无异常次日可进食牛奶、豆浆、米汤等流质饮食；以后依次过渡为半流食、普食。

2）每次进食不宜过饱、过快，进食后不宜马上平卧休息。

3）休息时宜将上半身略垫高，以防食物反流。

【用药指导】

1. 抗生素　如头孢类抗生素联合甲硝唑。

（1）目的：预防、控制感染。

（2）方法：静脉输液。

（3）不良反应：少数情况下发生过敏反应、毒性反应。

（4）注意事项：输液时如有不适，如胸闷、恶心、皮疹等，及时告知医护人员。

2. 营养素　胃肠外营养如脂肪乳氨基酸（17）葡萄糖（11%）注射液，胃肠内营养如肠内营养混悬液（SP）、肠内营养乳剂（TP、TPF-T、TPF-D）。

（1）目的：补充人体每天必需的全部营养或部分营养。

（2）用法：静脉输液、管饲。

（3）不良反应：胃肠外营养液采用外周静脉输液时可能发生静脉炎。胃肠内营养液输注过快或严重超量时，可能出现恶心、呕吐或腹泻等胃肠道反应。

（4）注意事项：输注胃肠外营养时，对鸡蛋、大豆蛋白或处方中任一成分过敏者禁用，有重度高脂血症、严重肝功能不全、严重凝血功能障碍、电解质水平异常等者禁用，使用前混匀。胃肠外营养液不可静脉输注，使用前摇匀，宜从小剂量开始逐渐增加。

3. 平喘药　如氨茶碱注射液或氨茶碱片。

（1）目的：缓解支气管平滑肌痉挛，使其松弛和扩张，缓解呼吸困难症状。

（2）方法：口服、静脉。

（3）不良反应

1）肌肉震颤、心率加快、心律失常、头痛、低钾血症等。

2）口咽干燥、口味改变。过量时可减少呼吸道分泌，抑制纤毛运动，有可能加重呼吸道阻塞。

3）胃肠道、心血管系统症状。中枢神经兴奋引起失眠、抽搐甚至死亡。

（4）注意事项

1）宜睡前服用；多饮水。

2）氨茶碱宜清晨服用。

3）忌与牛奶同服；禁食牛肉、鸡蛋；禁同时服用红霉素。

4）禁止饮酒。

5）用平喘药后忌开车。

4. 祛痰药

（1）恶心性和刺激性祛痰药：如氯化铵；愈创甘油醚。

1）目的：反射性地促进呼吸道腺体的分泌增加，从而使黏痰稀释便于咯出。

2）方法：口服。

3）不良反应：有恶心、呕吐等胃肠道反应；过量服用可致高氯性酸中毒，低血钾及低血钠；偶见恶心，胃肠不适。

4）注意事项：肝肾功能不全慎用；与金霉素、新霉素、呋喃妥因、磺胺嘧啶，华法林呈配伍禁忌；急性胃肠炎、肺出血、肾炎患者禁用。

（2）痰液溶解剂：如乙酰半胱氨酸。

1）目的：液化黏痰，使之易于咳出。

2）方法：口服、喷雾。

3）不良反应：偶可引起咳嗽、支气管痉挛、呕吐、恶心、胃炎等不良反应，一般减量即可缓解。如遇恶心、呕吐严重可暂停服药。

4）注意事项：支气管哮喘患者禁用；不宜与金属、橡胶、氧化剂接触，喷雾器要采用玻璃或塑料制品；应用时应临时溶解，剩余的溶液需保存在冰箱内，48小时内用完。

（3）黏液调节剂：如盐酸溴己新、羧甲司坦。

1）目的：稀释痰液，使之易于咳出。

2）方法：口服。

3）不良反应：偶有轻度头晕、恶心、胃部不适、腹泻、胃肠道出血、皮疹等不良反应；偶见血清氨基转移酶短暂升高，但能自行恢复。

4）注意事项：胃炎患者或胃溃疡患者，十二指肠溃疡患者慎用；宜饭后服用；服用该品时注意避免同时应用强镇咳药，以免稀化的痰液堵塞呼吸道。

5. 止疼药　如氟比洛芬酯注射液、氨酚氢考酮片。

（1）目的：术后及癌症镇痛，各种原因引起的中、重度急慢性疼痛。

（2）方法：静脉输液、口服。

（3）不良反应：静脉输注偶见注射部位疼痛及皮下出血、恶心呕吐、血压上升、瘙痒等症状。口服药偶有呼吸抑制、过敏反应。

（4）注意事项：静脉输液时尽可能缓慢给药，根据需要使用镇痛泵。氨酚羟考酮片成人常规剂量每6小时服用一片，不再需要治疗时应平稳递减剂量以防身体依赖出现戒断症状。

【出院指导】

1. 复查　术后终生复查。90%的复发发生在术后3年内，因此无症状者建议术后2年内每3~4个月复查1次，第3~5年每6个月复查1次，5年以后每年1次。有症状者应及时复查。

2. 建立良好的饮食习惯

（1）严格戒烟、戒酒。

（2）注意平衡膳食，同时食用富含蛋白质的食物，以增强机体的免疫能力，如牛奶、鸡蛋、家禽等；多进食含维生素

A 和 C 丰富的新鲜蔬菜水果。

（3）禁食霉变、腌制食物，严禁饮烈性酒、浓茶、高浓度饮料等刺激性食物，避免过油及过粗糙的食物。

（4）食物质地应细软易消化，注意少食多餐，禁食硬质食物。

（5）多食抗肿瘤食品如胡萝卜、番茄、葱、蒜等。

（6）便秘者多饮水，多食膳食纤维，此外注意增加锻炼。

3. 带营养管出院的饮食指导

（1）食物灌注、匀浆膳制作方法：匀浆膳食即根据食谱将每餐所需要的食物如鸡肉、瘦肉、鱼、虾、蔬菜等清洗干净，去骨、去皮、去刺，切成小块煮熟或炒熟，鸡蛋煮熟去壳分成块，胡萝卜去皮煮熟后切成小块，全部混合，加适量水，用家用豆浆机搅成无颗粒糊状即可。

（2）每次灌注量 250~300ml，5~6 次/日，时间间隔大于 2 小时，并可根据吸收程度适当加饮果汁、牛奶、豆浆、蛋白粉等。

（3）营养液温度在 38℃左右为宜。

（4）灌注食物时应将床头抬高至少 30°，灌注后不要立即平卧，保证食物顺利进入胃内，以免引起反流和误吸。

（5）每周测量并记录营养管的长度，即营养管体位部分的长度。

4. 避免劳累、情绪紧张，保证充足的睡眠，保持良好的心态。

5. 自我观察

（1）进食后出现胸闷和呼吸困难的症状，可采取餐后 2 小时内取半卧位的方法缓解。若胸闷、呼吸困难不能缓解或进行性加重，及时就诊。

（2）若营养管意外的全部或部分脱出，不可自行回纳，立即就诊。

（郭红艳　王玉英）

第五节　贲门失弛缓症

【概述】

贲门失弛缓症是指吞咽时食管体部无蠕动，贲门括约肌松弛不良，表现为间断性吞咽困难。多见于 20～50 岁，女性稍多，缓慢起病，病程可长达数年。

【临床表现】

主要表现为间断性吞咽困难、胸骨后沉重感或阻塞感。症状时轻时重，发作常与精神因素有关。热食较冷食易于通过食管。食管扩大明显，可容纳大量液体及食物，在夜间可发生气管误吸，并发肺部感染。

【检查指导】

1. 检查项目　尿便常规、血常规、血型、凝血功能、生化全项、感染筛查、胸片、心电图、肺功能测定、上消化道钡剂造影和（或）胃镜。

2. 目的及注意事项

（1）尿便常规、血常规、生化全项、凝血功能、血型、感染筛查、心电图、超声心动，详见"第一章外科健康教育总论第一节外科常见检查"。

（2）肺功能测定

1）目的：对受检者呼吸生理功能的基本状况做评价，对于指导治疗、判断疗效和疾病康复、动态观察病情变化和预测预后、评估胸部大手术耐受性等有重要意义。

2）注意事项：测试前安静休息 15 分钟，配合医生指令完成检查。

（3）上消化道钡剂造影

1）目的：能显示胃肠道内腔和黏膜皱襞、形态和功能，对胃肠道常见病如溃疡、肿瘤等有重要诊断价值，是消化道肿瘤检查的首选和主要方法。

2）注意事项：检查前一天晚餐后禁食，空腹接受检查。

（4）胃镜

1）目的：判断消化道肿瘤的侵犯深度及判断有无淋巴结转移，判断外科手术切除的可能性。

2）注意事项：①检查前一天进食少纤维、低脂、易消化的食物，晚餐后禁食、禁水，空腹接受检查。②检查前口含咽部麻醉液，配合医生。③检查前和医生交流自己的症状，协助医生诊断；上检查床前放松腰带，解开领扣，取下义齿和眼镜，左侧卧位。④检查中配合医生做吞咽动作。⑤检查后 2 小时内禁食水，下一餐进软食。

【围术期指导】

1. 术前准备及注意事项

（1）术前常规准备详见"第一章外科健康教育总论第四节外科手术前后"。

（2）消化道准备：术前 3 天开始进流食，并在餐后口服庆大霉素生理盐水和甲硝唑冲洗食管，术前 1 天禁食；手术当天留置胃管，以高渗盐水冲洗食管。如食管内残留物多，禁食及食管冲洗时间将延长 1 天。

（3）饮食：可选择高蛋白、高热量及维生素丰富、易消化的饮食；若血糖高，应在医护人员指导下合理膳食。

（4）呼吸功能锻炼

1）目的：全麻后气管纤毛运动速率下降，故全麻后有明显的呼吸道分泌物增多、黏稠；另外开胸术后患者的肺活量下降，残气量增加，最大通气量明显减少，加之术后伤口疼痛，咳嗽无力，开胸术后极易发生肺不张和肺炎等呼吸道并发症。因此，需要在术前掌握腹式呼吸、咳嗽、咳痰的正确方法。

2）注意事项：①腹式呼吸：能加强胸、膈呼吸肌的肌力和耐力，且简便易行。腹式呼吸指吸气时腹部慢慢鼓起，呼气时最大限度地向内收缩腹部的呼吸法。方法为两膝半屈（或在膝下垫一小枕头）使腹肌放松，用鼻子缓慢吸气时膈肌松弛，呼气时腹肌收缩。每天进行练习，每次 5~15 分钟，逐渐养成平稳而缓慢的腹式呼吸习惯。②缩唇呼气：缩唇呼气是以鼻吸气、缩唇呼气，即在呼气时收腹、胸部前倾，口唇缩成吹口哨状，使气体通过缩窄的口型缓缓呼出。吸气与呼气时间比为 1：2 或 1：3，要尽量做到深吸慢呼，缩唇程度以不感到费力为适度。每分钟呼吸 7~8 次，每天锻炼两次，每次 10~20 分钟。

（5）术前戒烟：长期吸烟会对气管、支气管黏膜造成持续刺激而导致呼吸道分泌物增多，而且香烟中的有毒物质使呼吸道抵抗力下降，甚至引起不同程度的慢性支气管炎，表现为对冷、热、异味刺激比一般人敏感，易出现咳嗽、咳痰等症状。加上手术打击、机体抵抗力下降，吸烟可导致术后肺部感染风险增加，所以术前应至少戒烟 2 周，术后必须戒烟。

2. 术后注意事项

（1）留置胃管及饮食

1）术后 1 天下床活动，肠排气后告知医护人员。

2）术中无黏膜破损，术后 2 天可饮水（经胸手术者可饮水前口服亚甲蓝证实无消化道瘘），术后 3 天可进流食。

3）如术中黏膜破损，则在术后 5 天行上消化道泛影葡胺造影，确认无消化道瘘后开始进流食。

（2）体位：生命体征平稳后取舒适的半卧位或斜坡卧位，使膈肌下降，以利于呼吸，并能减轻切口张力，使疼痛缓解。

（3）早期活动：①手术当天即可床上翻身活动上下肢；②病情许可的情况下，术后第一天开始下床活动，先坐于床边，再缓慢站立，慢步行走，逐步增加活动量，以促进胃肠功能恢复。

（4）心电监护：心电监护期间不可自行调节心电监护仪

参数设置。如有心慌、呼吸困难等不适，电极片及导线脱落，监护仪报警，及时告知护士。

（5）吸氧：术后遵医嘱持续吸氧，吸氧时勿随意调节氧流量。室内严禁明火及放置易燃品。

（6）体位：术后返回病房后6小时内垫枕平卧，一般采取平卧位或非手术侧卧位。经胃管灌注营养或经口进食后，至少30分钟再取卧位。

（7）缓解疼痛：术后常规使用自控镇痛泵，变换体位、咳嗽等引起剧烈疼痛或疼痛加重时，可按镇痛泵按钮自行给药一次，最短给药时间间隔遵麻醉医生指导。如有恶心、呕吐等不适，及时告知医护人员，并将头偏向一侧，避免误吸。

（8）咳嗽、咳痰：咳嗽时用双手按压切口两侧，减少对切口的张力性刺激。如果痰液在气管上部，深吸气后屏气，然后以爆发的力量咳嗽，将痰液排出；痰液较深时，充分深吸气后再用力吐气，并尽量拉长尾音，以使痰液逐渐靠近咽部，而后再用力咳出。出现皮下气肿者，不宜用力剧烈咳嗽。

（9）叩背：咳嗽前由护士叩背，使存在于肺叶、肺段处的分泌物松动流至支气管中，便于排出。

（10）雾化吸入：术后常规氧气雾化吸入，氧流量为6~8L/min，不可自行调节氧流量。雾化时保证面罩充分贴紧面部或将口含管前端含于口内，采用经口深吸气，屏气1~2秒，再用鼻呼气，使药液充分到达细支气管和肺内。一般取坐位或半卧位。

（11）胸腔闭式引流管：妥善安置胸腔闭式引流瓶，保持直立，避免踢碰；活动时引流管预留足够长度，避免牵拉；引流量不再增加、X线胸片显示肺复张良好，由医生拔除胸腔闭式引流管；拔除后24小时内若伤口敷料渗血或出现胸闷、呼吸困难，不宜再用力咳嗽、咳痰，及时告知医护人员。

（12）尿管护理：尿管留置期间保持尿管通畅，避免牵拉；尿管拔除前先夹闭尿管，约每 2 小时开放一次，练习膀胱功能，尿管拔除后多饮水，预防泌尿系感染。

【用药指导】

1. 抗生素　如 β-内酰胺类抗生素。

（1）目的：预防、控制感染。

（2）方法：静脉输液。

（3）不良反应：少数情况下发生过敏反应、毒性反应。

（4）注意事项：输液时如有不适，如胸闷、恶心、皮疹等，及时告知医护人员。

2. 平喘药　如氨茶碱注射液或氨茶碱片。

（1）目的：缓解支气管平滑肌痉挛，使其松弛和扩张，缓解呼吸困难症状。

（2）方法：口服、静脉。

（3）不良反应

1）肌肉震颤、心率加快、心律失常、头痛、低钾血症等。

2）口咽干燥、口味改变。过量时可减少呼吸道分泌，抑制纤毛运动，有可能加重呼吸道阻塞。

3）胃肠道、心血管系统症状。中枢神经兴奋引起失眠、抽搐甚至死亡。

（4）注意事项

1）宜睡前服用；多饮水。

2）氨茶碱宜清晨服用。

3）忌与牛奶同服；禁食牛肉、鸡蛋；禁同时服用红霉素。

4）禁止饮酒。

5）用平喘药后忌开车。

3. 祛痰药

（1）恶心性和刺激性祛痰药：如氯化铵；愈创甘油醚。

1）目的：反射性地促进呼吸道腺体的分泌增加，从而使黏痰稀释便于咯出。

2）方法：口服。

3）不良反应：有恶心、呕吐等胃肠道反应；过量服用可致高氯性酸中毒，低血钾及低血钠；偶见恶心、胃肠不适。

4）注意事项：肝肾功能不全慎用；与金霉素、新霉素、呋喃妥因、磺胺嘧啶、华法林呈配伍禁忌；急性胃肠炎、肺出血、肾炎患者禁用。

（2）痰液溶解剂：如乙酰半胱氨酸。

1）目的：液化黏痰，使之易于咳出。

2）方法：口服、喷雾。

3）不良反应：偶可引起咳嗽、支气管痉挛、呕吐、恶心、胃炎等不良反应，一般减量即可缓解。如遇恶心、呕吐严重，可暂停服药。

4）注意事项：支气管哮喘患者禁用；不宜与金属、橡胶、氧化剂接触，喷雾器要采用玻璃或塑料制品；应用时应临时溶解，剩余的溶液需保存在冰箱内，48小时内用完。

（3）黏液调节剂：如盐酸溴己新、羧甲司坦。

1）目的：稀释痰液，使之易于咳出。

2）方法：口服。

3）不良反应：偶有轻度头晕、恶心、胃部不适、腹泻、胃肠道出血、皮疹等不良反应；偶见血清氨基转移酶短暂升高，但能自行恢复。

4）注意事项：胃炎患者或胃溃疡患者，十二指肠溃疡患者慎用；宜饭后服用；服用该品时注意避免同时应用强镇咳药，以免稀化的痰液堵塞呼吸道。

4. 抑制胃酸、抗反流药物　如西咪替丁注射液、兰索拉唑等。

（1）目的：抑制胃酸，保护胃黏膜，预防应激性溃疡。

（2）用法：静脉输液或口服。

（3）不良反应：偶见恶心、注射部位疼痛。

（4）注意事项：注射用兰索拉唑需与生理盐水混合静滴，不可无限制静脉给药。

【出院指导】

1. 生活宜有规律，避免劳累、情绪紧张，保证充足的睡眠，保持良好的心态。

2. 饮食宜细软、细嚼慢咽，避免过冷或过热的食物，少食刺激性食物、饮料。

3. 戒烟、戒酒。

（郭红艳　王玉英）

第六章

心脏外科疾病健康教育

第一节　冠状动脉粥样硬化性心脏病

【概述】

冠状动脉粥样硬化性心脏病，简称"冠心病"，是威胁人类健康、最常见的后天性心脏病；直到 1966 年 Kolessov 用乳内动脉，其后 Favaloro 等使用大隐静脉，跨过严重狭窄的冠状动脉病变的部位，将其吻合到远端冠状动脉上，即冠状动脉旁路移植术（CABG）或称冠状动脉搭桥术。自世界上首例冠状动脉旁路移植术至今 60 多年的临床实践证明，CABG 能够有效缓解心绞痛，改善心肌供血，避免心肌梗死的发生，能提高了生活质量并延长生命。随着近年医疗技术不断发展，冠脉旁路移植术已经成为常见的心脏外科手术，是公认的一种有效治疗冠心病的方法。在我国心脏外科手术中，冠脉旁路移植术的病例数已经上升至第 1 位。

【临床表现】

1. 心绞痛　是冠心病的常见类型，是由于冠状动脉粥样硬化导致冠状动脉血流量不能满足心肌代谢的正常需要，导致心肌发生急剧的、暂时的缺血与缺氧而引起的临床综合征。病因尚不明确，但已公认的冠心病的危险因素有：高脂血症、高血压、吸烟、糖尿病、冠心病家族史。心绞痛以发作性胸痛为

主的临床表现，其疼痛呈现以下特点

（1）疼痛的部位：可表现为胸骨后或心前区、上胸部、左上肩放射、上腹部、下颌与颈部、咽喉或牙痛等。

（2）疼痛的性质：胸闷、胸骨后压榨感或发作性绞痛、发闷、堵塞、烧灼感。发作时常不自觉地停止原来的活动，直到症状缓解。

（3）疼痛持续时间：可数天、数周发作一次，也可一天内发作多次；一般持续 3~5 分钟，休息或者服用血管扩张药剂后便可以缓解症状。

（4）诱发因素：体力劳动、运动、情绪激动、饱餐、受寒、排便用力等。

2. 心肌梗死　是冠心病的严重类型，是因冠状动脉供血急剧减少或中断，使相应的心肌严重而持久地缺血导致心肌坏死。通常多有心绞痛发作频繁和加重作为基础，也有无心绞痛史而突发心肌梗死的病例。其临床表现与心肌梗死面积的大小、部位、侧支循环状况密切相关。

（1）先兆：多在发病前数天至数周有全身乏力、胸部不适、活动时心悸、气促、烦躁等前驱症状，心绞痛发作较以往频繁，严重，持续时间长，且口服扩血管药疗效差，诱因不明显。

（2）主要表现：当发生心肌梗死时，心绞痛则剧烈且持续时间长，休息或含服血管扩张剂多不能缓解，并可伴有发热、恶心、呕吐、大汗淋漓、心律失常、心源性休克、心力衰竭，甚至猝死。

【检查指导】

1. 检查项目　尿便常规、血常规、生化全项、凝血功能、血型、感染筛查、X 线胸片、心电图、超声心动、冠状动脉造影、颈部及下肢血管多普勒超声扫描检查，必要时行心肌核素检查。

2. 检查目的及注意事项

（1）常规检查：尿便常规、血常规、生化全项、凝血功能、血型、感染筛查，详见"第一章外科健康教育总论第一节外科常见检查"。

（2）X线胸片

1）目的：观察心脏和大血管的大小、型态、位置、密度等。

2）注意事项：见"第一章外科健康教育总论第一节外科常见检查"。

（3）心电图

1）目的：12导联心电图是冠心病术前常规检查项目之一，可诊断心律失常、心肌缺血、心肌梗死、心脏扩大、肥厚等疾病，也可了解人工心脏起搏状况。

2）注意事项：检查时需暴露手腕、脚腕和胸部，并保持皮肤清洁；检查过程中应平静呼吸，尽量放松，避免因肢体紧张产生干扰。

（4）超声心动检查

1）目的：了解心脏整体和局部的室壁运动是否存在异常；左室室壁是否存在血栓；二尖瓣是否关闭不全以及心肌缺血区域着重成像。

2）注意事项：检查时要进行胸前超声探头检查，建议穿着宽大舒适，易脱穿的上衣；检查过程中可能会因探头加压而感觉到胸前有压迫感；若婴幼儿检查不配合，有哭闹等行为则需要镇静；此项检查可进食，不必空腹。

（5）血管超声检查

1）颈部血管超声：①目的：评估颈内动脉粥样硬化程度，最大限度降低术后发生脑卒中的危险。查看锁骨下动脉血管情况，评估其分支乳内动脉（搭桥材料）通畅情况。②注意事项：尽量选择穿着低领上衣和宽松的裤子，此项检查可进食，不必空腹。

2）下肢血管超声：①目的：评估下肢静脉有无静脉血栓，预防术后肺栓塞的发生。评估下肢动脉血管粥样硬化程度，防止使用主动脉内球囊反搏泵（IABP）或体外膜肺氧合（ECMO）时发生下肢动脉栓塞，引起下肢缺血坏死。②注意事项：尽量选择穿着低领上衣和宽松的裤子，此项检查可进食，不必空腹。

（6）冠状动脉造影

1）目的：通过放置导管于冠状动脉的开口并注射造影剂使得冠状动脉显影的方法，判断冠状动脉有无狭窄及狭窄的位置、范围及程度。结合临床实际情况，选择药物治疗、介入支架治疗或行冠状动脉旁路移植术。也可对冠心病患者的预后进行评估。

2）注意事项：①检查前学会深吸气-屏气-咳嗽练习，胸腔用力咳嗽，便于术中配合术者，促进造影剂从冠状动脉排出。学会床上大小便和卧位躯体平移即支起健侧下肢，平移臀部，使躯体移动。②检查前一天洗澡，换干净的衣服，注意保暖，以防感冒；保障充足的睡眠，必要时可服用镇静剂。③检查当天，进食清淡易消化的食物，避免牛奶、鸡蛋、豆浆等产气食物；准备好一定量的白开水；检查前排空膀胱。④如果行桡动脉穿刺：使用腕部止血夹压迫穿刺点止血，尽量保持抬高患肢大于45°，保持手腕伸直，不可弯曲，不可用力，制动4~6小时。⑤如果行股动脉穿刺：需要在股动脉穿刺处放置沙袋压迫6小时，患肢制动12小时，卧床休息24小时；若采用血管缝合装置封闭血管穿刺点，穿刺处放置沙袋压迫6小时，患肢制动6小时，卧床12小时即可。避免增加腹部压力的动作，当咳嗽、打喷嚏、呕吐、用力大便时要按压穿刺部位，以免腹压增高伤口出血。⑥检查后需要多饮水以利于造影剂排出，一般6~8小时内饮水1000~2000ml，若心功能差者，则需要控制饮水量。⑦术后可正常进食，但在卧床期间尽量进食易消化食物，少食或不食产气食物，以免引起腹胀。

（7）心肌核素灌注扫描

1）目的：该项检查诊断冠心病的准确性可达 70%。确诊心肌梗死的准确性接近 100%。可以可靠地反映心肌的血流灌注状况，从而判断心肌缺血的程度、范围及部位，同时可获得左室整体及局部室壁运动，左室射血分数及室壁增厚率等参数，在评价心肌血流灌注的同时可判断左室的功能。

2）注意事项：①检查前一天晚和当天早上禁服扩血管药物，忌服浓茶和咖啡。②检查当天空腹，自备油煎蛋、油条、肉包或全脂牛奶，负荷显像需医生陪同。③检查中：当注射心脏显像剂后，在候诊区安静休息 30 分钟后，吃自备食物 1~3 种，再休息 30 分钟~2 小时，检查时间为 10~30 分钟。④检查后：多饮水，利于排出造影剂。检查结束后进行 3 天隔离，禁止婴幼儿及孕妇陪同。

【围术期指导】

1. 术前准备及注意事项

（1）呼吸道准备

1）呼吸功能锻炼：详见"第五章胸外科疾病健康教育第一节肺癌围术期指导呼吸功能锻炼"。

2）戒烟：详见"第五章胸外科疾病健康教育第一节肺癌围术期指导术前戒烟"。

（2）饮食：宜选择低脂肪、低胆固醇、足量蛋白质、维生素、粗纤维等饮食。若有糖尿病则要按照医生的饮食医嘱进食，严格控制血糖。

（3）避免一切引起心绞痛发作的诱因，如暴饮暴食、便秘、活动过多、情绪激动等。

2. 术后注意事项

（1）术后进入到监护室后要与护士配合。

（2）心电监护：心电监护期间不可自行调节心电监护仪

参数设置，当电极片或导线脱落，监护仪报警以及出现心慌、憋气等不适应，及时告知护士。

（3）术后饮食：拔除气管插管后 4~6 小时可以少量饮水，2 小时内无恶心、呕吐可进食少量流食，也可吃少量水果、酸奶等。病情稳定后可进半流食，量不限。一般情况下，术后第 4 天饮食可恢复至术前水平。尽量选择低脂肪、低胆固醇，足够蛋白质、维生素与粗纤维等食物，并保持大便通畅。进食液体食物和水时应遵循量出为入的原则，根据尿量的多少，决定摄入量的多少，一般每天液体摄入量控制在 800~1000ml，以免发生心衰。

（4）吸氧：术后遵医嘱进行吸氧，一般选择在三餐后、活动后进行吸氧以保证心肌供氧。氧气吸入期间切勿自行调节氧气流量，室内严禁明火及放置易燃物品。

（5）术后活动：早期活动有利于增加肺活量、减少肺部并发症、改善血液循环、促进伤口愈合、预防深静脉血栓、促进肠蠕动恢复、减少尿潴留发生。运动还可增加心排血量和旁路血管内的血流量，预防血管吻合栓塞。

（6）术后咳嗽咳痰：每日 3~4 次雾化吸入治疗，治疗期间尽量保持坐位状态，雾化吸入结束后，要进行胸部物理治疗，即使自觉没有痰液，也要尽量咳嗽，咳嗽可以增强身体的气体交换，促使胸腔引流通畅，促进肺部膨胀，并且可有助胃肠道蠕动。

（7）术后伤口疼痛：当打喷嚏、咳嗽、活动时可引起胸壁震动而导致伤口疼痛，此时可以用双手轻轻按压手术切口部位逐渐增强压力直至感觉手掌已紧贴切口，当压力达到一定程度时再打喷嚏、咳嗽，以减轻切口的疼痛。也可以采用听音乐、聊天等方法转移对疼痛的注意力。必要时护士会遵医嘱给予止痛剂。

（8）术后伤口观察：保持胸部伤口及腿部伤口敷料整洁

干燥，不要随意打开敷料，避免伤口敷料潮湿、污染。如果伤口出现红肿、压痛、发热、渗血、渗液等情况，及时告知医生进行伤口处理。若胸骨出现摩擦音或活动感，且伤口剧烈疼痛一定要告知医务人员。术后要用胸带将胸廓固定，并保持胸带适当的松紧度，以放入两指为宜。当咳嗽时用双手沿胸骨切口前按压，以对抗或限制胸骨活动，预防胸骨裂开。

（9）胸腔引流瓶注意事项：床上活动时引流管要留有余地，避免牵拉过紧。下床活动时，引流瓶要应低于膝盖并保持水平状态，避免倾斜，以免影响引流量的记录。若出现胸腔引流管脱出、胸瓶破裂，应立即夹闭近端胸管，并及时告知医护人员采取措施。

（10）血糖控制：大量研究证明心脏术后高血糖会影响伤口的愈合。监测血糖的时间为空腹（早6：00）、三餐后2小时及睡前，这些时间段避免进食，以免影响血糖值的准确性。

3. 康复指导及康复训练

术后取大隐静脉侧肢体的活动

（1）早抬高：血液循环稳定后下肢应抬高30°，使该肢位置高于心脏水平，且腘窝部不应垫起，防止下肢回流受阻。

（2）早松绑：术后6小时解除下肢大隐静脉绷带，防止下肢水肿。

（3）早活动：清醒后①可以进行脚趾的屈伸运动，尽量使脚趾背曲，促进血液循环。②也可以一侧肢体伸直，收紧肱四头肌，足踝关节呈90°，并逐渐抬高下肢距离床面约20～30cm，持续4～5秒，然后放平下肢，放松肱四头肌。两腿交替练习10～20次/日，可逐渐增加次数。③清醒后抬高床头30°～45°，并抬高脚部的床面，让下肢抬高，使髋关节及膝关节呈屈曲位。此体位可以使得横膈下降，增加呼吸幅度和通气量，利于深呼吸和咳嗽咳痰；也可以解除平卧位横膈肌对心脏的压迫，改善循环；再次，利于引流液的排出，更有利于肺的膨胀。

（4）早期下床活动：通过运动增加心排量和旁路血管内的血流量，预防血管吻合栓塞。改善全身血液循环，预防下肢深静脉血栓发生。术后出监护室一般情况良好的可下床活动：出监护室到病房后第一次下床可在床边试坐一段时间，2~3次/天，在床边站立式或者坐位时，鼓励四肢自主活动；术后第4天可床边行走；术后5~6天即可在病房内走动。

（5）胸部活动：胸部活动时，身体直立或坐立，尽量保持上半身挺直，两肩向后展，每天做上肢水平上抬活动2~3次，避免肩部僵硬，胸部活动期间应避免双臂大幅度活动，或者做扩胸运动，以免影响胸骨愈合。

【用药指导】

1. 硝酸酯类药物　如硝酸甘油。

（1）目的：扩张血管，缓解心绞痛；降低心脏前后负荷，改善心功能。

（2）方法：口服或经输液泵静脉泵入。

（3）不良反应：用药初期可能会出现硝酸酯引起的血管扩张性头痛，通常连续服用数天后，症状可消失。还可能出现面部潮红、眩晕、直立性低血压、心动过速等。

（4）注意事项：长期使用此类药物，机体可产生依赖性，如突然停药可引起病情急剧变化，停用本类药物时应逐渐减量至停药，用药时最好采取卧位或坐位。

2. 抗血小板药　如阿司匹林、双嘧达莫。

（1）目的：降低急性心肌梗死疑似患者的发病风险；预防心肌梗死复发脑卒中的二级预防；降低短暂性脑缺血发作（TIA）及其继发脑卒中的风险；预防大手术后深静脉血栓和肺栓塞；降低心血管危险因素者心肌梗死发作的风险。

（2）方法：口服。

（3）不良反应

1）可见上、下胃肠道不适，如消化不良、胃肠道和腹部疼痛。罕见的胃肠道炎症、胃十二指肠溃疡。非常罕见的可能出现胃肠道出血和穿孔。

2）由于对血小板的抑制作用，此类药物可增加机体出血的风险。

（4）注意事项

1）有胃十二指肠溃疡史，包括慢性溃疡、复发性溃疡、胃肠道出血史的患者慎用。

2）若机体出现血肿，鼻出血，牙龈出血，泌尿生殖器出血等症状时，应立即停药就医。

3. 降脂类药物　如他汀类药物。

（1）目的：降低血脂，在急性冠状动脉综合征患者中早期应用可以抑制血管内皮炎症反应，稳定粥样斑块，改善血管内皮功能。延缓动脉粥样硬化程度、抗炎、保护神经和抗血栓等作用。

（2）方法：口服。

（3）不良反应

1）最常见的不良反应为胃肠道不适。

2）可引起血清氨基转移酶可逆性升高；血管神经性水肿等。

3）罕见的不良反应有肌炎、肌痛、横纹肌溶解症状。

（4）注意事项

1）用药期间应定期检查血胆固醇和血肌酸磷酸激酶，还应定期监测肝功能。

2）如有低血压、严重急性感染、创伤、代谢紊乱等情况，须注意可能出现的继发于肌溶解后的肾功能衰竭。

3）肝脏疾病、孕妇及哺乳期患者慎用。

4. β受体阻断剂　如盐酸普萘洛尔、美托洛尔。

（1）目的：用于高血压、心绞痛，心肌梗死后的维持治疗，也用于治疗心律失常。

（2）方法：口服或静脉输液。

（3）不良反应：心率减慢、房室传导阻滞、血压降低、心衰加重等。

（4）注意事项：长期使用本药物时如需中断治疗，须逐渐减少剂量，尤其是冠心病患者骤然停药可致病情恶化，出现心绞痛、心肌梗死或室性心动过速。

5. 钙离子拮抗剂　如维拉帕米、硝苯地平、地尔硫䓬。

（1）目的：治疗高血压。

（2）用药方法：口服或静脉输液。

（3）不良反应.：可能出现水肿、头痛、恶心、眩晕、皮疹、无力。

（4）注意事项：可致症状性低血压。

【出院指导】

1. 冠心病二级预防　冠脉搭桥术虽然使血液绕过冠脉狭窄或阻塞部位，缓解了因心肌缺血引起的临床症状，但是它不能阻碍动脉粥样硬化进程，当动脉粥样硬化进一步发展可引起冠脉和血管旁路的阻塞，引起心绞痛或心梗的复发。所以冠脉搭桥术后患者出院后要通过以下几方面预防冠脉和血管旁路的阻塞：

（1）戒烟：不仅要彻底戒除主动吸烟，还要避免被动吸烟。

（2）限制饮酒：世界卫生组织（WHO）建议饮酒量越少越好。

（3）饮食：减少钠盐摄入，每人每天食盐量不超过 6g，即一玻璃啤酒瓶盖的盐量；减少膳食脂肪摄入，补充适当优质蛋白质，如减少牛羊肉摄入，增加含蛋白质较高而脂肪较少的禽类及鱼类；多吃蔬菜水果。

（4）体力活动：制定目标即每周 7 天规律运动，至少 5 天、每次至少 30 分钟的中等强度的运动，如步行、慢跑、太极拳等有氧、伸展和增强肌力练习运动。从低强度开始，循序渐进。

（5）体重控制：将体重指数（BMI）控制在 18.5～24.9kg/m²，男性腰围小于 102cm，女性腰围小于 89cm。

（6）控制情绪：避免情绪波动，减少精神压力，改变心态，正确对待自己、他人和社会，积极参加集体和社会活动。

（7）控制危险因素：高血压、糖尿病及高血脂。

（8）药物治疗：坚持用药，按时服用，不擅自加减药量，了解药物不良反应，定期复查。

2. 胸骨的愈合　心脏开胸手术胸骨一般采取钢丝内固定方法，最初 3 个月中，禁止抬举超过 10～15kg 重物，避免胸骨受到较大牵拉。白天胸带固定，晚上休息时，将胸带去除，胸带固定时间（3～6 个月），胸带松紧适度，以可伸入两指为宜。固定胸骨的钢丝有时会因胸骨疏松而割入到胸骨内，影响胸骨对合，所以需要进行钢丝取出术，进行胸骨重新固定，出院后一定要注意胸部伤口的观察，出现异常及时就医。

3. 需要随时就医的情况　心前区不适、心绞痛发作、呼吸困难、喘憋、身体水肿等。

4. 门诊随访方法　术后 1 个月复查一次，3～6 个月复查一次，以后每年复查一次。复查内容包括：X 线胸片、心电图、超声心动、血液生化、凝血功能、血常规等。建议出院后与医生保持联系，因冠状动脉血管和血管桥有再阻塞的可能，所以不要因为症状的消失而忽略定期随诊的重要性。

（王晓月）

第二节　心脏瓣膜病

【概述】

心脏瓣膜病是指由于炎症、退行性改变、先天性畸形、黏液性变性、缺血性坏死、创伤等原因引起的单个或多个瓣膜结构（如瓣叶、瓣环、乳头肌、腱索）的功能或结构异常，导致瓣膜口狭窄和（或）关闭不全所致的心脏疾病。风湿性心脏病在我国较为常见，是由于风湿性炎症过程所导致的心脏瓣膜损害，主要累及 40 岁以下人群，其中二尖瓣受累的患者约占 70%，二尖瓣合并主动脉瓣病变者占 20%~30%，单纯主动脉瓣病变患者约占 2%~5%，三尖瓣和肺动脉瓣病变患者比较少见。但是近些年来，随着我国人口老龄化进程的加速和人们生活方式的改变，以及风湿热发病率的大大降低，老年钙化性心脏瓣膜病又称老年退行性心脏瓣膜病，在我国有逐年递增的趋势，其首要病因就是退行性改变。其中主动脉瓣最易受累，约占 68.3%~81.0%；其次是二尖瓣，约占 12.1%~44.8%；有时两者同时受累；而肺动脉瓣膜则为最后受累。对于心功能正常且无临床症状的患者应随访，一般不需要治疗，一旦出现临床症状，则需要外科手术或者介入治疗。但由于介入治疗远期效果差，所以心脏瓣膜置换术仍是目前治疗心脏瓣膜病的主要方法。

【临床表现】

1. 二尖瓣狭窄　呼吸困难、咯血、咳嗽、声音嘶哑，心悸、头晕、乏力等。重者可见"二尖瓣面容"，双颧呈绀红色。

2. 二尖瓣关闭不全　严重可出现急性左心衰、肺水肿或心源性休克。

3. 主动脉瓣狭窄　呼吸困难、心绞痛、晕厥。

4. 主动脉瓣关闭不全　呼吸困难、乏力、心悸、晕厥甚至猝死，颈部和头部动脉强烈搏动感。

【检查指导】

1. 检查项目　尿便常规、血常规、生化全项、凝血功能、血型、感染筛查、风湿热活动的检查、X 线胸片、超声心动，年龄大且有心绞痛症状需行冠状动脉造影。

2. 检查目的及注意事项

（1）常规检查：尿便常规、血常规、生化全项、凝血功能、血型、感染筛查，详见"第一章外科健康教育总论第一节外科常见检查"。

（2）X线胸片：详见"第一章外科健康教育总论第一节外科常见检查"。

（3）心电图：详见"第一章外科健康教育总论第一节外科常见检查"。

（4）超声心动检查

1）目的：了解心脏整体和局部的室壁运动是否存在异常；各个瓣膜功能状态；心内分流情况；心包状态等。

2）注意事项：检查时要进行胸前超声探头检查，建议穿着宽大舒适、易脱穿的上衣；检查过程中可能会因探头加压而感觉到胸前有压迫感；若婴幼儿检查不配合，有哭闹等行为则需要镇静；此项检查可进食，不必空腹。

【围术期指导】

1. 术前准备及注意事项

（1）呼吸道准备

1）呼吸功能锻炼：详见"第五章胸外科疾病第一节肺癌围术期指导呼吸功能锻炼"。

2）戒烟：详见"第五章胸外科疾病第一节肺癌围术期指导术前戒烟"。

（2）心功能维护：液体摄入过多会增加心脏负担，导致心力衰竭，严格控制液体摄入显得格外重要。一般液体摄入包括每天输液量和口入的液体食物（包括水、饮料、汤、粥以及水果等食物里面所含的水分）。输液时，切不可自行加快输液速度，以免短时间内输入大量液体导致心脏负荷骤然增加而发生心衰。口入液体食物也要少量多次饮入，避免一次大量饮入过多液体。其次，在严格控制液体摄入的同时，还要严格记录每日尿量，当 24 小时内摄入液体量过多，而尿量少于 400ml 时，则要通知医护人员，医生会给予相应处理。总之，要保持液体入量与尿量平衡，遵循量出为入的原则。

（3）预防感染：尤其预防呼吸道感染，预防感冒，注意保持口腔卫生。

（4）饮食：进食高蛋白、清淡及易消化的食物。

（5）活动：卧床休息，减少活动，必要时氧气吸入。

（6）了解人工心脏瓣膜的类型：根据自身情况可选择不同类型的瓣膜。如机械瓣膜可使用终身但需要服用抗凝药。生物瓣仅服用 3 个月抗凝药，但使用寿命有限等。

2. 术后注意事项

（1）术后进入到监护室后要与护士配合。

（2）术后饮食：术后拔除气管插管后 4~6 小时可以遵医嘱少量饮水，2 小时内无恶心、呕吐现象可进食少量流食，也可吃少量水果、酸奶。病情稳定后可进半流食，量不限。一般情况下，术后第 4 天饮食可恢复至术前水平。尽量选择低脂肪、低胆固醇，足够蛋白质、维生素与粗纤维等食物，并保持大便通畅。少吃含维生素 K 高的食物，如菠菜、白菜、胡萝卜、动物肝脏等，以免降低抗凝药物作用。

（3）控制液体出入量：准确记录 24 小时尿量，控制每天液体入量不超过 1500ml。液体包括：水、饮料、汤、粥以及水果食物里面所含的水分等，饮水原则为少量多次，不能一次饮入大量液体，以防发生心力衰竭。若每天尿量少 400ml，则为少尿，应及时告知医生采取措施。

（4）氧气吸入：术后遵医嘱进行氧气吸入，一般选择在三餐后、活动后进行吸氧以保证心肌供氧。氧气吸入期间切勿自行调节氧气流量，室内严禁明火及放置易燃物品。

（5）术后活动

1）早期活动有利于增加肺活量、减少肺部并发症、改善血液循环、促进伤口愈合、预防深静脉血栓、促进肠蠕动恢复、减少尿潴留发生。

2）从监护室转入病房后即可开始下床活动：从床边坐位到床边站立，再逐步过渡到床边步行到病房内行走，最后到室外走廊行走。活动量以整个活动过程不出现心慌、气短等不适为宜。

（6）术后咳嗽咳痰：每天 3~4 次雾化吸入治疗，治疗期间尽量保持坐位状态，雾化吸入结束后，要进行胸部物理治疗，即使自觉没有痰液，也要尽量咳嗽，咳嗽可以增强身体的气体交换，促使胸腔引流通畅，促进肺部膨胀，并且可有助胃肠道蠕动。

（7）术后伤口疼痛：当打喷嚏、咳嗽、活动时可引起胸壁震动而导致伤口疼痛，此时可以用双手轻轻按压手术切口部位逐渐增强压力直至感觉手掌已紧贴切口，当压力达到一定程度时再打喷嚏、咳嗽，以减轻切口的疼痛。也可以采用听音乐、聊天等方法转移对疼痛的注意力。必要时护士会遵医嘱给予止痛剂。

（8）术后伤口观察：保持胸部伤口及腿部伤口敷料整洁干燥，不要随意打开敷料，避免伤口敷料潮湿、污染。如果伤口出现红肿、压痛、发热、渗血、渗液等情况，及时告知医生进行伤口处理。若胸骨出现摩擦音或活动感，且伤口剧烈疼痛一定要告知医务人员。术后要用胸带将胸廓固定，并保持胸带适当的松紧度，以放入两指为宜。当咳嗽时用双手沿胸骨切口前按压，以对抗或限制胸骨活动，预防胸骨裂开。

（9）胸腔闭式引流瓶：床上活动时引流管要留有余地，避免牵拉过紧。下床活动时，引流瓶要应低于膝盖并保持水平状态，避免倾斜，以免影响引流量的记录。若出现胸腔引流管脱出、胸瓶破裂，应立即夹闭近端胸管，并及时告知医护人员采取措施。

（10）血糖控制：有大量研究证明心脏术后高血糖会影响

伤口的愈合。监测血糖的时间为空腹（早6：00）、三餐后2小时及睡前，在这些时间段避免进食，以免影响血糖值的准确性。

3. 康复指导及康复训练

（1）胸骨的保护：起床的步骤为先侧身—手抓床挡—起床。进行床上、床边活动。学会翻身、起床的方法以及适当的活动方法。逐渐尽快恢复自理能力。

（2）胸部的活动：胸部活动时，身体直立或坐立，尽量保持上半身挺直，两肩向后展，每天做上肢水平上抬活动2~3次，避免肩部僵硬，胸部活动期间应避免双臂大幅度活动，或者做扩胸运动，以免影响胸骨愈合。

【用药指导】

1. 抗凝药物　如香豆素类。

（1）目的：预防心膜瓣疾病或人工膜瓣置换术后引起的血栓栓塞并发症（卒中或体循环栓塞）。

（2）方法：口服，每日1次，固定时间。

（3）不良反应：过量易致各种出血。早期表现有瘀斑、紫癜、牙龈出血、鼻出血、伤口出血经久不愈，月经量过多等。出血可发生在任何部位，特别是泌尿和消化道。肠壁血肿可致亚急性肠梗阻，也可见硬膜下颅内血肿和穿刺部位血肿。偶见不良反应有恶心、呕吐、腹泻、瘙痒性皮疹、过敏反应及皮肤坏死。

（4）注意事项

1）老年人或女性月经期应慎用。

2）个体差异较大，治疗期间应严密观察病情，并定期监测国际标准化比值（INR）。治疗期间还应严密观察口腔黏膜、鼻腔、皮下出血及大便隐血、血尿等，避免不必要的手术操作，避免过度劳累和易致损伤的活动。若发生出血症状，应即减量或停药。

2. 正性肌力药物　如地高辛、洋地黄等。

（1）用药目的：用于高血压、瓣膜性心脏病、先天性心脏病等急性和慢性心功能不全。尤其适用于伴有快速心室率的心房颤动的心功能不全。

（2）用药方法：口服。

（3）不良反应

1）常见的不良反应包括：促心律失常作用、胃纳不佳或恶心、呕吐（刺激延髓中枢）、下腹痛、异常的无力、软弱。

2）少见的反应包括：视力模糊或色视，如黄视、绿视，腹泻，中枢神经系统反应如精神抑郁或错乱。

3）中毒表现中，心律失常最常见，最常见者为室性期前收缩，约占心律失常不良反应的33%。当心室率小于60次/分时，暂停用药，询问医生。

（4）注意事项

1）禁与钙注射剂合用。

2）严重心肌损害及肾功能不全者慎用。

3）心绞痛与心肌梗死患者慎用。

3. 利尿剂　如呋塞米。

（1）用药目的：消除水肿，治疗充血性心力衰竭；可单独或与其他降压药联合应用，可治疗原发性高血压。

（2）用药方法：口服或静脉输液。

（3）不良反应：水、电解质紊乱所致的不良反应较为常见，低钾血症较易发生可引起严重快速性心律失常等异位心率；水、电解质紊乱的临床常见反应有口干、烦渴、肌肉痉挛、恶心、呕吐和极度疲乏无力等；高糖血症、高尿酸血症。

（4）用药注意事项：有低钾血症倾向的，应酌情补钾或与保钾利尿药合用。

4. 抗生素　如β-内酰胺类抗生素。

（1）用药目的：预防、控制感染。

（2）用药方法：静脉输液。

（3）不良反应：少数情况下发生过敏反应、毒性反应。

（4）注意事项：输液速度不宜过快，不可自行调整输液速度，输液时如有不适，如胸闷、恶心、皮疹等，及时告知医护人员。

【出院指导】

1. 出院后饮食少量多餐，严格控制液体入量，每天记录尿量，保持出入平衡。

2. 出院后活动适宜，步行是即安全又有效并且强度好控制的运动。避免剧烈运动，逐渐恢复日常活动。

3. 预防感染　平时要注意口腔卫生，预防呼吸道感染；若出现感染应及时治疗，避免引起感染性心内膜炎。若要进行身体侵入性操作治疗或检查，尤其是口腔治疗，一定要提示医生自己是心脏瓣膜置换术后患者。

4. 胸骨的愈合　心脏开胸手术胸骨一般采取钢丝内固定方法，最初 3 个月中，禁止抬举超过 10~15kg 重物，避免胸骨受到较大牵拉。白天胸带固定，晚上休息时，将胸带去除，胸带固定时间（3~6 个月），胸带松紧适度，以可伸入两指为宜。固定胸骨的钢丝有时会因胸骨疏松而割入到胸骨内，影响胸骨对合，所以需要进行钢丝取出术，进行胸骨重新固定，出院后一定要注意胸部伤口的观察，出现异常及时就医。

5. 学会自我病情观察，警惕病情变化的信号：①不明原因发热；②身体任何部位发生感染；③突然出现呼吸困难、心慌、憋气、不能平卧及咯泡沫血痰；④体重突然增加，下肢水肿或脚踝肿胀；⑤牙龈出血、皮下出血、血尿、黑便等出血症状；⑥脸部麻木、一侧肢体麻木、说话不清、运动障碍或突然晕厥；⑦肢体疼痛、发绀、苍白等；⑧视力模糊、黄视绿视。如出现上述症状立即就医。

6. 门诊随访方法　术后 1 个月复查一次，3~6 个月复查一次，以后每年复查一次。复查内容包括：X 线胸片、心电图、超声心动；血液生化、凝血功能、血常规等。建议出院后与医生保持联系，尤其是服用抗凝药物期间，一定要定期监测 INR 值，以免出现抗凝过度或不足的现象，不要因为症状的消失而忽略定期随诊的重要性。

（王晓月　谭艳芬）

第三节　主动脉夹层

【概述】

当主动脉中层退行性病变或主动脉内膜破裂导致主动脉内膜撕裂，血液经裂口进入主动脉壁，破坏中层并沿主动脉走行将内膜与外层剥离时称主动脉夹层。这种致命性疾病可见于儿童到 90 岁老年人，但多见于 60~70 岁患者，男女比例约为 2：1。40 岁以下的女性患者约半数发生于妊娠期，常为妊娠的后三个月。主动脉剥离可发生于升主动脉至降主动脉全程，有时可累及冠状动脉及颈动脉。常伴马凡氏综合征及主动脉缩窄等病变。患者常伴高血压或血压突然升高，发病有时与强烈的体力活动和情绪紧张有关。该病如不及时进行有效治疗死亡率极高，90% 于一年内死亡。

【临床表现】

1. 典型表现　突发的、剧烈的、胸背部、撕裂样疼痛。严重的可以出现心衰、晕厥，甚至突然死亡；多数同时伴有难以控制的高血压。

2. 主动脉分支动脉闭塞　可导致相应的脑、肢体、肾脏、腹腔脏器缺血症状，如脑梗死、少尿、腹部疼痛、双腿苍白、无力、花斑，甚至截瘫等。

3. 除以上主要症状和体征外，因主动脉供血区域广泛，根据夹层的累积范围不同，表现也不尽相同，其他的情况还有：周围动脉搏动消失、声带麻痹、咯血和呕血、呼吸困难、肺栓塞、肠麻痹乃至坏死和肾梗死等。胸腔积液也是主动脉夹层的一种常见临床表现，多出现于左侧。

【检查指导】

1. 检查项目　尿便常规、血常规、生化全项、凝血功能、血型、感染筛查、超声心动、X线胸片、主动脉CT血管造影。

2. 检查目的及注意事项

（1）常规检查：尿便常规、血常规、生化全项、凝血功能、血型、感染筛查，详见"第一章外科健康教育总论第一节外科常见检查"。

（2）X线胸片

1）目的：对于急性胸背部撕裂样疼痛，伴有高血压的患者，X线胸片中如果发现上纵隔影增宽，或主动脉影增宽，可以提供诊断的线索。

2）注意事项：详见"第一章外科健康教育总论第一节外科常见检查"。

（3）主动脉CT血管造影

1）目的：可观察到夹层隔膜将主动脉分割为真假两腔，重建图像可提供主动脉全程的二维和三维图像。

2）注意事项：检查前禁食不禁水；服用降糖药者停药48小时后再检查。检查后再停药48小时，饮水或输液保证体内有足够的水分；有期前收缩、心房纤颤、心律不齐等情况可影响结果；检查后应多饮水，有利于造影剂的排出。

（4）血管超声检查

1）目的：可定位内膜裂口，显示真、假腔的状态及血流情况，还可显示并发的主动脉瓣关闭不全、心包积液及主动脉弓分支动脉的阻塞等情况。

2）注意事项：必要时禁食水。

【围术期指导】

1. 术前准备及注意事项

（1）呼吸道准备

1）呼吸功能锻炼：见"第五章胸外科疾病健康教育第一节肺癌围术期指导呼吸功能锻炼"。

2）戒烟：见"第五章胸外科疾病第一节肺癌围术期指导术前戒烟"。

（2）控制血压：严格控制血压小于 120/80mmHg，心率控制在 60~70 次/分，预防夹层继续剥离和动脉瘤破裂，常用的药物有血管扩张剂和 β 受体阻断剂。

（3）缓解疼痛：疼痛是主动脉夹层的突出特征，表现为突发的前胸、后背、腰、腹部的剧烈疼痛，常表现大汗淋漓、恐惧、烦躁不安等，常用吗啡等药物缓解疼痛。

（4）瘤体破裂：致命的并发症，通畅表现为疼痛突然加剧、范围扩大、面色苍白、出冷汗、血压下降、脉搏增快等。

（5）饮食：清淡易消化的饮食，避免引起便秘，防止胸腔或腹腔压力增高导致瘤体破裂。

（6）休息：绝对卧床休息，保证充足的睡眠，避免活动，避免剧烈咳嗽、情绪激动。

2. 术后注意事项

（1）术后进入到监护室后要与护士配合。

（2）血压控制：血压升高可以导致手术吻合口渗血、缝线撕脱。所以必须严格控制血压，收缩压控制在 110mmHg 左右，并且避免一切可引起血压升高的因素，如情绪激动、剧烈活动、用力排便等。

（3）控制感染：手术暴露范围大、创伤大、时间长及人工血管的应用易造成术后感染，遵医嘱使用抗生素，预防感染。

（4）饮食：排气后加强营养，可给予高蛋白、高热量饮食，能口服饮食尽量早进食，预防电解质紊乱，增加抵抗力。

限制食盐的摄入。

（5）术后活动

1）早期活动有利于增加肺活量、减少肺部并发症、改善血液循环、促进伤口愈合、预防深静脉血栓、促进肠蠕动恢复、减少尿潴留发生。

2）从监护室转入病房后即可开始下床活动：从床边坐位到床边站立，再逐步过渡到床边步行到病房内行走，最后到室外走廊行走。活动量以整个活动过程不出现心慌、气短等不适为宜。

（6）术后咳嗽咳痰：每天3~4次雾化吸入治疗，治疗期间尽量保持坐位状态，雾化吸入结束后，要进行胸部物理治疗，即使自觉没有痰液，也要尽量咳嗽，咳嗽可以增强身体的气体交换，促使胸腔引流通畅，促进肺部膨胀，并且可有助胃肠道蠕动。

（7）术后伤口疼痛：当打喷嚏、咳嗽、活动时可引起胸壁震动而导致伤口疼痛，此时可以用双手轻轻按压手术切口部位逐渐增强压力直至感觉手掌已紧贴切口，当压力达到一定程度时再打喷嚏、咳嗽，以减轻切口的疼痛。也可以采用听音乐、聊天等方法转移对疼痛的注意力。必要时护士会遵医嘱给予止痛剂。

（8）术后伤口观察：保持胸部伤口及腿部伤口敷料整洁干燥，不要随意打开敷料，避免伤口敷料潮湿、污染。如果伤口出现红肿、压痛、发热、渗血、渗液等情况，及时告知医生进行伤口处理。若胸骨出现摩擦音或活动感，且伤口剧烈疼痛一定要告知医护人员。术后要用胸带将胸廓固定，并保持胸带适当的松紧度，以放入两指为宜。当咳嗽时用双手沿胸骨切口前按压，以对抗或限制胸骨活动，预防胸骨裂开。

（9）胸腔引流瓶注意事项：床上活动时引流管要留有余地，避免牵拉过紧。下床活动时，引流瓶要应低于膝盖并保持水平状态，避免倾斜，以免影响引流量的记录。若出现胸腔引流管脱出、胸瓶破裂，应立即夹闭近端胸管，并及时告知医护人员采取措施。

（10）血糖控制：已经有大量研究证明心脏术后高血糖会影响伤口的愈合，要严格控制术后血糖，监测血糖的时间为空腹（早6：00）、三餐后2小时及睡前，在这些时间段避免进食，以免影响血糖值的准确性。

3. 康复指导及康复训练

（1）胸骨的保护：起床的步骤为先侧身手抓床挡再起床。进行床上、床边活动。学会翻身、起床的方法以及适当的活动方法，逐渐尽快恢复自理能力。

（2）胸部的活动：胸部活动时，身体直立或坐立，尽量保持上半身挺直，两肩向后展，每天做上肢水平上抬活动2~3次，避免肩部僵硬，胸部活动期间应避免双臂大幅度活动，或者做扩胸运动，以免影响胸骨愈合。

（3）肢体康复训练：若出现截瘫等并发症，术后需要到理疗科进行专门康复训练。

【用药指导】

1. 降压药物

（1）血管扩张剂：如硝普钠。

1）目的：血管扩张剂可降低血压，主要用于高血压危象、高血压脑病及心功能不全。

2）方法：静脉泵入。

3）注意事项：用药期间要监测血压，药液有局部刺激性，谨防外渗。偶尔出现耐药性，有可能是氰化物中毒先兆，可减慢滴速。

4）不良反应：血压下降过快过剧，出现眩晕、大汗、头疼、肌肉抽搐、神经紧张或焦虑、烦躁等。可发生氰化物中毒出现反射消失、昏迷、脉搏消失、恶心、呕吐、食欲缺乏、皮疹、出汗，严重可发生死亡。

（2）钙离子拮抗剂：如盐酸尼卡地平。

1）目的：降低高血压。

2）方法：静脉泵入或口服。

3）注意事项：高血压急症时通过此药将血压降至目标之后，需要继续口服治疗。停药过程要逐渐减量，防止突然停药出现血压再度升高现象。外周静脉泵点时防止静脉炎的发生。

4）不良反应：严重不良反应有肠麻痹、低氧血症、呼吸困难、心绞痛、血小板减少、肝功能异常等。

2. 抗生素　如注射用盐酸万古霉素。

（1）用药目的：预防、控制感染。

（2）用药方法：静脉输入。

（3）不良反应：少数情况下发生过敏反应、毒性反应。

（4）注意事项：输液时如有胸闷、恶心、皮疹等，及时告知医护人员。

【出院指导】

1. 饮食　坚持低脂饮食，不吃动物内脏，戒烟酒。

2. 活动　术后 3 个月内床上起卧时不用力牵拉胸部，6 个月内禁止剧烈运动、防止跌倒，谨防吻合口出血。

3. 学会自测血压　在医生的指导下根据血压调整降压药的用量，控制收缩压在 100～120mmHg，心率 60～70 次/分。定期复查 CT 或 MRI，第一年每 3 个月复查 1 次；第二年每 6 个月 1 次；第三年后每年 1 次。

（王晓月　谭艳芬）

第七章

泌尿外科疾病健康教育

第一节 泌尿外科疾病常见检查

一、膀 胱 镜

【目的】

膀胱镜是借助膀胱尿道镜来诊断和治疗膀胱、尿道病变，以及某些上尿路疾患的内腔镜技术。通过膀胱镜可以观察到膀胱内部情况，了解膀胱内病变位置、性质、范围及程度。膀胱内结石可用碎石器钳碎后冲洗出来，膀胱内小异物和病变组织可用异物钳或组织钳取出，膀胱内出血点或乳头状瘤，可通过膀胱镜用电灼器治疗。膀胱镜是泌尿外科应用最早、最多且效果最为满意的内腔镜诊疗方法。

【注意事项】

1. 尿道狭窄而不能置入膀胱镜者；膀胱容量小于 50ml 患者；下尿路感染急性炎症期；全身出血性疾病患者；有严重的全身性疾患、年老体弱者；髋关节疾病而不能置膀胱截石位者；女性患者月经期禁止行此项检查。

2. 一周内不做重复检查。

3. 检查后多饮水，使尿量增加，有 1~2 次血尿现象，不要紧张，需增加饮水量，避免血块阻碍排尿，并应卧床休息。

4. 检查后 3 天内，应遵医嘱给予口服抗生素及止痛解痉药物。

二、静脉肾盂造影

【目的】

静脉肾盂造影能了解肾脏、输尿管的位置，肾脏的分泌功能，腹膜后病变与泌尿系器官的关系。适用于疑有尿路病变患者，如血尿、结核、结石、肿瘤、炎症等。泌尿系手术的术前准备，了解肾盂肾盏的形态及对侧肾脏的功能，以及一些上尿路成形手术后疗效的随访。

【注意事项】

1. 对碘过敏者，肾功能严重损害者，血肌酐清除率小于20ml/min，肝功能严重障碍者，心功能不全者，全身极度衰弱者，甲亢患者，妊娠期妇女禁止行此项检查。

2. 检查前一晚进少渣饮食，当天早晨禁食，造影前 12 小时禁水，有助于增强显影浓度。

3. 造影前排空膀胱。

4. 造影前行碘过敏试验。

5. 检查后注意观察有无荨麻疹、腹痛等延迟碘过敏反应，多饮水，加快造影剂的排泄。

三、腹　平　片

【目的】

泌尿系统常用的初查方法。摄片范围包括两侧肾、输尿管及膀胱。

1. 腹平片　可显示肾脏轮廓、大小、位置，腰大肌阴影，脊柱、骨盆、肿瘤骨转移，钙化及尿路结石等。

2. 侧位片　有助于确定不透光阴影的位置。腰大肌阴影消失，提示腹膜后炎症或肾周围感染。

【注意事项】

摄片前应禁食水。防止肠道内的积气，以确保平片的质量。

四、前列腺穿刺

【目的】

进行活体检测，以确定前列腺有无恶性病变。这是确诊恶性病变很可靠的检测方法。

【注意事项】

1. 检查当天早餐食清淡少渣饮食。检查前 1 小时清洁洗肠 1~2 次。

2. 检查后卧床休息，静脉输液抗感染治疗，多饮水，每天>2000ml。

3. 检查后避免进食生冷、刺激性饮食，防止腹泻。

4. 检查后如出现轻度血尿或少量血便属正常现象，勿紧张；如果症状加重及时告知医生给予处理。

五、泌尿系统 B 超

【目的】

B 型超声检查方便、无创伤，能显示各器官不同轴线及不同深度的断层图像，可动态观察病情的发展，对禁忌行排泄性尿路造影或不宜接受 X 线检查者更有意义。

1. 确定肾脏肿物的性质、结石位置和大小及肾积水情况；鉴别肾移植术后并发症、测定残余尿、测量前列腺体积等。

2. 应用于精囊、阴茎和阴囊疾病的诊断、治疗和随访。

3. 特殊探头在膀胱或直肠内作 360°旋转，对膀胱和前列腺肿瘤的诊断及分期有辅助作用。

4. 多普勒超声仪可显示血管内血流的情况，主要用于确定动、静脉走向，诊断肾血管疾病和睾丸扭转、移植肾排异的鉴别等。

5. 在 B 超引导下，可行穿刺、引流及活检等诊断治疗。

【注意事项】

行泌尿系 B 超前如需检查膀胱，应饮水 500~1000ml 并憋尿，不需要禁食，以利于观察膀胱内病变和前列腺。肾积水者应测量肾实质厚度，下尿路梗阻者应测量膀胱残余尿量。行肾、肾上腺 B 超前应禁食水。

（丁炎明　阚春红）

第二节　泌尿外科常见管路

一、肾造瘘管

【目的】

观察穿刺侧肾脏出血情况，直接解决上尿路梗阻，引流尿液、脓液、血液、残余碎石渣以及便于窦道形成，改善肾功能，为需要第二次手术患者创造条件。

【注意事项】

1. 留置肾造瘘管期间多饮水，每天>3000ml。

2. 保持造瘘口清洁干燥，观察有无尿液外漏，如有浸湿应及时告知医生更换敷料，避免刺激造瘘口周围皮肤。

3. 密切观察引流液的颜色、性质、量，如有异常及时告知医生。

4. 妥善固定肾造瘘管，固定在低于引流位置以下的地方，避免受压、打折、扭曲、脱出，保持引流通畅。

5. 遵医嘱准确记录肾造瘘引流量。

6. 拔除造瘘管后，注意观察造瘘口敷料有无渗出，必要时告知医生更换敷料。

7. 肾造瘘需使用抗反流引流袋，引流袋按要求定时更换。

8. 如长期留置肾造瘘管，需遵医嘱定期更换。

9. 拔管前夹闭引流管观察一天，无明显憋胀感方可拔管。

二、膀胱造瘘管

【目的】

在耻骨上膀胱作造瘘，使尿液引流到体外，暂时性或永久性解决患者的排尿困难。

【注意事项】

1. 留置膀胱造瘘管期间多饮水，每天>3000ml。

2. 保持造瘘口清洁干燥，观察有无尿液外漏，如有浸湿应及时更换敷料，避免刺激造瘘口周围皮肤。

3. 妥善固定膀胱造瘘管，固定在低于引流位置以下的地方，避免受压、打折、扭曲、脱出，保持引流通畅。

4. 拔除造瘘管前应做夹管试验，观察能否自行排尿，如发现有排尿困难，瘘口处有渗尿，应延迟拔管。

5. 拔除造瘘管后，注意观察造瘘口有无渗出，如有渗出及时更换。

三、尿　管

【目的】

1. 抢救危重、休克患者时准确记录每小时尿量、测尿比重，密切观察患者的病情变化。

2. 排空膀胱，使膀胱持续保持空虚状态，避免术中误伤。

3. 某些泌尿系统疾病手术后留置导尿管，便于引流尿液和进行膀胱冲洗，减轻手术切口的张力，促进切口的愈合。

4. 为尿失禁或会阴部有伤口的患者引流尿液，保持会阴部的清洁干燥。

5. 解除尿潴留，持续引流尿液。

【注意事项】

1. 留置尿管期间多饮水，每天>3000ml。

2. 保持会阴部清洁干燥。

3. 密切观察引流液的颜色、性质、量，如有异常及时告知医生。

4. 妥善固定尿管，固定在低于引流位置以下的地方，避免受压、打折、扭曲、脱出，保持引流通畅。

5. 使用抗反流引流袋，按要求定时更换。

6. 如长期留置尿管需按尿管的材质按时更换。

（阚春红　于书慧　张剑锋　谢双怡）

第三节　围　术　期

【术前准备及注意事项】

1. 术前戒烟　吸烟本身对身体有害无益，尤其是手术前。吸烟强烈刺激气管，使痰液量增多，咳嗽加剧，影响了呼吸功能和通气功能。手术中麻醉条件下，痰量过多，可造成缺氧窒息，后果很严重。而手术后由于咳嗽，可振动伤口，使疼痛加剧，影响伤口愈合，甚至使伤口裂开，因此，术前一周内不能吸烟。

2. 术前练习有效的咳痰方法　首先将双手放置在伤口两侧并向中间聚拢，减轻局部张力，降低因咳嗽而引起的疼痛感，然后用鼻子深吸一口气，屏住呼吸，用腹部的力量将肺内深处的痰液咳出。

3. 穿弹力袜的意义和方法

（1）弹力袜在制动阶段应持续穿着24小时，因清洁等需要脱下袜子时间应不超过30分钟。

（2）确保袜子尺寸合适，对于下肢水肿的患者，应根据测量的尺寸重新选择合适尺码。

（3）术后应持续穿着6周。

（4）不要过分拉扯弹力袜，防止其破损和摩擦力增加。

（5）不可把弹力袜向下卷起。

4. 早期活动的意义及方法　长期卧床可减慢血液循环，易发生下肢静脉炎或静脉血栓；肌肉长期不活动可发生萎缩及功能减退，长期受压部位容易发生压疮；肺部扩张减少，易发生坠积性肺炎等。术后早期床上活动，可避免肺炎、血管栓塞、静脉炎，并可促进食欲和伤口愈合，如无特殊情况，麻醉清醒后可以在床上适当活动，尤其是进行下肢屈伸的活动。

5. 盆底肌锻炼　对于压力性尿失禁、前列腺增生或前列腺癌等手术，术后可能并发尿失禁的风险。因此，术前应学会盆底肌锻炼的正确方法，术后根据医生的要求进行锻炼。盆底肌锻炼即提肛运动，主要内容是反复收缩肛门，但避免收缩臀大肌和腹肌。骨盆肌肉是由快速反应与慢速反应两种纤维组成，前者提供阵发性收缩，后者负责持久性支撑，因此，训练盆底肌肉运动就要包含这两种运动纤维，也就是说肌肉收缩训练要有快速用力收缩部分，如每次收缩一次持续2~3秒；与持久耐力训练部分，如每次收缩一次至少持续8~10秒。这两种运动每天进行3组，每组约30次左右。运动时可以运用不同姿势随时锻炼，贵在持之以恒，即使症状改善也需坚持锻炼。假如停止锻炼，情况可能恶化。

【术后注意事项】

1. 心电监护　心电监护期间不可自行调节心电监护仪参数设置。如有心慌、呼吸困难等不适、电极片及导线脱落、监护仪报警，应及时告知护士。

2. 术后体位　一般采取平卧位，如无不适，应早期在床上活动上下肢，防止深静脉血栓的形成。

3. 缓解疼痛　镇痛泵内有止痛药持续少量输入人体内，以减轻疼痛。如变换体位、咳嗽等引起剧烈疼痛时，可按镇痛泵按钮一次，增加止痛药给药剂量，减轻疼痛。如有恶心、呕吐等不适，及时告知医护人员，并将头偏向一侧，避免误吸。如果没有镇痛泵，根据伤口疼痛情况，遵医嘱使用止痛药。使用腹带包扎伤口，并保持腹带整齐，松紧以放入两指为宜。打喷嚏、咳嗽、活动时以双手保护伤口，以减轻腹压增大引起的疼痛。分散注意力也可以减轻疼痛，如放松、聊天、音乐辅助等。

4. 吸氧　术后遵医嘱持续吸氧，吸氧时勿随意调节氧流量。室内严禁明火及放置易燃品。

5. 管路护理　尿管、伤口引流管、肾造瘘管、膀胱造瘘管注意事项详见"第七章泌尿外科疾病健康教育第二节泌尿外科常见管路"。

6. 早期下床活动的方法

（1）手术当天可床上更换体位、活动上下肢。

（2）术后第 1 天下地活动，逐渐从坐起、床边站立到适量活动（若下地时出现头晕、恶心等症状时应立刻停止活动，深呼吸、卧床休息）。第一次下床活动，应有护士陪同。

（3）站立、行走应循序渐进，量力而行。如出现不适，及时告知医护人员。

（4）活动前后妥善固定引流管。

7. 饮食　术后 6 小时无恶心、呕吐可分次少量饮水。遵医嘱逐渐从流食、半流食过渡到普食。原则：少食多餐，营养丰富，易消化，避免牛奶豆浆等产气食物摄入。若进食后有不适，及时告知医务人员。

（阚春红　张剑锋　谢双怡）

第四节　泌尿系统损伤

一、肾损伤

【概述】

肾损伤发病率约在每年 5/10 万，其中 72% 见于 16~44 岁的男性青壮年，男女比例约 3：1。在泌尿系统损伤中仅次于尿道损伤，居第二位，占所有外伤的 1%~5%，腹部损伤的 10%。以闭合性损伤多见，1/3 常合并有其他脏器损伤。当肾脏存在积水、结石、囊肿、肿瘤等病理改变时，损伤可能性更大。肾损伤有多种类型，临床上最多见为闭合性肾损伤，由于损伤的病因和程度不同，有时多种类型的肾损伤同时存在。

【临床表现】

肾损伤的临床表现与损伤类型和程度有关，常不相同，尤其在合并其他器官损伤时，肾损伤的症状可能不易觉察。其主要症状有休克、血尿、疼痛、腰腹部肿块、发热等。

1. 休克　严重肾裂伤、肾蒂血管损伤或合并其他脏器损伤时，因损伤和失血常发生休克，危及生命。

2. 血尿肾损伤　患者大多有血尿，肾挫伤涉及肾集合系统时可出现镜下血尿或轻度肉眼血尿。若肾近集合系统部位裂伤伴有肾盏肾盂黏膜破裂，则可有明显的血尿，肾全层裂伤则呈大量全程肉眼血尿。有时血尿与损伤程度并不一致，如血块堵塞尿路、肾蒂断裂、肾动脉血栓形成及肾盂和输尿管断裂等情况可能只有轻微血尿或无血尿。

3. 疼痛　肾包膜下血肿、肾周围软组织损伤、出血或尿外渗引起患侧腰、腹部疼痛。血液、尿液渗入腹腔或合并腹内脏器损伤时，出现全腹疼痛和腹膜刺激症状，血块通过输尿管时易发生肾绞痛。

4. 腰腹部肿块　血液、尿液进入肾周围组织可使局部肿胀，形成肿块，有明显触痛和肌强直。开放性肾损伤时应注意伤口位置及深度。

5. 发热　肾损伤所致肾周血肿、尿外渗易继发感染，甚至造成肾周脓肿或化脓性腹膜炎，伴全身中毒症状。

【检查指导】

1. 检查项目　尿便常规、血常规、生化全项、凝血功能、血型、感染筛查、心电图、胸片、超声心动、腹部超声、腹部 CT。

2. 检查目的及注意事项

（1）尿便常规、血常规、生化全项、凝血功能、血型、感染筛查、心电图、超声心动，详见"第一章外科健康教育总论第一节外科常见检查"。

（2）超声：详见"第七章泌尿外科疾病健康教育第一节泌尿外科疾病常见检查"。

（3）腹部 CT

1）目的：可清晰显示肾实质裂伤程度、尿外渗和血肿范围，以及肾组织有无活力，并可了解与其他脏器的关系。CT 血管成像（CTA）可显示肾动脉和肾实质损伤情况，也可了解有无肾动-静脉瘘或创伤性肾动脉瘤。

2）注意事项：增强 CT 需检查前禁食 4~6 小时，一位家属陪同签字；平扫 CT 无需特殊准备。

【围术期指导】

1. 术前准备及注意事项

（1）术前戒烟：手术之前吸烟危害很大。吸烟强烈刺激器官，使痰液量增多，咳嗽加剧，影响了呼吸功能和通气功能。手术中麻醉条件下，痰量过多，可造成缺氧窒息，后果是很严重的。而手术后由于咳嗽，可震动伤口，使疼痛加剧，影响伤口愈合，甚至使伤口裂开，因此，术前一周内不能吸烟。

另外，为了病房其他大多数患者，住院期间也不能吸烟。

（2）术前练习有效的咳痰：首先将双手放置在伤口两侧，降低因咳嗽而引起的疼痛感。然后用鼻子深吸一口气，屏住呼吸，用腹部的力量将肺内深处的痰液咳嗽出来。

（3）穿弹力袜的意义和方法

1）弹力袜在制动阶段应持续穿着24小时，因清洁等需要脱下袜子时间应不超过30分钟。

2）确保袜子尺寸合适，对于下肢水肿的增加或减少，应及时再测量尺寸重新选择合适尺码。

3）术后应持续穿着6周。

4）不要过分拉扯弹力袜，防止其破损和摩擦力增加。

5）不可把弹力袜向下卷起。

（4）饮食：术前应遵医嘱按时禁食禁水，进行肠道准备。

（5）如有药物过敏史应及时向护士反映，既往无药物过敏史应配合护士进行抗生素皮试。

（6）术前一天洗澡，手术当天早晨更换清洁衣裤，取下义齿、首饰等配饰。

（7）应绝对卧床休息，以免活动后加重出血。

（8）注意观察腰腹部情况，注意有无压痛、肌肉痉挛及肿块；如果出现腹部难以忍受的剧烈疼痛，应及时告知医护人员。

2. 术后注意事项

（1）麻醉术后护理常规：详见"第一章外科健康教育总论第三节麻醉"。

（2）心电监护：心电监护期间不可自行调节心电监护仪参数设置。如有心慌、呼吸困难等不适、电极片及导线脱落、监护仪报警，及时告知护士。

（3）吸氧：术后遵医嘱持续吸氧，吸氧时嘱患者勿随意调节氧流量，室内严禁明火及放置易燃品。

（4）术后疼痛：术后感到疼痛多是正常现象，可使用镇痛泵，镇痛泵内有麻醉药持续少量输入人体内，以减轻疼痛。若仍感觉疼痛，可按自控按钮，脉冲给药一次。活动前或雾化前可以先按镇痛泵，以预防活动或咳痰带来的疼痛。如果没有镇痛泵，可告知护士，必要时使用止痛药物。使用腹带包扎伤口，并保持腹带整齐，松紧以放入两指为宜。打喷嚏、咳嗽、活动时以双手保护伤口，以减轻牵拉的疼痛。此外还有一些方法来减轻疼痛，如放松、聊天、音乐辅助等。

（5）膀胱痉挛：膀胱痉挛表现为术后尿意频发，尿道及耻骨上区疼痛难忍，伴盆底及下肢肌阵挛。疼痛严重时及时告知护士，可使用止痛药或解痉挛药物缓解。

（6）术后若需要输血时，在输血过程中如果出现荨麻疹、血管神经性水肿、关节痛、胸闷、气短、呼吸困难、低血压休克等过敏反应出现应及时告知护士；输血后短期内或输血过程中出现寒战、发热、恶心、呕吐、腰背酸痛、全身不适等症状时，应立即告知护士，停止输血。

（7）全麻清醒血压平稳后改半卧位，术后需卧床休息 2~4 周。

（8）注意观察伤口有无渗血、渗液，若有异常应及时告知医护人员给予换药处理。观察是否有腹痛、腹胀等症状。

（9）术后留置尿管和伤口引流管，必须保持管路通畅，勿折叠、扭曲、压迫；妥善固定，防止意外拔管，切勿自行拔出；若伤口引流液或尿液颜色鲜红，量较大，则考虑出血，立即告知护士。

（10）为防止血液逐渐沉积在膀胱内形成血块堵塞尿道口，导致尿管引流不畅，必要时进行持续膀胱冲洗。冲洗过程中如果出现冲洗不畅、腹部憋胀、腹痛等情况，应及时告知护士。

（11）卧床期间可以进行循序渐进的床上活动，比如四肢作主动的屈伸活动，预防静脉血栓的发生。因为卧床时间比较长，应适时变换体位，常规放置防压疮气垫，骶尾部贴防压疮敷料，预防压疮的发生。

【用药指导】

抗生素　如注射用盐酸头孢替安。

1. 目的：预防、控制感染。

2. 方法：静脉输液。

3. 不良反应：少数情况下发生过敏反应、毒性反应。

4. 注意事项：输液时如有不适，如胸闷、恶心、皮疹等，及时告知医护人员。

【饮食指导】

术后禁食禁水，可以进食后，应以易消化食物为主，避免食用辛辣刺激性食物以及过于油腻的食品；注意多饮水，保证尿量 2000~3000ml/d 以上，可以预防泌尿系感染。

【出院指导】

1. 出院后 3 个月内，不宜参加体力劳动或竞技运动，以免引起再度出血。

2. 注意保护肾脏，应在医生指导下服药，以免造成肾功能的损害。定期检测肾功能。

3. 如出现腰痛、血尿，要及时就诊，及时发现问题，及时治疗。

二、尿道损伤

【概述】

尿道是泌尿系统常见损伤部位，尿道损伤分为开放性、闭合性和医源性损伤。开放性损伤多因弹片、锐器等所致，常伴有阴囊、阴茎或会阴部贯通伤；闭合性损伤多为钝挫伤、撕裂伤，如尿道骑跨伤或骨盆骨折尿道损伤；医源性损伤是由尿道腔内器械直接损伤所致。在解剖上男性尿道以尿生殖膈为界，分为前、后两段。前尿道包括球部和阴茎部，后尿道包括前列腺部和膜部，球部和膜部的损伤较为多见。尿道损伤多见于男性。男性尿道损伤是泌尿外科常见的急症，早期处理不当，可发生尿道狭窄、尿外渗等并发症。

【临床表现】

1. 尿道出血　75%前尿道损伤的患者会有尿道外口出血，而后尿道损伤则约为37%~93%。尿道出血程度和尿道损伤严重程度并不一致，如尿道黏膜挫伤或尿道壁小部分撕裂可伴发大量出血，而尿道完全断裂则可能仅有少量出血。

2. 疼痛　受伤局部可有疼痛及压痛。前尿道损伤者，排尿时疼痛加重并向阴茎头及会阴部放射。后尿道损伤疼痛可放射至肛门周围、耻骨后及下腹部。

3. 局部血肿　尿道骑跨伤可引起会阴部、阴囊处肿胀、瘀斑及蝶形血肿。

4. 排尿困难或尿潴留　排尿困难程度与尿道损伤程度有关。尿道轻度挫伤的患者可不表现为排尿困难，仅仅表现为尿痛；尿道严重挫伤或破裂的患者由于局部水肿、疼痛、尿道括约肌痉挛及尿外渗等则可表现为排尿困难或尿潴留；尿道完全断裂的患者由于尿道的连续性被破坏，而膀胱颈部又保持完整时也可表现为尿潴留。

5. 尿外渗　尿道裂伤或断裂后，尿液可从裂口处深入周围组织间隙，如不及时处理或处理不当，可发生广泛皮肤及皮下组织坏死、感染及脓毒症。开放性损伤，则尿液可从皮肤、肠道或阴道创伤口流出，最终形成尿瘘。

6. 休克　严重尿道损伤，特别是骨盆骨折后尿道断裂或合并其他内脏损伤者，常发生休克，其中后尿道损伤合并休克者约为40%。

【检查指导】

1. 检查项目　尿便常规、血常规、生化全项、凝血功能、血型、感染筛查、心电图、胸片、超声心动、直肠指诊、诊断性导尿、逆行尿道造影。

2. 检查目的及注意事项

（1）尿便常规、血常规、生化全项、凝血功能、血型、感染筛查、心电图、胸片、超声心动，详见"第一章外科健康教育总论第一节外科常见检查"。

（2）直肠指诊

1）目的：为确定尿道损伤的部位、程度及是否合并直肠损伤等方面提供重要线索。

2）注意事项：①检查前排空大便；②检查时多取膝胸位或截石位，也可取侧卧位；③医生戴手套指端涂液体石蜡，将手指徐徐插入肛门，患者应深呼吸放松，避免紧张影响医生操作。

（3）诊断性导尿：可了解尿道的完整性和连续性。

（4）逆行尿道造影：被认为是评估尿道损伤较好的方法。

1）目的：评估尿道损伤的方法，可了解尿道损伤的部位及程度。

2）注意事项：应仰卧于摄影台上，常规消毒，将导尿管插入尿道外口内少许，注入对比剂，在注入一定量后应遵医嘱做排尿动作。

【围术期指导】（以尿道会师术为例）

1. 术前准备及注意事项

（1）术前戒烟：手术之前吸烟危害很大。吸烟强烈刺激器官，使痰液量增多，咳嗽加剧，影响了呼吸功能和通气功能。手术麻醉条件下，痰量过多，可造成缺氧窒息，后果是很严重的。另外，为了病房其他大多数患者，住院期间也不能吸烟。

（2）术前练习有效的咳痰：首先将双手放置在伤口两侧，降低因咳嗽而引起的疼痛感。然后用鼻子深吸一口气，屏住呼吸，用腹部的力量将肺内深处的痰液咳嗽出来。

（3）穿弹力袜的意义和方法：弹力袜在制动阶段应持续穿着24小时，因清洁等需要脱下袜子时间应不超过30分钟。确保袜子尺寸合适，对于下肢水肿的增加或减少，应及时告知护士再测量尺寸重新选择合适尺码。不要过分拉扯弹力袜，防止其破损和摩擦力增加。不可把弹力袜向下卷起。

（4）早期活动的意义及方法：术后如无特殊情况，在麻醉清醒后就可以在床上适当活动，尤其是进行下肢屈伸的活动。因为长期卧床可减慢血液循环，易发生下肢静脉炎或静脉血栓，肌肉长期不活动可发生萎缩及功能减低，长期受压部位容易发生压疮，肺部扩张减少，易发生坠积性肺炎等。术后早期下床活动，可避免肺炎、血管栓塞、静脉炎、并可促进食欲和伤口愈合。

（5）饮食：术前应遵医嘱按时禁食禁水，进行肠道准备。

（6）如有药物过敏史应及时向护士反映，既往没有药物过敏史应配合护士进行抗生素皮试。

（7）术前一天洗澡，手术当天早晨更换清洁衣裤，取下义齿、首饰等配饰。

2. 术后注意事项

（1）麻醉术后护理常规：详见"第一章外科健康教育总论第三节麻醉"。

（2）心电监护：心电监护期间不可自行调节心电监护仪参数设置。如有心慌、呼吸困难等不适，电极片及导线脱落，监护仪报警，请及时告知护士。

（3）吸氧：术后遵医嘱持续吸氧，吸氧时嘱患者勿随意调节氧流量。室内严禁明火及放置易燃品。

（4）术后疼痛：术后感到疼痛多是正常现象，可使用镇痛泵，镇痛泵内有麻醉药持续少量输入人体内，以减轻疼痛。若仍感觉疼痛，可按自控按钮，脉冲给药一次。活动前或雾化前可以先按镇痛泵，以预防活动或咳痰带来的疼痛。如果没有镇痛泵，可告知护士，必要时使用止痛药物。使用腹带包扎伤口，并保持腹带整齐，松紧以放入两指为宜。打喷嚏、咳嗽、活动时以双手保护伤口，以减轻牵拉的疼痛。此外还有一些方法来减轻疼痛，如放松、聊天、音乐辅助等。

（5）膀胱痉挛：膀胱痉挛表现为术后尿意频发，尿道及耻骨上区疼痛难忍，伴盆底及下肢肌阵挛。疼痛严重时及时告知护士，可使用止痛药或解痉挛药物缓解。

（6）注意观察伤口有无渗血、渗液，若有应及时告知医护人员给予换药处理。观察腹痛、腹胀的症状出现。

（7）术后留置尿管和膀胱造瘘管，两支管路对手术的效果起着决定性的作用，必须保持管路通畅，勿折叠、扭曲、压迫；妥善固定，防止意外拔管，切勿自行拔出。

（8）术后多饮水，保持尿量在 2000~3000ml/d 以上。

（9）长期保留膀胱造瘘管的患者，每隔 4 周更换造瘘管一次，观察尿道恢复及排尿通畅情况；后尿道损伤合并骨盆骨折的患者，尿管保留时间尽量长一些，至少保留 6~8 周或遵医嘱，造瘘管保留 3 个月或遵医嘱，待二期施行尿道狭窄解除术。

（10）遵医嘱口服雌激素，防止因阴茎勃起造成的二次损伤。

（11）卧床期间注意多活动四肢、多翻身，预防压疮等并发症的发生。

（12）早期床上活动，术后 1~5 天严格卧床，术后 3 周后可在床上进行幅度较小的伸拉及负重运动，6~8 周可扶拐行走，之后逐步过渡为独立行走。

【用药指导】

1. 抗生素　如注射用盐酸头孢替安。

（1）目的：预防、控制感染。

（2）方法：静脉输液。

（3）注意事项：输液时如有不适，如胸闷、恶心、皮疹等，及时告知医护人员。

（4）不良反应：少数情况下发生过敏反应、毒性反应。

2. 雌激素类药物

（1）目的：短期内预防阴茎勃起。

（2）方法：每晚睡前口服，剂量遵医嘱。

（3）注意事项：肝、肾疾病患者禁用；癌症患者（除前列腺癌患者）忌用；少数患者有心窝部疼痛；长期大量应用可诱发生殖系统恶性肿瘤。

（4）不良反应：可有恶心、呕吐、食欲缺乏、头痛等情况出现。

【饮食指导】

术后禁食水，待胃肠功能恢复后予流食及易消化、高热量、高营养、多维生素的饮食，增强抵抗力，预防便秘。多饮水，饮水量应在 2500ml/d 以上，增加尿量，达到内冲洗的目的。

【出院指导】

1. 拔除尿管 1 周后，即应行尿道扩张，一般每周 1 次，持续 1 个月，4 次后每 2 周 1 次，3 月后改为 1~3 个月 1 次，持续 1~2 年。尿道扩张十分重要，务必按时到医院进行扩张。

2. 饮食应多吃高蛋白、高碳水化合物、丰富维生素及低脂肪饮食，禁食煎炸和辛辣刺激性食物，忌暴饮暴食、烟、酒。保持大便通畅，合理调配饮食、多吃新鲜水果。注意休息，劳逸结合，避风寒、防感冒。鼓励患者多饮水，饮水量在 2500ml/d 以上。

3. 出院后早期性生活要节制，注意保持个人卫生，避免重体力劳动，但要进行适当的体育锻炼。

4. 定期到医院复诊。

（冯　佳　张　萌）

第五节 尿 石 症

一、上尿路结石

【概述】

泌尿系结石是泌尿外科的常见疾病之一，在泌尿外科住院患者中占据首位。欧美国家的流行病学资料显示，5%～6%的人在其一生中至少发生1次泌尿系结石，欧洲泌尿系结石年新发病率约为100/10万～400/10万人。我国泌尿系结石发病率1%～5%，南方高达5%～10%；年新发病率约为150/10万～200/10万人，其中25%的患者需住院治疗。近年来，我国泌尿系结石的发病率有增加趋势，是世界上3大结石高发区之一。

泌尿系结石按病因分为代谢性、感染性、药物性和特发性结石；按晶体成分可分为含钙和不含钙结石；按部位分为上尿路和下尿路结石。

上尿路结石包括肾结石及输尿管结石。

【临床表现】

1. 症状 上尿路结石主要症状是与活动有关的疼痛和血尿，也有肾结石长期存在而患者无明显症状，特别是较大的鹿角型结石。

（1）疼痛：肾结石可引起肾区的疼痛，部分患者平时无明显症状，在活动后出现腰部钝痛；较小的肾结石活动范围较大，进入肾盂输尿管连接部时引起输尿管的剧烈蠕动诱发肾绞痛。此外输尿管结石也可刺激输尿管引起肾绞痛，并沿输尿管走行放射至同侧腹股沟、大腿内侧，乃至同侧睾丸或阴唇。若结石位于输尿管膀胱壁段或输尿管口，可伴有膀胱刺激症状以及尿道和阴茎头部放射痛。肾绞痛一般于活动后突然出现，结石越小症状越明显，患者表现为疼痛剧烈、难以忍受、大汗，还可伴有恶心和呕吐。

（2）血尿：表现为肉眼或镜下血尿，一般于活动后出现，与结石对尿路黏膜的损伤有关。镜下血尿更为常见。若结石固定不动时也可无血尿。

（3）恶心、呕吐：肾绞痛时，输尿管管腔压力增高，管壁局部扩张、痉挛和缺血，由于输尿管与肠有共同的神经支配因而可引起恶心与呕吐的症状。

（4）膀胱刺激征：当结石伴有感染，或结石位于输尿管膀胱壁段时，可出现尿频、尿急和尿痛的膀胱刺激征。

（5）并发症表现：结石继发感染时可患有急性肾盂肾炎或肾积脓，表现为发热、寒战等全身症状。结石引起一侧或双侧尿路梗阻时，可导致一侧肾脏功能受损、无尿或尿毒症。

2. 体征　肾结石患者肾区可有明显的叩击痛。

【检查指导】

1. 检查项目　尿便常规、血常规、生化全项、凝血功能、血型、感染筛查、心电图、胸片、超声心动、泌尿系 B 超、尿路平片（KUB）、静脉尿路造影（IVU）、CT。

2. 检查目的及注意事项

（1）尿便常规、血常规、生化全项、凝血功能、血型、感染筛查、心电图、胸片、超声心动，详见"第一章外科健康教育总论第一节外科常见检查"。

（2）泌尿系 B 超、尿路平片（KUB）、静脉尿路造影（IVU），详见本章"第一节泌尿外科疾病常见检查"。

（3）腹部 CT

1）目的：多数情况下泌尿系结石的诊断需要做 CT 检查。CT 诊断结石的敏感性和特异性均高于 KUB 及 IVU，而且能直观地显示结石与周边组织的关系，并可鉴别 X 线阴性结石及其他原因引起的不显影。

2）注意事项：增强 CT 需检查前禁食 4~6 小时，一位家属陪同签字；平扫 CT 无需特殊准备。

【围术期指导】（以经皮肾镜碎石取石术为例）

1. 术前准备及注意事项

（1）术前戒烟：手术之前吸烟危害很大。吸烟强烈刺激器官，使痰液量增多，咳嗽加剧，影响了呼吸功能和通气功能。手术麻醉条件下，痰量过多，可造成缺氧窒息，后果是很严重的。另外，为了病房其他大多数患者，住院期间也不能吸烟。

（2）术前练习有效的咳痰：首先将双手放置在腹部，降低因咳嗽震动而引起的疼痛感。然后用鼻子深吸一口气，屏住呼吸，用腹部的力量将肺内深处的痰液咳嗽出来。

（3）穿弹力袜的意义和方法：弹力袜在制动阶段应持续穿着 24 小时，因清洁等需要脱下袜子时间应不超过 30 分钟。确保袜子尺寸合适，对于下肢水肿的增加或减少，应及时告知护士再测量尺寸重新选择合适尺码。不要过分拉扯弹力袜，防止其破损和摩擦力增加。不可把弹力袜向下卷起。

（4）饮食：术前应遵医嘱按时禁食禁水，进行肠道准备。

（5）如有药物过敏史应及时向护士反应，既往无药物过敏史应配合护士进行抗生素皮试。

（6）术前一天洗澡，手术当天早晨更换清洁衣裤，取下义齿、首饰等配饰。

（7）手术体位的训练：术中取截石位或俯卧位。术前应进行手术体位的训练，尤其是俯卧位，一般难以耐受，且复杂的结石手术时间长，体位的改变对呼吸及循环系统的影响较大，因此应俯卧位从 30 分钟开始练习，逐渐延长至 45 分钟、1 小时、2 小时等。通过训练能够忍受体位的改变，同时使呼吸及循环系统得到一定的适应，减少术中、术后心血管意外发生的概率。

（8）手术前需行 KUB 做术前定位，明确结石位置，便于手术顺利进行。手术当天早晨起禁食水，避免胀气影响检查结果，手术前定位后要求尽量减少活动，防止结石位置发生变化。

2. 术后注意事项

（1）麻醉术后护理常规：详见"第一章外科健康教育总论第三节麻醉"。

（2）心电监护：心电监护期间不可自行调节心电监护仪参数设置。如有心慌、呼吸困难等不适、电极片及导线脱落、监护仪报警，及时告知护士。

（3）吸氧：术后遵医嘱持续吸氧，吸氧时嘱患者勿随意调节氧流量。室内严禁明火及放置易燃品。

（4）术后疼痛：术后感到疼痛多是正常现象，可使用镇痛泵，镇痛泵内有麻醉药持续少量输入人体内，以减轻疼痛。若仍感觉疼痛，可按自控按钮，脉冲给药一次。活动前或雾化前可以先按镇痛泵，以预防活动或咳痰带来的疼痛。如果没有镇痛泵，可告知护士，必要时使用止痛药物。打喷嚏、咳嗽、活动时以双手保护伤口，以减轻牵拉的疼痛。此外还有一些方法来减轻疼痛，如放松、聊天、音乐辅助等。

（5）膀胱痉挛：膀胱痉挛表现为术后尿意频发，尿道及耻骨上区疼痛难忍，伴盆底及下肢肌阵挛。疼痛严重时及时告知护士，可用止痛药或解痉挛药物缓解。

（6）注意观察体温变化，术中冲洗易导致尿路细菌或致热源通过肾血管吸收入血引起菌血症，有可能术后出现体温升高，甚至可达 39.5℃ 以上，若出现上述症状，应及时告知护士。注意有无腹胀、腹痛等症状，警惕肾周血肿、尿外渗、腹腔积液或腹膜炎等并发症发生。

（7）术后留置肾造瘘管及尿管，将引流袋、尿袋分别妥善固定于床单上。按照护士的指导自己伸手摸到引流管的走向及固定位置；避免牵拉、打折。若引流尿液颜色鲜红，量较大，则考虑出血可能，立即告知护士。保持管路的通畅，一般情况下术后 1~2 天拔除肾造瘘管，如出现造瘘管周围有渗尿，应考虑是否堵塞，及时告知医护人员给予处理。

（8）腰麻术后 6 小时可以侧卧位休息，双下肢作主动的屈伸活动。全麻术后返回病房可取半坐卧位。术后第 1 天，可以下床活动，循序渐进。

（9）术后第 1 天晨，患者需要复查 KUB，了解结石清除情况、肾造瘘管及双 J 管的位置。要求禁食禁水。

（10）肾造瘘管拔除后，应向健侧侧卧休息 3~4 小时，减轻造瘘口的压力，减少漏尿。肾造瘘管拔除 1 天后，拔除尿管。可能会出现尿频、尿急、尿痛、血尿等症状，一般会自行缓解。拔除尿管后第一次排尿应告知医护人员；若 2 小时内未自行排尿，应告知护士，检查膀胱充盈情况，给予处理。

【用药指导】

抗生素：如注射用盐酸头孢替安。

1. 目的　预防、控制感染。

2. 方法　静脉输液。

3. 不良反应　少数情况下发生过敏反应，毒性反应。

4. 注意事项　输液时如有不适，如胸闷、恶心、皮疹等，及时告知医护人员。

【饮食指导】

一般情况下，术后 6 小时后可以进食，应以易消化食物为主，避免食用辛辣刺激性食物以及过于油腻的食品；注意多饮水，保证尿量 2000~3000ml/d 以上，可以预防泌尿系感染，同时，一些细小的结石碎屑也会随尿液排出。

【出院指导】

1. 坚持饮水，保证尿量 2000~3000ml/d 以上。防止尿石结晶形成，减少晶体沉积，延缓结石增长速度。若结石合并感染，大量的尿液可促进引流，利于含有细菌的尿液及时排出体外，帮助控制感染。

2. 根据结石成分，调理饮食

（1）尿酸结石应吃低嘌呤饮食，如鸡蛋、牛奶，应多吃水果和蔬菜，碱化尿液。忌食动物内脏，肉类、蟹、菠菜、豆类、菜花、芦笋、香菇等也要尽量少吃。

（2）胱氨酸结石应限制含蛋氨酸较多的食物，如肉类、蛋类及乳类食品。

（3）草酸钙结石应食低草酸、低钙的食物，如尽量少食菠菜、海带、香菇、虾米皮等食物。

（4）磷酸钙和磷酸氨镁结石应食低钙、低磷饮食，少食豆类、奶类、蛋黄食品。

3. 休息 2~4 周可以正常工作，体力劳动者可根据自己身体情况再决定。出院 1~3 个月拔除双 J 管，拔管不影响正常的工作生活。

4. 留置 D-J 管的目的　术后在输尿管内放置双 J 管，可起到内引流、内支架的作用，避免碎石排出时造成梗阻。留置双 J 管的时间，通常为 1~3 个月。置管期间不宜做四肢及腰部同时伸展动作，不做突然的下蹲动作及重体力劳动，预防便秘，减少引起腹压增高的任何因素，防止双 J 管滑脱或上下移动。定时排空膀胱，不要憋尿，避免尿液反流。大量饮水，饮水量2500ml/d 以上。

5. 出院 3~6 个月复查泌尿 B 超，以后每年复查一次。

二、下尿路结石

【概述】

下尿路结石包括膀胱结石及尿道结石。

膀胱结石分为原发性和继发性两种，大多数见于男性患者。膀胱结石的发病率有明显的地区、种族和年龄差异。营养不良，尤其是缺乏动物蛋白的摄入，是膀胱结石的主要病因。前列腺肥大、长期卧床如脑卒中或脊髓损伤的患者是膀胱结石的高发人群。

尿道结石属于泌尿系结石的一种。尿道结石并不常见，通常来源于其上方的膀胱和肾脏的结石，所以在膀胱结石多发的地区，尿道结石相对也多见，并且常见于男性。

【临床表现】

1. 膀胱结石　主要症状有尿痛、排尿障碍和血尿，疼痛表现为下腹部和会阴部钝痛，可为明显或剧烈疼痛，常因活动和剧烈运动的诱发而加剧。

2. 尿道结石　主要症状有尿痛和排尿困难，排尿时出现疼痛，前尿道结石疼痛局限在结石停留处，后尿道结石疼痛可放散至阴茎头或会阴部。尿道结石常阻塞尿道从而引起排尿困难，尿线变细、滴沥，甚至急性尿潴留。有时甚至出现血尿，合并感染时可出现膀胱刺激症状及脓尿等症状。

【检查指导】

1. 检查项目　尿便常规、血常规、生化全项、凝血功能、血型、感染筛查、心电图、胸片、超声心动、泌尿系 B 超、尿路平片（KUB）、静脉尿路造影（IVU）、膀胱尿道镜检查。

2. 检查目的及注意事项

（1）尿便常规、血常规、生化全项、凝血功能、血型、感染筛查、心电图、胸片、超声心动，详见"第一章外科健康教育总论第一节外科常见检查"。

（2）泌尿系 B 超、尿路平片（KUB）、静脉尿路造影（IVU）、膀胱尿道镜，详见本章"第一节泌尿外科疾病常见检查"。

（3）逆行尿道造影

1）目的：明确尿道结石和尿道并发症。

2）注意事项：应仰卧于摄影台上，常规消毒，将导尿管插入尿道外口内少许，注入造影剂，在注入一定量后应遵医嘱做排尿动作。

【围术期指导】（以膀胱镜碎石术为例）

1. 术前准备及注意事项

（1）术前戒烟：手术之前吸烟危害很大。吸烟强烈刺激器官，使痰液量增多，咳嗽加剧，影响了呼吸功能和通气功能。手术麻醉条件下，痰量过多，可造成缺氧窒息，后果是很严重的。另外，为了病房其他大多数患者，住院期间也不能吸烟。

（2）术前练习有效的咳痰：用鼻子深吸一口气，屏住呼吸，用腹部的力量将肺内深处的痰液咳嗽出来。

（3）穿弹力袜的意义和方法：弹力袜在制动阶段应持续穿着24小时，因清洁等需要脱下袜子时间应不超过30分钟。确保袜子尺寸合适，对于水肿的增加或减少，应及时告知护士再测量尺寸重新选择合适尺码。不要过分拉扯弹力袜，防止其破损和摩擦力增加。不可把弹力袜向下卷起。

（4）饮食：术前应遵医嘱按时禁食禁水，进行肠道准备。

（5）配合护士进行抗生素皮试，如有抗生素过敏史应及时向护士反映。

（6）术前一天洗澡，手术当天早晨更换清洁衣裤，取下活动性义齿、首饰等配饰。

2. 术后注意事项

（1）麻醉术后护理常规：详见"第一章外科健康教育总论第三节麻醉"。

（2）心电监护：心电监护期间不可自行调节心电监护仪参数设置。如有心慌、呼吸困难等不适，电极片及导线脱落，监护仪报警，及时告知护士。

（3）吸氧：术后遵医嘱持续吸氧，吸氧时嘱患者勿随意调节氧流量。室内严禁明火及放置易燃品。

（4）术后疼痛：术后感到疼痛多是正常现象，可使用镇痛泵，镇痛泵内有麻醉药持续少量输入人体内，以减轻疼痛。若仍感觉疼痛，可按自控按钮，脉冲给药一次。活动前或雾化前可以先按镇痛泵，以预防活动或咳痰带来的疼痛。如果没有镇痛泵，可告知护士，必要时使用止痛药物。此外还有一些方法来减轻疼痛，如放松、聊天、音乐辅助等。

（5）膀胱痉挛：膀胱痉挛表现为术后尿意频发，尿道及耻骨上区疼痛难忍，伴盆底及下肢肌阵挛。疼痛严重时及时告知护士，可用止痛药或解痉挛药物缓解。

（6）术后留置尿管，将尿袋妥善固定于床单上。按照护士的指导自己伸手摸到引流管的走向及固定位置；避免牵拉、打折。

（7）腰麻术后 6 小时可以侧卧位休息，双下肢作主动的屈伸活动。全麻术后返回病房可取半坐卧位。术后第 1 天，可以下床活动，循序渐进。

（8）拔除尿管后第一次排尿应告知医护人员；若 2 小时内未自行排尿，应告知护士，检查膀胱充盈情况，给予处理。

【用药指导】

抗生素：如注射用盐酸头孢替安。

1. 目的　预防、控制感染。

2. 方法　静脉输液。

3. 不良反应　少数情况下发生过敏反应，毒性反应。

4. 注意事项　输液时如有不适，如胸闷、恶心、皮疹等，及时告知医护人员。

【饮食指导】

一般情况下，术后 6 小时后可以进食，应以易消化食物为主，避免食用辛辣刺激性食物以及过于油腻的食品；注意多饮水，保证尿量 2000 ~ 3000ml/d 以上，可以预防泌尿系感染，同时，一些细小的结石碎屑也会随尿液排出。

【出院指导】

1. 坚持饮水，保证尿量 2000 ~ 3000ml/d 以上。防止尿石结晶形成，减少晶体沉积，延缓结石增长速度。若结石合并感染，大量的尿液可促进引流，利于含有细菌的尿液及时排出体外，帮助控制感染。

2. 若尿路梗阻、排尿困难的引发膀胱结石的患者，应解除病因，防止结石再生。

3. 根据结石成分，调理饮食：

（1）少食含胆固醇高的动物内脏如肝脏、肾脏、脑、海虾等。

（2）少食含草酸、钙高的食品，如菠菜、油菜、海带、核桃、甜菜、巧克力、芝麻酱等。

4. 长期卧床者，应多活动，勤翻身，及时排尿，防止尿液浓缩。

5. 按要求定期复查。

（谢双怡　冯佳　张萌）

第六节　良性前列腺增生

【概述】

良性前列腺增生（benign prostatic hyperplasia，BPH）简称前列腺增生，是老年男性常见的良性疾病。其发病率随年龄增长而增加。人类前列腺在 35 岁开始有增生，多在 50 岁以上出现临床症状。随着年龄增长，排尿困难等症状也随之增加。大约有 50％BPH 的男性有中度到重度下尿路症状。BPH 发生原因尚不清楚，其发病基础是老龄和有功能的睾丸。

【临床表现】

1. 排尿困难 进行性排尿困难是前列腺增生最主要症状，但发展缓慢。轻度梗阻时排尿迟缓、断续、尿后滴沥。严重梗阻时排尿费力、射程缩短、尿线细而无力，终成滴沥状。

2. 尿频 早期表现为尿频，特别是夜尿次数明显增多。随着梗阻加重，白天也出现尿频现象。

3. 血尿 前列腺黏膜表面毛细血管及小血管扩张，当膀胱收缩时可引起镜下血尿和肉眼血尿。

4. 尿潴留 在前列腺增生任何阶段，都可因受凉、劳累、饮酒等使前列腺突然充血、水肿，发生急性尿潴留。或可因长期的严重梗阻，膀胱残余尿增多，导致膀胱收缩无力，发生慢性尿潴留或充溢性尿失禁。尿潴留严重者可出现双侧上尿路积水，损害肾功能。

5. 其他症状 当并发尿路感染时，可有发热、腰痛等症状，合并有肾功能损害时，可出现食欲缺乏、贫血、血压增高、嗜睡等症状。长期排尿困难者可并发疝、痔或脱肛。

【检查指导】

1. 检查项目 尿常规、血常规、生化全项、凝血功能、血型、感染筛查、血清前列腺特异性抗原（血清PSA）、直肠指诊、泌尿系B超、膀胱镜、尿流率、尿动力。

2. 检查目的及注意事项

（1）尿常规、血常规、生化全项、凝血功能、血型、感染筛查，详见"第一章外科健康教育总论第一节外科常见检查"。

（2）血清PSA

1）目的：主要用于将BPH与前列腺癌相鉴别。对于PSA>10ng/ml的患者应警惕前列腺癌风险，必要时进行前列腺核磁或前列腺穿刺检查，前列腺癌除外。

2）注意事项：①血清PSA抽血检查前不用禁食水。②前列腺炎症、前列腺增生、急性尿潴留、前列腺按摩等可使 PSA 增高，但当致病因素消除后，大约一个月可趋于正常。③直肠指诊后血清 PSA 可增高 1 倍，膀胱镜检查后可增高 4 倍，前列腺穿刺活检或经尿道前列腺电切后可增至 53~57 倍，正常状态下的射精也可使 PSA 增高。④对肛门指诊检查患者，应在检查后一周方可进行 PSA 检测，前列腺活检穿刺后至少 6 周才能做血 PSA 检测。癌症所造成的 PSA 升高是持久性的，而且随着肿瘤发展而持续不断升高。

（3）直肠指诊

1）目的：通过直肠来触摸前列腺，可以了解前列腺大小、质地、有无硬结、有无疼痛等，还可以通过感受肛门括约肌张力间接了解尿道括约肌功能。如摸到质硬结节，需要与前列腺癌进行鉴别。

2）注意事项：①检查前排空大便；②检查时多取膝胸位或截石位，也可取侧卧位；③医生戴手套指端涂液体石蜡，将手指徐徐插入肛门，患者应深呼吸放松，避免紧张影响医生操作。

（4）泌尿系 B 超及膀胱镜详见"第七章泌尿外科常见疾病健康教育第一节泌尿外科常见检查"。

（5）尿流率检查

1）目的：有两项主要指标，分别为最大尿流率和平均尿流率，其中最大尿流率更为重要。尿流率检查是客观评估排尿困难症状严重程度的检查。

2）注意事项：检查前嘱患者多饮水，检查时尿量在 150~200ml 以上较为准确。

（6）尿动力检查

1）目的：依据流体力学和电生理学的基本原理和方法，检测尿路各部压力、流率及生物电活动，从而了解尿路排送尿液的功能和机制，以及排尿功能障碍性疾病的病理生理学变化。

2）注意事项：①检查前 1 小时，请患者喝 500ml 水，待膀胱憋胀、尿急时，开始测尿流速及量；②将检查用的细管放入膀胱先测残余尿量后，再测得膀胱压力及容积，并配合肌电图活动性，看是否有逼尿肌-括约肌不协调，此现象会造成排尿困难或尿急且排尿不顺畅；③做完排尿期膀胱压检查，然后将管子置于尿道压力机上，测休息状态时或咳嗽用力时尿道压力，以评估患者之漏尿情形；④检查后，排尿会有短暂性疼痛或轻微血尿；⑤做完检查后，多喝水，避免感染。

【围术期指导】

1. 术前准备及注意事项

（1）麻醉术后护理常规：详见"第一章外科健康教育总论第三节麻醉"。

（2）盆底肌锻炼

1）意义：经尿道前列腺电切（TUR-P）术后由于尿道组织损伤及留置尿管等原因，患者可能会出现不同程度尿失禁。通过自主、反复的盆底肌肉群的收缩和舒张，增强支持尿道、膀胱和直肠的盆底肌张力，增加尿道阻力、恢复盆底肌功能，达到预防和治疗尿失禁的目的。

2）方法：盆底肌锻炼即提肛运动，主要内容是反复收缩肛门，但避免收缩臀大肌和腹肌。骨盆肌肉是由快速反应与慢速反应两种纤维组成，前者提供阵发性收缩，后者负责持久性支撑，因此，训练盆底肌肉运动就要包含这两种运动纤维，也就是说肌肉收缩训练要有快速用力收缩部分，如每次收缩一次持续 2~3 秒；与持久耐力训练部分，如每次收缩一次至少持续 8~10 秒。这两种运动每天进行 3 组，每组约 30 次左右。运动时可以运用不同姿势随时锻炼，贵在持之以恒，即使症状改善也需坚持锻炼。

（3）保持尿液引流通畅：留置导尿管或行耻骨上膀胱造瘘者，注意保持引流管通畅，每天饮水>2000ml，达到引流尿液、控制感染、改善肾功能的目的，提高对手术的耐受性。

（4）呼吸道准备：BPH患者一般年龄偏大，所以术前应指导患者正确排痰的方法，避免术后出现肺部感染。

（5）其他准备：术前手术区域皮肤准备，肠道准备。术前1周停止抗凝药物；术前禁烟酒，预防感冒，保证充足睡眠，保证手术顺利进行。练习有效深呼吸及有效咳嗽方法，预防术后肺部感染。

2. 术后注意事项

（1）心电监护：心电监护期间不可自行调节心电监护仪参数设置。如有心慌、呼吸困难等不适，电极片及导线脱落，监护仪报警，请及时告知护士。

（2）吸氧：术后遵医嘱持续吸氧，吸氧时嘱患者勿随意调节氧流量。室内严禁明火及放置易燃品。

（3）术后体位及活动：全麻术后无恶心呕吐者返回病房即可垫枕，腰麻术后6小时垫枕。手术当天可在床上更换体位，活动上、下肢，防止下肢静脉血栓发生。手术后第一天晨，可在协助下下床活动。

（4）引流管及膀胱冲洗：妥善连接、固定各引流管及冲洗管，躺在床上时尿袋固定于床边，避免尿管打折、受压、弯曲；下地活动时，保持尿袋低于引流口位置，防止尿液反流，形成逆行感染。根据引流液颜色变化调节冲洗速度，防止血凝块堵塞引流管。

（5）腹胀：冲洗液外渗会引起腹胀，腹部疼痛等不适，注意有无腹胀等不适感，如有不适，及时告知医护人员。

（6）呼吸道：鼓励患者排痰。

（7）并发症及处理

1）膀胱痉挛：表现为尿意频发，尿道及耻骨上区疼痛难忍，尿液从尿道口周围渗出。指导患者深呼吸放松，多饮水。不能缓解者遵医嘱给予解痉镇痛药物。

2）电切综合征（TUR综合征）：TUR-P患者术中大量冲洗液被吸收可使容量急剧增加，出现稀释性低钠血症，患者可在数小时内出现烦躁、恶心、呕吐、抽搐、昏迷，严重者出现肺水肿、脑水肿、心力衰竭等，称为TUR综合征。一旦出现，应及时通知医生。

3）出血：避免增加腹压因素，禁止灌肠或肛管排气。若引流液出现出血征象，加快冲洗速度，避免剧烈活动。

3. 康复指导及康复训练

（1）应避免因受凉、劳累、饮酒、便秘而引起的急性尿潴留。

（2）避免出血：预防便秘，术后1~2个月内避免剧烈活动，尤其是增加腹压的活动。

（3）拔除尿管后注意观察排尿情况，坚持进行盆底肌功能训练。

（4）观察有无尿道狭窄的发生：TUR-P术后有可能发生尿道狭窄。术后如尿线逐渐变细，甚至出现排尿困难，应及时来院检查。

（5）性生活指导：建议一个月后可进行性生活，前列腺电切除术后常会出现逆行射精，但不影响性交。少数可出现阳痿，要查明原因，进行针对性治疗。

【用药指导】

1. 抗生素　如注射用盐酸头孢替安、乳酸环丙沙星氯化钠注射液等。

（1）目的：预防、控制感染。

（2）方法：静脉输液。

（3）不良反应：少数情况下发生过敏反应，毒性反应。

（4）注意事项：输液时如有不适，如胸闷、恶心、皮疹等，及时告知医护人员。

2. α-受体阻断剂　如盐酸坦索罗辛缓释胶囊、甲磺酸多沙唑嗪片等。

（1）目的：降低平滑肌张力，减少尿道阻力，改善排尿症状，如尿频、尿急、尿线变细、排尿困难、夜尿增多、尿不尽感等。

（2）方法：口服。推荐剂量：一天1次，每次2mg，每晚睡前服用。

（3）不良反应：头痛、头晕、无力、心悸、恶心、直立性低血压等，直立性低血压更容易发生在老年及存在高血压的人群。这些反应通常轻微，继续治疗可自行消失，必要时可减量。

（4）注意事项：在开始治疗及增加剂量时应避免可导致头晕或乏力的突然性姿势变化或行动。

3. 5-α还原酶抑制剂　如非那雄胺片。

（1）目的：降低前列腺内双氢睾酮的含量，使前列腺体积缩小，改善排尿功能，减少急性尿潴留的风险。适用于前列腺体积增大伴下尿路症状的前列腺增生治疗。

（2）方法：口服。推荐剂量：5mg（1片）/天，空腹服用或与食物同服。

（3）不良反应：少数情况下发生勃起功能障碍、射精异常、性欲低下以及男性乳房女性化、乳腺痛等。

（4）注意事项

1）服用5α还原酶抑制剂会使PSA出现假性下降，应关注PSA变化。

2）主要在肝脏代谢，肝功能不全者慎用。

3）用药前应排除与良性前列腺增生类似的其他疾病，如感染、前列腺癌、尿道狭窄、膀胱低张力、神经源性紊乱等。

4. 植物制剂　如普适泰片。

（1）目的：阻碍体内睾酮转化为双氢睾酮及抑制白三烯、前列腺素合成，使前列腺体积缩小，改善排尿功能，适用于前列腺增生及相关下尿路症状的治疗。

（2）方法：口服。推荐剂量：一次1片，一天2次，疗程3~6个月。

（3）不良反应：极少数人有轻微腹胀、胃灼热和恶心，停药后症状会消失。

（4）注意事项

1）用药前应排除与良性前列腺增生类似的其他疾病，如感染、前列腺癌、尿道狭窄、膀胱低张力、神经源性紊乱等。

2）不服用时，请勿将铝箔撕开，以免药片吸潮变质。

5. 解痉药　如酒石酸托特罗定片。

（1）目的：用于缓解膀胱过度活动所致尿频、尿急和急迫性尿失禁。

（2）方法：口服。推荐剂量：每次4mg，每天一至两次。

（3）不良反应：少数情况下发生口干、消化不良和泪液减少。

（4）注意事项

1）尿潴留、青光眼患者禁用。

2）服用本品可能引起视力模糊，用药期间驾驶车辆、开动机器和进行危险作业者应当注意。

3）肝功能明显低下者，每次剂量不得超过半片（1mg）。

4）肾功能低下者慎用本品。

【饮食指导】

1. 术前　普通饮食

2. 术后　经尿道前列腺电切术后6小时无恶心、呕吐即可正常饮食。停止膀胱冲洗后多饮水，保证每天尿量在2000ml以上，多食高维生素、高蛋白、粗纤维的食物（如鱼肉、瘦肉、绿叶蔬菜），少食动物脂肪和高胆固醇食物，禁烟，保持大便通畅，忌饮酒及辛辣刺激性食物，预防便秘。

【出院指导】

1. 多饮水，每天尿量>2000ml，进食粗纤维、易消化食物，忌食辛辣刺激性食物。避免大便干燥，若大便干燥可服用缓泻剂。

2. 术后3个月内每天进行适当活动，避免剧烈运动，禁止骑车，防止出血。

3. 出院时仍留置尿管者，应注意个人卫生，每天清洗会阴部，勤换内衣，引流袋按要求定时更换，注意尿管勿打折，防止脱落、堵塞、牵拉。

4. 拔除尿管后，可能出现尿频、尿急、尿痛，血尿等不适症状，其中尿频、尿急恢复较快；尿痛和血尿的恢复个体差异较大，一般手术后平均6周可恢复正常。术后排尿可出现小血块或坏死组织是正常的，因尿急或咳嗽、打喷嚏而出现的尿失禁应出院后继续进行盆底肌锻炼。

5. 出院后一个月门诊复查；出现血尿（如轻度血尿突然加重，或血尿消失后又发作），排尿不畅等情况随时就诊。

6. 门诊随访 附睾炎常在术后1~4周内发生，故出院后如出现阴囊肿大、疼痛、发热等症状应及时去医院就诊。术后前列腺窝修复需3~6个月，因此术后可能仍会有排尿异常现象，应多饮水，定期行尿液检查、复查尿流率及残余尿量。

7. 延续性护理 出院后带尿管超过一周者，责任护士负责登记联系方式，出院后专人负责电话回访。具体内容包括：

（1）了解术后排尿情况，如有无尿线变细、血尿、尿痛或尿失禁等症状；

（2）询问每天饮水量、饮食结构、日常休息和活动等；

（3）注意重点了解带尿管者其管路护理的情况；

（4）服药情况，如发现任何不当之处，回访护士应给予指导并纠正。自我护理能力较差者，适当增加电话回访次数，调动家庭支持系统来紧密配合，从而矫正不良行为和生活方式，提高自我护理能力，以达到最佳效果。

（蒋 杨 黄燕波）

第七节　肾 结 核

【概述】

泌尿、男性生殖系统结核是全身结核一部分，多经血运感染。肾结核发病过程较慢，绝大多数起源于肺结核。多发于20~40岁青壮年，幼儿及老年少见，男性多于女性，约90%为单侧病变。开始在肾皮质形成多个结核结节，第一次感染没有临床症状时称为病理性肾结核。当机体抵抗力低下、病灶扩大时，会出现腰部酸痛、脓尿、血尿、尿路刺激症状则称为临床肾结核。

【临床表现】

早期多无明显症状，只在尿检时可查到少量蛋白、红细胞及白细胞。肾结核典型症状不在肾脏而在膀胱，最初多为膀胱刺激症状。

1. 尿频、尿急、尿痛　最早出现的症状，约75%~80%有尿频症状，排尿从正常的每天3~5次逐渐增加到10~20次，特别是夜尿次数增多。早期为含脓杆菌的尿液刺激膀胱所致，随着结核病变侵及膀胱壁，尿频加剧，并伴有尿急、尿痛，晚期发生膀胱痉挛，甚至出现尿失禁。

2. 血尿　可为肉眼或镜下血尿，血尿多在膀胱刺激征后出现，出血来源以膀胱为主，膀胱受侵犯形成结核性溃疡，以膀胱三角区多见，故以终末血尿多见。若出血来自肾脏，则可为全程血尿。

3. 脓尿　尿中可出现大量白细胞，同时在尿液内可混有干酪样物质，尿液浑浊不清，严重者呈米汤样脓尿。

4. 腰痛　肾结核一般无明显疼痛，但晚期结核性脓肾，由于肾体积增大，则可出现腰痛。少数可因血块或脓块堵塞输尿管而引起疼痛。

5. 全身症状　双侧肾结核，或单侧肾结核对侧肾积水时，则病情加重，并常伴有慢性肾功能不全的表现，如贫血、水肿、恶心、呕吐，甚至无尿。

【检查指导】

1. 检查项目　尿常规、血常规、生化全项、凝血功能、血型、感染筛查、尿结核分枝杆菌培养、胸部及脊柱 X 线检查、泌尿系 CT、泌尿系 B 超、腹平片、静脉肾盂造影、膀胱镜检查。

2. 检查目的及注意事项

（1）尿常规、血常规、生化全项、凝血功能、血型、感染筛查，详见"第一章外科健康教育总论第一节外科常见检查"。

（2）尿结核分枝杆菌培养

1）目的：尿中培养出结核杆菌对诊断最有价值。

2）注意事项：①以清晨尿液标本用于培养，最少培养 3 次，5 次更佳。②阳性率高达 90%，但操作复杂、耗时长，需 4~8 周。③若是耐药结核菌，不易培养。

（3）胸部及脊柱 X 线检查

1）目的：胸片及脊柱片，可以排除陈旧性或活动性肺结核和脊柱结核。

2）注意事项：见"第一章外科健康教育总论"。

（4）泌尿系 CT（"金标准"）

1）目的：对于肾内异常空洞的清晰显示是 CT 的一个突出优点。CT 对晚期病变的诊断优于静脉肾盂造影，可显示肾皮质空洞、钙化及输尿管管壁增厚等。

2）注意事项：增强 CT 需检查前禁食 4~6 小时，一位家属陪同签字；平扫 CT 无需特殊准备。

（5）泌尿系 B 超、腹平片、静脉肾盂造影、膀胱镜详见"第七章泌尿外科疾病健康教育第一节泌尿外科疾病常见检查"。

【围术期指导】

1. 术前准备及注意事项

（1）麻醉术后护理常规：详见"第一章外科健康教育总论第三节麻醉"。

（2）术前练习有效的咳痰：首先将双手放置在伤口两侧，降低因咳嗽而引起的疼痛感。然后用鼻子深吸一口气，屏住呼吸，用腹部的力量将肺内深处的痰液咳嗽出来。

（3）术前戒烟：长期吸烟会对气管、支气管黏膜造成持续刺激而导致呼吸道分泌物增多，而且香烟中有毒物质使呼吸道抵抗力下降，甚至引起不同程度的慢性支气管炎，表现为对冷、热、异味刺激比正常人敏感，易出现咳嗽、咳痰等症状。加上手术创伤、机体抵抗力下降，吸烟可导致术后肺部感染，因此术前应至少戒烟 2 周。

（4）自我观察：观察有无发热、咳嗽、咳痰等，如出现发热等感染症状，及时告知医护人员。

（5）其他准备：术前手术区域皮肤准备，肠道准备，术前禁烟酒，预防感冒，保证充足睡眠，保证手术顺利进行。术前 1 周停止抗凝药物，术前抗结核药物服药至少 2 周。

2. 术后注意事项

（1）心电监护：心电监护期间不可自行调节心电监护仪参数设置。如有心慌、呼吸困难等不适，电极片及导线脱落，监护仪报警，及时告知护士。

（2）吸氧：术后遵医嘱持续吸氧，吸氧时勿随意调节氧流量。室内严禁明火及放置易燃品。

（3）术后体位及活动：全麻术后无恶心呕吐者返回病房即可垫枕；术后 6 小时血压平稳后，可取半卧位，减轻腹部张力，有利于伤口引流；可在床上更换体位、活动上下肢，防止下肢静脉血栓的发生；手术后第一天晨，可在护士协助下下床活动。

（4）活动性出血：肾部分切除术后出现大量血尿；肾切除术后伤口引流血性液体较多，每小时大于100ml并进行性增加，同时伴有心率、血压变化；术后7~14天因用力排便或咳嗽等原因突然出现虚脱、血压下降、脉搏加快等症状。如出现以上情况，则提示内出血可能。

（5）健侧肾功能观察：术后3天内准确记录24小时尿量，观察尿液颜色和性质，若术后6小时无尿或24小时尿量减少，应及时告知医护人员。

3.康复指导及康复训练

（1）避免劳累，加强锻炼；保持乐观情绪，适当劳逸结合。

（2）早发现，早治疗。

（3）术后仍要坚持联合、全程、规范用药，慎用或禁用对肾脏有损害的药物。

（4）术后应观察尿液颜色、量，有无腰部疼痛不适。

（5）定期到医院复查，如胸部拍片、肝功检查等，发现异常及时就诊。

【用药指导】

1.抗生素　如注射用盐酸头孢替安、乳酸环丙沙星氯化钠注射液等。

（1）目的：预防、控制感染。

（2）方法：静脉。

（3）不良反应：少数情况下发生过敏反应，毒性反应。

（4）注意事项：输液时如有胸闷、恶心、皮疹等不适，及时告知医护人员。

2.抗结核药物　如利福平、异烟肼等。

（1）目的：控制结核病灶中的结核杆菌。

（2）方法：口服。

（3）不良反应：主要为胃肠道反应，偶可引起胃溃疡及出血、血尿、蛋白尿、肝功损害及粒细胞减少。

（4）注意事项

1）抗结核药物服用必须贯彻合理化治疗的五项原则：早期、联合、适量、规律、全程。

2）术前服药至少2周，术后服药6个月。

3）药物只能控制结核杆菌，不能杀死结核杆菌。

3. 止血药　如注射用血凝酶。

（1）目的：加速血液凝固或降低毛细血管通透性，止血。

（2）方法：静脉输液。

（3）不良反应：可能出现面色苍白、心悸、出汗、恶心、腹痛、呼吸困难等不良反应。

（4）注意事项：若出现不适，及时告知医护人员。

4. 止吐药　如盐酸昂丹司琼注射液。

（1）目的：预防和治疗外科手术后引起的恶心和呕吐。

（2）方法：静脉输液。

（3）不良反应：有头痛、头昏、眩晕、疲劳和胃肠功能紊乱如腹痛和腹泻等，极少数人可能出现一过性血压改变或过敏反应。

（4）注意事项：用药后可能引起血压进一步升高，故高血压的患者应慎用。

5. 保护胃黏膜药　如注射用泮托拉唑钠、注射用奥美拉唑。

（1）目的：抑制胃酸分泌。

（2）方法：静脉输液。

（3）不良反应：可能出现头痛、腹泻、便秘、腹痛、恶心呕吐和气胀等。

（4）注意事项：不宜同时服用其他抗酸剂或抑酸剂；消化性溃疡等病时，不建议大剂量长期应用。

【饮食指导】

1. 术前　多饮水，以减轻结核性脓尿对膀胱的刺激症状。

进食高蛋白、高热量及维生素丰富、营养充分、易消化、无刺激性的饮食，改善全身营养状况；若血糖及血压高，应在医护人员指导下合理膳食。

2. 术后　术后 6 小时无恶心、呕吐可分次少量饮水。术后第一天晨进流食或软食，如无不适可过渡为普食，适当增加营养改善营养状况。

【出院指导】

1. 运动锻炼　术后适当锻炼，注意休息，加强营养，增强体质，促进康复。

2. 用药指导　术后继续抗结核治疗 6 个月以上，以防结核复发；用药应坚持联合、足量、规律、全程，不可间断、减量，不规律用药可产生耐药性而影响治疗效果；用药期间注意药物不良反应，定期复查肝肾功能，监测听力、视力等。若出现恶心、呕吐、耳鸣、听力下降等症状应及时就诊；禁用和慎用对肾有害的药物。

3. 定期复查　单纯药物治疗者必须每月进行尿液检查及泌尿系统造影检查，观察其有无变化。手术后应每月检查尿常规和尿结核杆菌，连续 3~6 个月尿中无结核杆菌称为稳定转阴。5 年不复发可认为治愈。

（蒋　杨　黄燕波）

第八节　泌尿系统肿瘤

一、肾肿瘤

【概述】

肾肿瘤是泌尿系统中的常见肿瘤之一，大多数肾肿瘤为恶性肿瘤。肾细胞癌（renal cell carcinoma，RCC）简称肾癌，是最常见的肾脏肿瘤，占肾脏肿瘤的 75%~80%，约占成人恶性肿瘤的 2%~3%，发病高峰在 60~70 岁，儿童少见，男性多于女性，约为 2：1。肾癌的病因至今尚不清楚，患病风险随年龄增加而升高，可能与吸烟、高血压、肥胖、遗传因素、终末期肾病等因素有关。随着超声和 CT 检查技术提高、体检普遍，新增偶发肿瘤和局限肿瘤病例明显增多，5 年生存率也相应提高。

【临床表现】

1. 早期　一般无症状。

2. 晚期　"肾癌三联征"包括血尿、腰痛、腹部肿块。目前，"肾癌三联征"的临床出现率不到 15%，无症状肾癌发病率逐年升高。

3. 副瘤综合征　高血压、贫血、疲劳、体重减轻、恶病质、发热、红细胞增多症、肝功能异常、高钙血症、高血糖、血沉增快、神经肌肉变、淀粉样变性、溢乳症、凝血机制异常等改变。

【检查指导】

1. 检查项目　尿常规、血常规、生化全项、凝血功能、血型、感染筛查、腹部 B 超或彩超，胸部 X 线片（正、侧位）、腹部 CT（碘过敏试验阴性、无相关禁忌证者）、腹部 MRI。

2. 检查目的及注意事项

（1）尿常规、血常规、生化全项、凝血功能、血型、感染筛查，详见"第一章外科健康教育总论第一节外科常见检查实验室检查"。

（2）腹部 B 超或彩超

1）目的：大多数无症状的肾癌可由 B 超发现，可查出直径 1cm 以上的肿瘤，并能准确地鉴别肾肿块是囊性还是实质性的，还可鉴别诊断肾癌和肾血管平滑肌脂肪瘤。

2）注意事项：检查前需禁食，备 500ml 水。

（3）胸部 X 线片（正、侧位）

1）目的：了解有无肺转移。

2）注意事项：见"第一章外科健康教育总论"。

（4）腹部 CT

1）目的：可发现较小的肾癌并准确分期，也可鉴别其他肾实质疾病，如肾血管平滑肌脂肪瘤和肾囊肿。

2）注意事项：CT 平扫不需准备，增强 CT 需检查前禁食 4~6 小时；检查当天携带两周内血肌酐检验结果，体内有金属异物或心脏起搏器需提前告知医护人员；检查前去除身上的金属物品，如头饰、耳环、项链等，不要穿戴有金属饰物的衣裤；检查后多饮水加速造影剂的排泄；一位家属陪同签字。

（5）腹部 MRI

1）目的：能了解肾癌侵犯范围，明确肾静脉、下腔静脉内癌栓和淋巴结转移。

2）注意事项：增强核磁需检查前禁食 4~6 小时，检查当天携带两周内血肌酐检验结果，体内有金属异物或心脏起搏器需提前告知医护人员；检查前去除身上的金属物品，如头饰、耳环、项链等，不要穿戴有金属饰物的衣裤；检查后多饮水加速造影剂的排泄。

【围术期指导】

1. 术前准备及注意事项

（1）术前戒烟：长期吸烟会对气管、支气管黏膜造成持续刺激而导致呼吸道分泌物增多，而且香烟中的有毒物质使呼吸道抵抗力下降，甚至引起不同程度的慢性支气管炎，表现为对冷、热、异味刺激比正常人敏感，易出现咳嗽、咳痰等症状。加上手术创伤、机体抵抗力下降，吸烟可导致术后肺部感染，因此术前应最好戒烟 2 周。

（2）饮食：可选择高蛋白、高热量及维生素丰富的饮食；若血糖高，应在医护人员指导下合理膳食。

（3）监测生命体征：因肾癌可能伴有体温高、血压高等肾外表现，所以根据医嘱定期监测生命体征。

（4）咳痰训练

1）意义：防止肺部感染。

2）方法：按压腹部，以减轻咳嗽时腹肌收缩引起的疼痛加剧，同时深吸气，用力将痰咳出。如果痰液黏稠，可遵医嘱雾化，稀释痰液，辅助叩背，以利于痰液的咳出。

2. 术后注意事项

（1）心电监护：心电监护期间不可自行调节心电监护仪参数设置。如有心慌、呼吸困难等不适，电极片及导线脱落，监护仪报警，及时告知护士。

（2）吸氧：氧气流量不能自行调节，不可在病房内使用明火及易燃品。

（3）术后体位：全麻术后无恶心呕吐者返回病房即可垫枕；术后6小时血压平稳后，可取半卧位，减轻腹部张力，有利于伤口引流。

（4）缓解疼痛：一般术后会遵医嘱留置镇痛泵，如变换卧位、咳嗽等引起剧烈疼痛时，可按镇痛泵按钮一次，增加止痛药给药剂量，减轻疼痛。如有恶心呕吐等不适，及时告知医护人员，并将头偏向一侧，避免误吸。

（5）管路：保持各管路通畅，包括导尿管、伤口引流管及静脉输液。妥善固定各管路，避免牵拉、打折。下床时，导尿管和伤口引流管低于引流位置。

（6）早期下床活动的方法

1）手术当天可床上更换体位、活动上下肢，保留肾单位的患者由于有出血的危险，应根据医嘱活动。卧床期间可适当进行抬臀等床上活动。

2）手术后第1天早晨，可缓慢坐起，在协助下进行洗漱、进食等自我护理。

3）术后第 1 天上午、中午、下午，可在他人协助下下床活动。第一次下床仅在床边站立并活动下肢，反复活动几次无不适方可慢速行走，以 50m 内为宜；术后第 2 天，可在病室外活动 100 米/次，每天 3 次；术后第 3 天，活动可增至 200 米/次，每天至少 5 次。

4）站立、行走应循序渐进，量力而行，如出现不适，及时告知医护人员。活动前后妥善固定引流管。

（7）饮食：根据医嘱术后第 1 天晨进流食或软食，如无不适可过渡为半流食，逐渐过渡到普食。

（8）皮肤：术后麻醉期平卧时间较长，骶尾皮肤容易被压迫，可适当抬臀活动。可坐起时，坐位时间不要过长。2 小时变换体位。

（9）预防肺部及泌尿系感染

1）保持病室环境整洁，空气新鲜、洁净，建议室温为 18~20℃、湿度 50%~60%，以充分发挥呼吸道的自然防御功能。

2）进行有效咳嗽：详见"本节术前准备及注意事项"。

3）留置尿管患者保持会阴部清洁，按要求更换引流袋。

3. 康复指导及康复训练

（1）根据医嘱综合治疗，定期复查。

（2）出现血尿、乏力、消瘦、疼痛、肿块时及时就诊。

（3）戒烟，加强营养，增强机体抗病的能力。创造良好的休养环境，保持乐观的精神，建立康复的信心。

【用药指导】

1. 抗生素 如注射用头孢替安、注射用头孢哌酮钠舒巴坦钠、乳酸环丙沙星等。

（1）目的：预防、控制感染。

（2）方法：静脉输液。

（3）不良反应：少数情况下发生过敏反应、毒性反应。

（4）注意事项：输液时如有不适，如胸闷、恶心、皮疹等，及时告知医护人员。

2. 祛痰药：盐酸溴己新、羧甲司坦。

（1）目的：稀释痰液，使之易于咳出。

（2）方法：口服。

（3）不良反应：偶有轻度头晕、恶心、胃部不适、腹泻、胃肠道出血、皮疹等不良反应；偶见血清氨基转移酶短暂升高，但能自行恢复。

（4）注意事项：胃炎患者或胃溃疡患者，十二指肠溃疡患者慎用；宜饭后服用；服用该品时注意避免同时应用强镇咳药，以免稀化的痰液堵塞呼吸道。

3. 止血药 如注射用尖吻蝮蛇血凝酶。

（1）目的：加速血液凝固或降低毛细血管通透性，止血。

（2）方法：静脉输液。

（3）不良反应：可能出现面色苍白、心悸、出汗、恶心、腹痛、呼吸困难等不良反应。

（4）注意事项：若出现不适，及时告知医护人员。

【饮食指导】

1. 术后排气后可遵医嘱进食，开始为流食，包括米汤、糖水、藕粉等，逐渐过渡至半流食、普食。

2. 术后应进食营养丰富、高纤维、高维生素的饮食，以保持大便通畅。

3. 饮食应清淡，每天摄入盐量≤6g，蛋白质摄入量不宜过多，以免加重肾脏负担，应以优质蛋白为主，包括鱼、虾、蛋、瘦肉等。

4. 禁食辛辣刺激、油腻及高胆固醇的食物。

【出院指导】

1. 饮食清淡、以营养丰富、高维生素、高纤维为主，禁忌油腻及含胆固醇高的食物。蛋白质摄入量不宜过高，以免增加肾的负担，尽量应食用优质蛋白质：瘦肉，鱼肉，牛奶等。

2. 多饮水，每天>2500ml（肾功能不好或有特殊要求除外），保证足够尿量，不憋尿。注意观察尿液的颜色和量，如正常饮水情况下24小时内尿量不到400ml，需进一步密切监测尿量和身体状况，及时到医院就诊。

3. 注意休息，生活规律，保持心情愉快，情绪稳定。一个月内严格避免重体力劳动，避免弯腰、扭腰动作，避免腰部碰撞，若出现腰酸、胀痛、血尿，应及时就诊。

4. 预防感染，避免感冒，注意卫生，勤换内衣裤。

5. 遵医嘱按时服药，慎用或禁用损伤肾功能药物。注意服药后有无不良反应，如有不适，请及时到门诊就诊。

6. 戒烟限酒，保持大便通畅。

7. 每3~6个月门诊检查尿常规、肾功能、胸片、B超、CT或MRI；如遇造影剂检查应和医生声明自己肾脏情况；遵医嘱定期做影像学检查和评估。双肾肾癌术后患者应适当缩短随访时间，以了解肾功能情况、有无肿瘤复发和转移，以便及时采取治疗措施，提高患者的生存率和生活质量。

（王　燕　贯　华）

二、输尿管肿瘤

【概述】

输尿管肿瘤（tumor of the ureter）主要是尿路上皮肿瘤，较少见，近年来发病有增加趋势，国外男性发病率几乎为女性的2倍，国内女性患者比例较高，40岁以前发病较少见，作为尿路上皮肿瘤的一部分，输尿管肿瘤的多中心性生长常见，同时或先后出现尿路其他部位癌者可达1/2以上。输尿管肿瘤的病因尚未完全明了，一般认为和其他部位的尿路上皮肿瘤一样，与局部炎症、结石、化学致癌物质等刺激或诱发因素有密切关系，诸如外源性化学物质苯胺类、内在性色氨酸代谢的异常、输尿管炎、结石诱发、寄生虫感染等。

【临床表现】

1. 血尿　是最常见的症状，通常是间歇性、无痛性、肉眼全程血尿，并可出现条索状血块。镜下血尿常见于早期或分化良好的肿瘤。因此，血尿是诊断输尿管癌的重要线索。

2. 疼痛　是血块通过输尿管部发生肾绞痛，一般表现为腰部或沿输尿管方向的放射性钝痛或隐痛。也可表现为肾积水引起的胀痛。

【检查指导】

1. 检查项目　尿细胞学检查、静脉尿路造影、逆行尿路造影、腹部 CT、腹部 MRI、腹部 B 超、膀胱镜及输尿管镜等。

2. 检查目的及注意事项

（1）尿细胞学检查

1）目的：发现癌细胞是诊断输尿管癌的重要线索。

2）注意事项：连续留 3 天新鲜晨尿。

（2）静脉尿路造影

1）目的：可发现肾积水，输尿管充盈缺损，同时有助于了解对侧肾脏功能和并发存在的其他泌尿系统疾病。

2）注意事项：检查前 1 天口服缓泻药，午餐、晚餐中饭可正常进食，检查前一晚 10 点以后到次日检查前禁食水。造影剂有无过敏，检查后多饮水，将造影剂排出。

（3）腹部 CT

1）目的：可用于诊断和分期，对于输尿管癌的诊断有较高的准确性，并有助于肿瘤与泌尿系阴性结石的鉴别诊断。有助于减少传统的、有创性的输尿管镜检查。

2）注意事项：增强 CT 需检查前禁食 4~6 小时，检查当天携带两周内血肌酐检验结果，体内有金属异物或心脏起搏器提前告知医护人员。检查前去除身上的金属物品，如头饰、耳环、项链等，不要穿戴有金属饰物的衣裤。检查后多饮水加速造影剂的排泄；CT平扫无需准备。

（4）腹部MRI

1）目的：在肿瘤分期上较CT准确（敏感性与CT检查相当）。

2）注意事项：增强MRI需检查前禁食4~6小时，检查当天携带两周内血肌酐检验结果，体内有金属异物或心脏起搏器提前告知医护人员。检查前去除身上的金属物品，如头饰、耳环、项链等，不要穿戴有金属饰物的衣裤。检查后多饮水加速造影剂的排泄。

（5）腹部B超

1）目的：作为一种无创性检查，能较早发现肾脏、输尿管的扩张积水，有助于确定梗阻的部位，结合患者有血尿等症状，可为进一步明确诊断提供线索。

2）注意事项：需禁食水，并携带500ml水以备用。

（6）膀胱镜

1）目的：用于输尿管口喷血，而肾、肾盂无明确病灶者；偶然输尿管口可见突出肿瘤或同时发现有膀胱肿瘤者均有助于输尿管肿瘤诊断。

2）注意事项：检查后可能出现尿道不适如尿痛、尿急、尿血，甚至尿潴留，应该多饮水，勿憋尿，口服抗生素；如果出现尿潴留，立即告知医护人员进行导尿。

（7）输尿管镜

1）目的：输尿管镜对肿瘤小、其他检查难以明确诊断者有较高的诊断价值。但因是有创检查，只适用于确诊有困难的病例。

2）注意事项：输尿管镜检在手术室进行，术前口服缓泻药，午餐、晚餐可正常进食，检查前一晚十点以后到次日检查前禁食水。术后留置导尿管及双J管，期间尿管引流液有时会呈红色，需要多饮水，每天>3000ml左右。

【围术期指导】

1. 术前准备及注意事项

（1）术前戒烟：长期吸烟会对气管、支气管黏膜造成持续刺激而导致呼吸道分泌物增多，而且香烟中的有毒物质使呼吸道抵抗力下降，甚至引起不同程度的慢性支气管炎，表现为对冷、热、异味刺激比正常人敏感，易出现咳嗽、咳痰等症状。加上手术创伤、机体抵抗力下降，吸烟可导致术后肺部感染，因此术前应最好戒烟 2 周。

（2）饮食：可选择高蛋白、高热量及维生素丰富的饮食；若血糖高，应在医护人员指导下合理膳食。

（3）咳痰训练

1）意义：防止肺部感染。

2）方法：按压住腹部，以减轻咳嗽时腹肌收缩引起的疼痛加剧，同时深吸气，用力将痰咳出。如果痰液黏稠，可遵医嘱雾化，稀释痰液，辅助叩背，以利于痰液的咳出。

2. 术后注意事项

（1）心电监护：心电监护期间不可自行调节心电监护仪参数设置。如有心慌、呼吸困难等不适，电极片及导线脱落，监护仪报警，及时告知护士。

（2）吸氧：氧气流量不能自行调节，不可在病房内使用明火及易燃品。

（3）术后体位：全麻术后清醒可自由体位，联合硬膜外麻醉去枕平卧 6 小时。

（4）缓解疼痛：一般术后遵医嘱留置镇痛泵，如变换卧位、咳嗽等引起剧烈疼痛时，可按镇痛泵按钮一次，增加止痛药给药剂量，减轻疼痛。如有恶心、呕吐等不适，及时告知医护人员，并将头偏向一侧，避免误吸。

（5）管路：保持各管路通畅，包括导尿管、伤口引流管及静脉输液。妥善固定各管路，避免牵拉、打折。下床时，导尿管和伤口引流管低于引流位置。行输尿管肿瘤切除再吻合术术后留置输尿管支架管，起到支撑输尿管引流尿液作用，术后拔管时间也要遵医嘱执行。

（6）早期下床活动的方法

1）手术当天可床上更换体位、活动上下肢，卧床期间可适当进行抬臀活动。

2）手术后第一天晨，可缓慢坐起，在协助下进行洗漱、进食等自我护理。

3）术后第 1 天上午、中午、下午，可在他人协助下床活动。第一次下床仅在床边站立并活动下肢，反复活动几次无不适方可慢速行走，以 50m 内为宜；术后第 2 天，可在病室外活动 100 米/次（约环形围绕护士站 1 圈），每天 3 次；术后第 3 天，活动可增至 200 米/次，每天至少 5 次。

4）站立、行走应循序渐进，量力而行。如出现不适，及时告知医护人员。

5）活动前后妥善固定引流管。

（7）饮食：根据医嘱术后第一天晨进流食或软食，如无不适可过渡为半流食，逐渐过渡到普食。

（8）皮肤：术后麻醉期平卧时间较长，骶尾皮肤容易被压迫，可适当抬臀活动。可坐起时，坐位时间不要过长。2 小时变换体位。

（9）预防肺部及泌尿系感染

1）保持病室环境整洁，空气新鲜、洁净，建议室温为18～20℃、湿度 50%～60%，以充分发挥呼吸道的自然防御功能。

2）进行有效咳嗽：具体内容详见"第一章外科健康教育总论第四节手术前后"。

3）留置尿管患者保持会阴部清洁，按要求更换引流袋。

3. 康复指导及康复训练

（1）根据医嘱综合治疗，定期复查。

（2）出现血尿、乏力、消瘦、疼痛、肿块时及时就诊。

（3）戒烟，加强营养，增强机体抗病的能力。创造良好的休养环境，保持乐观的精神，建立康复的信心。

【用药指导】

1. 抗生素　如注射用头孢替安、注射用头孢哌酮钠舒巴坦钠、乳酸环丙沙星等。

（1）目的：预防、控制感染。

（2）方法：静脉输液。

（3）不良反应：少数情况下发生过敏反应、毒性反应。

（4）注意事项：输液时如有不适，如胸闷、恶心、皮疹等，及时告知医护人员。

2. 祛痰药　盐酸溴己新、羧甲司坦等。

（1）目的：稀释痰液，使之易于咳出。

（2）方法：口服。

（3）不良反应：偶有轻度头晕、恶心、胃部不适、腹泻、胃肠道出血、皮疹等不良反应；偶见血清氨基转移酶短暂升高，但能自行恢复。

（4）注意事项：胃炎患者或胃溃疡患者，十二指肠溃疡患者慎用；宜饭后服用；服用该品时注意避免同时应用强镇咳药，以免稀化的痰液堵塞呼吸道。

3. 止血药　如注射用尖吻蝮蛇血凝酶。

（1）目的：加速血液凝固或降低毛细血管通透性，止血。

（2）方法：静脉输液。

（3）不良反应：可能出现面色苍白、心悸、出汗、恶心、腹痛、呼吸困难等不良反应。

（4）注意事项：若出现不适，及时告知医护人员。

【饮食指导】

1. 术后排气后可遵医嘱进食，开始为流食，包括米汤、糖水、藕粉等，逐渐过渡至半流食，包括粥、面条、鸡蛋汤等，然后恢复到普食。

2. 术后应进食营养丰富、高纤维、高维生素的饮食，以保持大便通畅。

3. 禁食辛辣刺激、油腻及高胆固醇的食物。

【出院指导】

1. 注意休息，适当运动，劳逸结合，生活要有规律。

2. 指导患者进食高蛋白、高营养、粗纤维易消化食物，保持大便通畅。

3. 出院后遵医嘱定期复查。

4. 遵医嘱口服药物。

5. 如果有不适，及时就诊。

6. 输尿管支架管术后遵医嘱按时拔除。

7. 指导保持心情愉快。

（王　燕　贯　华）

三、膀　胱　癌

【概述】

膀胱癌（carcinoma of the bladder）是我国泌尿外科临床上最常见的恶性肿瘤，发病年龄多在 50～70 岁，男女比例为（3：1）～（4：1），近年发病率有增加的趋势。膀胱癌病因复杂且大多不清楚，目前比较公认的相关因素包括环境和职业因素、吸烟、色氨酸代谢异常、慢性感染与异物刺激、染色体和基因改变、某些药物相关、盆腔放射治疗等。

【临床表现】

1. 血尿　间歇性全程无痛肉眼血尿是膀胱癌最常见的症状，血尿分为肉眼血尿或镜下血尿。血尿出现时间及严重程度与肿瘤严重程度并不成正比。

2. 膀胱刺激征　以尿频、尿急为首发表现，可能为原位癌刺激膀胱所致。

3. 其他症状　包括阻塞输尿管所致腰部疼痛、下肢水肿、尿潴留等。若有体重减轻、肾功能不全、腹痛或骨痛，极有可能为晚期症状。

【检查指导】

1. 检查项目　尿常规、血常规、生化全项、凝血功能、血型、感染筛查、X 线胸片、B 超、CT、MRI、泌尿系 X 线摄片（KUB）和静脉肾盂造影（IVU）、骨扫描、尿细胞学检查、膀胱镜检查和活检、诊断性经尿道电切术（TUR）。

2. 检查目的及注意事项

（1）尿常规、血常规、生化全项、凝血功能、血型、感染筛查，详见"第一章外科健康教育总论第一节外科常见检查"。

（2）X 线胸片

1）目的：了解有无肺部转移。

2）注意事项：详见"第一章外科健康教育总论"。

（3）腹部 B 超

1）目的：明确诊断。

2）注意事项：检查前应嘱患者饮水 500~1000ml 并憋尿，不需要禁食，以利于观察膀胱内病变。

（4）腹部 CT

1）目的：诊断膀胱肿瘤和评估膀胱癌浸润范围。

2）注意事项：增强 CT 需检查前禁食 4~6 小时，一位家属陪同签字；平扫 CT 无需特殊准备。

（5）泌尿系统平片和静脉尿路造影（IVU）

1）目的：发现并存的上尿路肿瘤。

2）注意事项：检查前一天晚进少渣饮食，当天早晨禁食，造影前 12 小时禁饮水，有助于增强显影浓度。造影前排空膀胱，造影后多饮水，加快造影剂的排泄。

（6）尿细胞学检查

1）目的：检查泌尿道的任何部分，包括：肾盂、肾盏、输尿管、膀胱和尿道，是否存在尿路上皮癌的可能。

2）注意事项：连续 3 天清晨留取中段尿。

（7）膀胱镜

1）目的：可判断膀胱内病变的大小、性质、范围以及位置，是诊断膀胱癌最可靠的方法。

2）注意事项：检查前无需特殊准备。检查后需要多饮水，增加尿量，如有 1~2 次血尿现象，不需紧张，并遵医嘱按时口服抗生素。

【围术期指导】

1. 术前准备及注意事项

（1）心理指导排除不良情绪、保持良好的心理状态，如有疑问及时咨询，以保证手术的顺利进行。

（2）肠道准备：术前 1 天口服泻药。行尿流改道术时，需遵医嘱术前 3 天进少渣半流食并口服肠道抗炎药，术前 1 天禁食，口服肠道营养液，术前 1 天晚及术日晨需清洁洗肠并留置胃管。

（3）行尿流改道术时，术前女患者需行阴道冲洗。

（4）造口定位指导：术前选择一个合适的造口位置是非常重要的，可以使以后的生活过得更有信心。造口袋的粘贴牢固、健康的造口周围皮肤和良好的自理能力都是加速康复并返回社会的重要因素。理想的造口位置应具备以下特点：

1）能自我看见，便于自己护理。

2）有足够平坦的位置粘贴造口袋。

3）不会有渗漏情况。

4）不影响生活习惯及正常活动。

5）造口位于腹直肌内，因腹直肌有肌鞘固定，造口开口于此可减少造口旁疝、脱垂等并发症的发生。

6）肠造口应避开的部位，例如手术切口、陈旧的瘢痕、肚脐、皮肤皱褶、腰部、髂骨、肋骨、腹直肌外、现有疝气的部位、慢性皮肤病（如银屑病）。

2. 术后注意事项

（1）TUR-BT（经尿道膀胱肿瘤电切术）

1）心电监护：行心电监护期间不可自行调节心电监护仪参数设置。如有心慌、呼吸困难等不适、电极片及导线脱落、监护仪报警，请及时告知护士。

2）引流管及尿管：妥善固定各种管路并预留足够长度，以免活动时牵拉、打折。不可随意调节冲洗速度，注意保持膀胱冲洗的通畅。密切观察膀胱冲洗及引流液速度，注意引流液颜色的变化，如出现鲜红色及时告知医生。不可自行拔除尿管，下床活动时引流管的固定处需低于引流平面的位置。

3）膀胱痉挛：一旦出现憋尿感、尿道疼痛等不适时需放松、深呼吸以缓解症状，如症状未缓解可告知医护人员并遵医嘱口服药物。

4）卧位与活动：TUR-BT术后即可在床上活动，6小时后可以取半卧位，停止膀胱冲洗后，即可下床活动。

5）术后以营养丰富、粗纤维饮食为主，禁止食用辛辣食物，保持大便通畅，如发生便秘可遵医嘱服用缓泻剂，多饮水，每天>2000ml。

（2）膀胱全切+回肠膀胱术

1）心电监护：期间不可自行调节心电监护仪参数设置。如有心慌、呼吸困难等不适，电极片及导线脱落，监护仪报警，及时告知护士。

2）行尿流改道术后，卧床时需妥善固定胃管、左右输尿管支架管、回肠膀胱引流管、伤口引流管于床旁，翻身活动时防止管路扭曲脱落。下床活动时引流袋应低于盆腔平面以下，以利于引流及防止逆行感染。伤口引流管一般在术后3~5天无引流液时拔除，回肠膀胱引流管一般10天左右拔除，左右输尿管支架管引流管一般术后 1 个月以上或遵医嘱拔除。

3）胃管护理：置管期间不可自行拔除胃管，可勤漱口也可刷牙防止口腔感染。

4）饮食指导：待胃肠功能恢复停止胃肠减压后，遵医嘱开始少量饮水，每次饮水量不超过 50~100ml，每 2 小时交替 1 次，日后逐步过渡到流食、半流食、普食。如有腹胀等不适，及时告知医护人员。

5）活动指导：术后 6 小时可以半卧位休息，双下肢做主动的屈伸活动。术后第 1 天，可以下床活动，以步行 50~100m 为宜，每次 30 分钟左右，一天 3 次左右（根据自身情况，先在床边坐起，无头晕等症状时，在病房活动 10m 左右）。

6）做好造口的观察与护理：正常造口的颜色为粉红色，表面平滑且湿润。如果造口颜色出现苍白，暗红色或淡紫色，以及造口外观局部或完全变黑，需要及时告知医生。水肿是术后正常现象，一般会逐渐回缩至正常。

7）造口常见问题的处理：①造口底盘发生渗漏时，需及时更换造口底盘。同时，注意伤口敷料是否干燥，若被渗漏液浸湿，及时告知医生给予更换；②造口黏膜如果出现破损、出血，可使用护肤粉处理，并告知医生；③及时清理造口袋内分泌的肠黏液，保持引流通畅，便于观察；④观察造口周围皮肤情况，如有皮疹或过敏现象时，可更换造口产品，给予护肤粉、保护膜进行处理；⑤观察造口有异常情况时，及时告知医生处理。

8）回肠膀胱术后正确佩戴造口袋，步骤如下：①备齐所需物品（造口产品、剪刀、卡尺、温水、小毛巾）；②除去原有的底盘（撕离时要用另一只手按着皮肤，以免损伤皮肤）；③将小毛巾浸湿，清洁造口及周围皮肤，然后擦干皮肤；④用造口卡尺测量造口的大小，一般开口要比造口本身大约 2mm；

⑤用剪刀将造口底盘中心孔剪至合适大小；⑥撕去造口底盘背胶纸的纸，贴在造口的位置上，轻按底盘使其紧贴于皮肤之上；⑦关闭造口袋的活塞，将造口袋与造口底盘扣好。

9）睡觉时造口袋应连接床旁引流袋，并固定于床边，以防止尿液过满而逆流，也避免影响造口袋粘贴的稳固性。

10）更换造口袋最好选择在清晨未进食之前，这样可避免换袋过程中尿液流出影响造口袋的粘贴及稳固性。

（3）原位膀胱术后护理

1）心电监护期间不可自行调节心电监护仪参数设置。

2）妥善固定胃管、尿管、新膀胱造瘘管、盆腔引流管于床旁，防止扭曲脱落，注意观察各个管路引流液的颜色和性质变化。活动时引流袋要低于盆腔平面以下，以利于引流及防止逆行感染。盆腔引流管一般在术后 3~5 天无引流液时拔除。

3）由于肠道有消化、吸收功能，能大量分泌黏液，所以术后回肠新膀胱内会有较多黏液。留置尿管及新膀胱造瘘管期间要经常挤压各个管路，并定时进行膀胱冲洗，保证各个管路通畅，防止黏液积聚成团堵塞管腔，从而引起膀胱过度充盈而导致膀胱内压升高，出现漏尿甚至新膀胱破裂。随着时间推移，新膀胱肠黏膜分泌的黏液量会随之逐渐减少，拔除尿管及新膀胱造瘘管后，可无需冲洗。

4）膀胱冲洗方法：采用 0.9% 盐水 500ml，用 50ml 注射器抽吸冲洗，分别冲洗尿管和新膀胱造瘘管，直至黏液冲洗干净为止。每天遵医嘱依据黏液分泌情况间隔 4~6 小时冲洗一次，黏液分泌较多时可依据情况适当缩短冲洗时间间隔。

5）新膀胱的收缩压主要是靠腹腔内压和新膀胱本身收缩压来代替，所以必须进行贮尿排尿功能的训练以恢复新膀胱的充盈感觉。所以术后 1 至 2 周或遵医嘱留置尿管期间要定时放尿，开始时每贮尿 50ml 放尿 1 次，以后逐渐递增贮尿容量直至 250ml 左右放尿 1 次。

6）新膀胱功能训练：由于手术切除了全部膀胱包括膀胱颈，所以通过膀胱壁感受器传入大脑产生的尿意感觉消失，新膀胱与大脑之间不再有神经反射，也没有原来膀胱的感觉和主动收缩的能力，但由于手术保留了后尿道和尿生殖膈的外括约肌，因此需要进行训练来依靠远端括约肌对排尿进行训练和控制。训练方法如下：①排尿功能训练：自行排尿的早期可以采用蹲位或者坐位排尿，如果排尿通畅，男性可以试行站立排尿。每次排尿时要放松盆底肌，然后稍微增加腹压。可以通过手压下腹和向前弯腰协助排尿。无论哪种方法，都要求排空膀胱，并监测残余尿量。②定时排尿及储尿功能训练：拔除尿管后，需要养成定时排尿的习惯。长时间不排尿是原位新膀胱术后严重并发症的原因。随着术后时间的延长，新膀胱容量会逐渐增加，可以白天 2 小时排尿一次，晚上要设闹钟 3 小时排尿一次。如果血气分析结果显示机体代偿良好，可以逐渐延长排尿间隔，比如每次延长 1 小时，由 2 小时逐渐上升至 3~4 小时。逐渐锻炼延长排尿间隔，从而使膀胱容积逐渐增加到 400~500ml 左右的理想容量，即使出现尿失禁也应该坚持。储尿囊容积的增加可以明显改善患者的控尿能力。但不能让膀胱容量超过 500ml。如果出现代谢方面的问题，需要缩短排尿时间，减少新膀胱对尿中毒素的吸收并降低感染的风险。

7）饮食指导：每天饮水 2000~3000ml。同时还要增加饮食中盐的摄取，避免刺激性饮料和食物的摄入。多食清淡易消化的食物。

8）由于肠道具有消化、吸收功能，术后有出现代谢性酸中毒的风险，如果出现酸中毒时，可能表现为嗜睡、疲劳、恶心、呕吐、畏食和腹部烧灼感等症状。通过静脉血气分析监测碱剩余可以了解酸中毒情况。必要时需要遵医嘱服用碳酸氢钠治疗（2~6g/d）进行纠正。

3. 康复指导

（1）对于密切接触致癌物质的职业人员应加强劳动保护，及早戒烟，以预防或减少肿瘤的发生。

（2）经尿道膀胱肿瘤电切术后，患者遵医嘱膀胱灌注，以减少或推迟肿瘤的复发。

（3）经尿道膀胱肿瘤电切术后，定期复查膀胱镜。

【饮食指导】

1. 术前　对于行尿流改道术时，需遵医嘱术前 3 天少渣半流食并口服肠道抗炎药，术前 1 天禁食。

2. 术后

（1）TUR-BT（经尿道膀胱肿瘤电切术）：术后以营养丰富、粗纤维饮食为主，应多食高维生素、高蛋白、粗纤维的食物（如鱼肉、瘦肉、绿叶蔬菜），少食动物脂肪和高胆固醇食物，禁烟，禁止食用辛辣食物。

（2）膀胱全切+回肠膀胱术：术后待胃肠功能恢复停止胃肠减压后，遵医嘱开始少量饮水，每次饮水量不超过 50～100ml，每 2 小时交替 1 次，日后逐步过渡到流食、半流食、普食。每天进食足够热量，食用易消化、含蛋白质、脂肪、维生素丰富的软食，少量多餐，增强机体抵抗力。

（3）原位膀胱术后：由于肠道具有分泌功能，一些盐分会随之排入尿液排出体外，长时间会引起失盐综合征。术后新膀胱引起的失盐综合征如果程度较重时会引起低血容量、脱水和体重下降。因此要确保术后每天 2000～3000ml 液体入量（包括饮水、饮料、汤等流质饮食），同时还要增加饮食中盐的摄取，避免刺激性饮料和食物的摄入。主要食用易消化、含蛋白质、脂肪、维生素丰富的软食，少量多餐，逐渐增加营养。

【用药指导】

1. 抗生素　如注射用盐酸头孢替安、注射用头孢哌酮舒巴坦钠、乳酸环丙沙星氯化钠注射液。

（1）目的：预防、控制感染。

（2）方法：静脉输液。

（3）不良反应：少数情况下发生过敏反应、胃肠道反应、毒性反应。

（4）注意事项：输液时如有不适，如胸闷、恶心、皮疹等，及时告知医护人员。

2. 止血药　如注射用血凝酶。

（1）目的：加速血液凝固或降低毛细血管通透性，止血。

（2）方法：静脉输液。

（3）不良反应：可能出现面色苍白、心悸、出汗、恶心、腹痛、呼吸困难等不良反应。

（4）注意事项：若出现不适，及时告知医护人员。

3. 祛痰药　如盐酸氨溴索注射液。

（1）目的：稀释痰液，使之易于咳出。

（2）方法：静脉输液。

（3）不良反应：轻微上消化道不良反应、过敏反应。

（4）注意事项：输液时，若出现不适，如胃部不适、恶心、呕吐等，及时告知医护人员。

4. 化疗药　如顺铂、环磷酰胺、注射用盐酸表柔比星、注射用盐酸吡柔比星。

（1）目的：化疗主要用于配合手术和转移癌的治疗。

（2）方法：膀胱内灌注或全身给药。

（3）不良反应：轻微上消化道不良反应、过敏反应、骨髓抑制和心脏毒性。

（4）注意事项：药液需要现用现配。输液时，若出现不适，如胃部不适、恶心、呕吐等，及时告知医护人员。同时确保输液管通畅，严格避免药液外渗。注意监测血象、心脏功能、肝肾功能。

【出院指导】

1. TUR-BT 出院指导

（1）出院后应遵医嘱按时服用药物，请勿随意自行停药或减量，应在医生的指导下决定减量或换药，如有不适反应，请随时到门、急诊就诊。

（2）定期门诊复查，遵医嘱接受膀胱灌注治疗。

1）膀胱灌注前需要行血尿常规检查。

2）膀胱灌注方法：插入导尿管后，向膀胱注入药物，分别采取平、俯、左侧、右侧卧位各 15 分钟，使药物与膀胱壁充分接触。第一疗程：每周一次，连续八次。第二疗程：第一疗程完成后，开始第二疗程，每月一次，一般为 10 次。药物：丝裂霉素、吡柔比星、羟喜树碱等。

（3）多饮水，每天饮水量>2000ml，注意保持会阴部的清洁与干燥，勤换内衣裤，养成良好的排尿习惯，预防泌尿系感染；注意尿色，出现血尿及时就诊。

（4）适当运动，应根据气候变化随时增减衣服，避免受凉，室内要保持一定温度及湿度。

（5）应多食高维生素、高蛋白、粗纤维的食物（如鱼肉、瘦肉、绿叶蔬菜），少食动物脂肪和高胆固醇食物，禁烟，保持大便通畅。

（6）对康复建立信心，保持精神愉快，生活有规律，减少不良刺激。

2. 回肠膀胱出院指导

（1）增加营养，每天进食足够热量，食用易消化、含蛋白质、脂肪、维生素丰富的软食，少量多餐，增强机体抵抗力。

（2）多喝水，每天饮水量>2000ml，预防泌尿系感染。

（3）泌尿造口应每天清洁造口周围分泌物，用纸巾即可；注意观察造口形态、颜色，若有异常及时就诊。

（4）日常生活指导：伤口愈合后，就能沐浴，避免盆浴。佩戴造口袋可直接进行沐浴，也可在需要更换造口袋时，除去造口袋洗澡，最好使用中性沐浴液，洗净后擦干，尤其是周围的皮肤，然后换上新造口袋。术后半年逐步恢复正常生活和工作。旅行时随身行李中带足造口用品，造口底盘应提前裁剪好，因剪刀不能随身携带。不要托运，以便随时更换。

（5）双侧输尿管支架管的护理：一般情况下，如病情允许，术后一个月或遵医嘱到门诊拔除双侧输尿管支架管，置管期间注意防止管路打折、盘曲，影响引流通畅，同时注意及时清理造口袋内的肠黏液，预防肠黏液阻塞输尿管支架管出口，保持引流通畅。若是一个月之内输尿管支架管发生脱落则需立即到门、急诊就诊。

（6）控制体重，注意休息，适当锻炼，保持生活规律，戒烟。

（7）出院后遵医嘱定期复查 B 超、胸片。

3. 原位膀胱术出院指导

（1）每天坚持进行盆底肌的训练，直到获得较为满意的控尿能力。

（2）定时冲洗原位新膀胱，防止管路堵塞。

（3）双侧输尿管内支架管的护理：根据饮水多少注意排尿间隔和尿量，多变换体位，防止新膀胱分泌黏液阻塞输尿管支架管，以及输尿管支架管与输尿管内壁粘连的发生。多吃水果，预防用力排便、咳嗽等增加腹压的发生，避免因腹压升高而导致尿液反流。避免剧烈运动，不要做四肢及腰部同时伸展的活动，以减少支架管移位和滑脱。

（4）按正确方法进行新膀胱功能训练。

（5）定期复查早期发现不良反应，是保证膀胱功能和避免严重并发症的关键。复查项目包括：静脉血气分析、B 超、膀胱尿道造影、反流造影、尿动力学检查等。

（6）不适随诊。如果出现尿线细、排尿困难、下腹膨隆、腰痛、发热等症状要及时就诊。

（吴　迪　贾　华）

四、前列腺癌

【概述】

前列腺癌（carcinoma of the prostate）是泌尿外科常见的男性恶性肿瘤之一，其发病率有明显的地区差异，欧美国家发病率最高，亚洲国家发病率较低，但近年来呈显著增长趋势。前列腺癌发病年龄多在 50 岁以上，发病率随年龄的增长而增高。引起前列腺癌的危险因素至今尚未明确，其发病可能与年龄、遗传、性激素分泌、职业与环境、感染、高动物脂肪饮食等因素有关，其中遗传是前列腺癌发展成临床型的重要危险因素，外源性因素对这种危险可能有重要的影响。

【临床表现】

1. 前列腺癌早期通常没有症状。

2. 病情发展后可出现排尿困难和膀胱刺激症状。骨转移时可以出现骨痛、病理性骨折、脊髓压迫症状、排便失禁等。

3. 晚期则会出现食欲缺乏、消瘦、贫血及全身乏力等症状。

【检查指导】

1. 检查项目　前列腺特异性抗原（PSA）、B 超、全身核素骨显像检查（ECT）、MRI、前列腺穿刺活检。

2. 检查目的及注意事项

（1）前列腺特异性抗原（PSA）检查

1）目的：筛查前列腺癌的重要标志物。

2）注意事项：PSA 检查应在前列腺直肠指诊后 1 周，膀胱镜检查、导尿等操作 48 小时后，射精 24 小时后，前列腺穿刺 1 个月后进行。PSA 检测时应无急性前列腺炎、尿潴留等疾病。

（2）全身核素骨显像检查（ECT）

1）目的：可判断有无骨转移。

2）注意事项：检查前无特殊注意事项，检查后要多饮水加快药物的代谢。

（3）前列腺 MRI

1）目的：了解前列腺周围组织有无浸润以及浸润范围、盆腔内有无肿大的淋巴。

2）注意事项：检查前需取下含金属的物品。

（4）前列腺穿刺活检

1）目的：确诊前列腺癌。

2）注意事项：检查前无需空腹，穿刺前清洁洗肠 1~2 次。检查后应卧床休息，遵医嘱抗炎治疗。并多饮水，每天>2000ml。注意排尿及排便的变化，如出现血尿或血便属正常现象，勿紧张；如果症状加重及时告知医生。

【围术期指导】

1. 术前准备及注意事项

（1）心理指导：保持良好的心理状态，积极配合治疗，提高战胜疾病的信心。

（2）术前戒烟：术前禁烟 1~2 周，同时练习深呼吸，有效咳嗽、咳痰方法。

（3）肠道准备：术前 3 天进食半流质，术前 2 天进食流质，术前 1 天禁食但不禁水并口服泻药，术前晚及术晨行清洁灌肠。

（4）术前一周停止服用抗凝药物。

2. 术后注意事项

（1）心电监护：期间不可自行调节心电监护仪参数设置。如有心慌、呼吸困难等不适，电极片及导线脱落，监护仪报警，及时告知护士。

（2）引流管的指导：注意保持引流管的通畅，并妥善固定，翻身活动时避免打折、牵拉。腹腔引流管可以引流出盆腔渗血、渗液，如发现引流液为尿液时应及时告知医护人员。若引流管在较短时间内流出大量鲜红色引流液，并伴有腹胀、腹痛、腹膜刺激征等症状，则考虑有出血发生，应及时报告医生妥善处置。引流袋应固定在低于引流口水平以下的位置，防止逆行感染。

（3）尿管指导：前列腺粒子植入术后2~3天拔尿管，拔管后注意观察排尿情况。前列腺癌根治术后，尿管一般3周左右拔除。因此要妥善固定防止脱落，避免打折、弯曲受压，不可自行拔除尿管。注意尿液颜色，如尿中出现粪渣应立即告知医生。注意保持会阴部及尿道口的清洁可用温水擦洗，注意勤换内衣裤，预防泌尿系感染。

（4）卧位与活动：术后麻醉清醒，血压平稳后，可取半卧位，并可以床上翻身活动，前列腺粒子置入术后第1天可下床活动。前列腺癌根治术由于手术时间长、出血较多，一般术后24~36小时后下床活动或遵医嘱下床活动，卧床期间多做下肢屈伸运动，以促进下肢血液循环，防止下肢静脉血栓形成。

（5）饮食指导：前列腺粒子置入术后第1天可进普食；前列腺癌根治术后，待胃肠功能恢复后，遵医嘱开始进流食、半流食逐渐过渡到普食，并注意进食后有无腹胀。术后饮食以营养丰富、清淡易消化、粗纤维饮食为主。

（6）盆底肌训练：术前1~2周或术后遵医嘱开始进行盆底肌训练，训练时间为持续4~8周，老年人可能需更长，切忌不可随意停止盆底肌训练，必须要坚持训练才能起到有效的效果。

3. 康复指导及康复训练

（1）前列腺切除术后，可能会出现压力性尿失禁症状，所以在术前就应该进行盆底肌肉训练：即平卧床上以降低腹压，增加尿道闭合压，同时进行收缩、放松肛门的动作，3~4组/天，10 次/组左右，收缩 10 秒/次，放松 10 秒/次，但不宜过于频繁，要持之以恒。

（2）保持良好的心情，注意休息，适当锻炼，增强体质。

（3）遵医嘱完成放疗、化疗、内分泌治疗等后续治疗。

（4）定期复查与随访：PSA 等监测，术后 3 个月，每月一次 PSA，以后每半年一次复查 PSA 直到术后 5 年结束。5 年以后每年查一次。但是如果术后行内分泌治疗，则每 3 个月查一次 PSA，一直持续复查。

【饮食指导】

1. 术前

（1）前列腺粒子置入术：根据医嘱选择饮食种类。

（2）前列腺癌根治术：术前 3 天进食半流质，术前 2 天进流质，术前 1 天禁食但不禁水。

2. 术后饮食

（1）前列腺粒子置入术：术后第 1 天可进普食。

（2）前列腺癌根治术：术后待胃肠功能恢复后，遵医嘱开始进流食、半流食逐渐过渡到普食，并注意进食后有无腹胀。术后饮食以营养丰富、清淡易消化、粗纤维饮食为主，禁止食用辛辣刺激性食物，保持大便通畅，如发生便秘时可遵医嘱服用缓泻剂。注意加强营养，避免高脂肪饮食。

【用药指导】

1. 抗生素 如注射用盐酸头孢替安、注射用头孢哌酮舒巴坦钠、乳酸环丙沙星氯化钠注射液等。

（1）目的：预防、控制感染。

（2）方法：静脉输液。

（3）不良反应：少数情况下发生过敏反应、毒性反应。

（4）注意事项：输液时如有胸闷、恶心、皮疹等不适，及时告知医护人员。

2. 止血药　如注射用血凝酶。

（1）目的：加速血液凝固或降低毛细血管通透性，止血。

（2）方法：静脉输液。

（3）不良反应：可能出现面色苍白、心悸、出汗、恶心、腹痛、呼吸困难等不良反应。

（4）注意事项：若出现不适，及时告知医护人员。

3. 祛痰药　如盐酸氨溴索注射液。

（1）目的：稀释痰液，使之易于咳出。

（2）方法：静脉输液。

（3）不良反应：轻微上消化道不良反应、过敏反应。

（4）注意事项：输液时，若出现胃部不适、恶心、呕吐等不适，及时告知医护人员。

4. 内分泌治疗药物

（1）黄体生成素释放激素类似物如注射用醋酸亮丙瑞林、醋酸戈舍瑞林缓释植入剂。

1）目的：抑制血清睾酮水平，延缓前列腺癌的进展。

2）方法：皮下注射。

3）不良反应：发汗、颜面潮红、性欲减退；恶心、呕吐、食欲缺乏；过敏反应；注射部位疼痛、硬结、发红。

4）注意事项：初次注射时，睾酮会一过性升高，因此要注意对抗睾酮一过性升高所导致的病情加剧，对于已有骨转移脊髓压迫时应慎用。定期检测血液睾酮水平。注意定期检查骨密度。

（2）雄激素生物合成抑制剂如醋酸阿比特龙。

1）目的：抑制睾丸、肾上腺和前列腺癌细胞的雄激素合成。

2）方法：口服。

3）不良反应：关节不适、低钾血症、水肿、高血压、心律失常等。

4）注意事项：注意监测肝功能。治疗前控制高血压和低血钾。

（3）非类固醇类抗雄激素类药物如比卡鲁胺。

1）目的：阻断雄激素与受体结合，抑制雄激素对前列腺癌的刺激作用。

2）方法：口服。

3）不良反应：肝毒性；心绞痛、心律不齐；口干、消化不良、便秘；头晕、嗜睡；夜尿增多；皮疹、出汗、多毛；高血糖、水肿等。

4）注意事项：注意监测肝功能和血糖的变化。因偶尔可能会出现嗜睡，因此驾驶及操作机器时应多加注意。

【出院指导】

1. 前列腺根治术出院指导

（1）保留尿管指导：留置导尿管期间应多饮水，每天尿量应保持在 2000ml 以上；抗反流尿袋应按要求定时更换。应注意个人卫生，保持尿道口清洁，勤换内衣裤。卧床时应将引流袋用别针固定于床单上；下地活动时，应将引流袋固定在低于引流部位的位置，确保引流通畅，防止引流液反流引起逆行感染。

（2）生活习惯与饮食指导：多饮水，每天饮水量>2000ml，以起到内冲洗的作用；注意休息，适当运动；进食易消化、营养丰富、粗纤维的食物，加强营养，避免高脂肪饮食。保持大便通畅，切忌用力排便必要时可遵医嘱服用缓泻剂。术后 3 个月内避免剧烈活动，禁止骑车，防止出血。术后两个月内禁止性生活，避免久坐久站导致腹内压增高引起出血。

（3）如发现排尿异常或尿液情况出现异常应及时就诊。

（4）留置有各种管路出院的患者，应遵医嘱按时到医院复查，按要求换管或拔管。

（5）出院后常规 3 个月门诊复查或遵医嘱按时复查。

（6）进行排尿功能的锻炼，即盆底肌训练。

（7）手术后尿失禁指导：这是前列腺癌术后的一个主要问题，将会影响生活质量。尿失禁是因为手术损伤盆腔组织，出现的永久性尿失禁或暂时性尿失禁。拔除尿管后要注意排尿情况，一旦发生尿失禁，应注意个人卫生，保持会阴部及床单位的干燥，必要时可在阴茎部佩戴尿套或者使用成人纸尿裤，也可在夜间使用尿垫等方法，并继续进行盆底肌的训练。

2. 前列腺粒子植入术后出院指导

（1）遵医嘱口服消炎药。

（2）食用易消化食物，避免大便干燥，多饮水。注意大小便颜色，有不适请与主管医生联系。

（3）门诊复查，半年内每月检查一次血 PSA，随后复查间隔遵医嘱。穿铅围裙至少 2 个月，不要抱小孩及宠物，4 个月内与家人尽量保持 0.5~1m 以上距离。

（4）若发现尿中有小的金属颗粒排出，不要用手拿，用镊子夹入容器中，远离人，暂时存放，并尽快与主管医生联系。

（王　燕　于书慧　贯　华）

第九节　肾上腺疾病

一、儿茶酚胺增多症

【概述】

儿茶酚胺增多症（hypercatecholaminemia）是由于肿瘤或肾上腺髓质的嗜铬细胞分泌过量的儿茶酚胺（肾上腺素、去甲肾上腺素和/或多巴胺）而引起的以高血压、高代谢、高血糖为主要表现的疾病。

嗜铬细胞瘤（pheochromocytoma，PHEO）是起源于肾上腺髓质嗜铬细胞的肿瘤，瘤细胞合成、存储和分解代谢儿茶酚胺，并因儿茶酚胺的释放引起症状。

副神经节瘤（paraganglioma，PGL）是起源于肾上腺外的嗜铬细胞的肿瘤，包括源于交感神经（腹部、盆腔、胸部）和副交感神经（头颈部）者。前者多具有儿茶酚胺激素功能活性，而后者罕见过量儿茶酚胺的产生。目前比较统一的观点是嗜铬细胞瘤特指肾上腺嗜铬细胞瘤，而将传统概念的肾上腺外或异位嗜铬细胞瘤统称为副神经节瘤。

恶性嗜铬细胞瘤（malignant pheochromocytoma），WHO的诊断标准是在没有嗜铬组织的区域出现嗜铬细胞（转移灶），如骨、淋巴结、肝、肺等。

【临床表现】

1. 高血压　成年人以高血压、头痛、心悸及出汗为主要症状。高血压有持续型和阵发型两类。

（1）持续型高血压约占2/3，可伴有心悸、多汗、对热敏感和直立性低血压等症状。

（2）阵发型高血压约占1/3，多发生于女性，可因体位变化而突然变化，也可因拿重物、咳嗽、情绪急躁等引发。发作时收缩压骤升至26.6kPa（200mmHg）以上，伴心悸、头晕、头痛、面色苍白、大量出汗、视觉模糊等。发作时间一般在15分钟以内，但亦有长达数小时者。

2. 代谢紊乱　由于基础代谢率增高和糖耐量降低，可出现甲状腺功能亢进症状，并有血糖增高，甚至糖尿病的表现。由于脂肪分解代谢加速，血游离脂肪酸增多，体重减少。

3. 小儿嗜铬细胞瘤　多为双侧多发肿瘤，视力减退是早期表现，发作时血压会很高，头痛剧烈，甚至发生抽搐，有时易被误认为脑瘤，延误诊断。

4. 膀胱嗜铬细胞瘤　典型症状是排尿时或排尿后出现头

痛、心慌、面色苍白、多汗和血压升高。

5. 少见情况 以急诊形式出现，如高血压危象、休克、急性心衰、肺水肿、心肌梗死、严重心律失常、急性肾功能不全、高热等。

【检查指导】

1. 检查项目 血、尿儿茶酚胺，24 小时尿 VMA（香草扁桃酸），腹部 B 超，腹部 CT，腹部 MRI。

2. 检查目的及注意事项

（1）血、尿儿茶酚胺，24 小时尿 VMA（香草扁桃酸）

1）目的：定性诊断疾病。

2）注意事项：收集 24 小时尿存放于一个容器内，摇匀后留取一管尿标本并注明 24 小时尿量。抽取血样前应禁食香蕉、咖啡、巧克力等食品，避免结果出现假阳性。

（2）腹部 B 超

1）目的：作为初筛检查。

2）注意事项：检查前需禁食水。

（3）腹部 CT

1）目的：观察肿瘤形态特征及与周围组织的解剖关系。

2）注意事项：CT 增强检查前需禁食水 4~6 小时。

【围术期指导】

1. 术前准备及注意事项

（1）心理指导：由于疾病原因，轻微情绪刺激就可导致血压升高。所以术前要稳定情绪，和主管医生进行良好沟通，使自己对疾病有充分的了解，明白手术的重要性，消除恐惧心理，树立战胜疾病信心，使心理达到最佳状态，积极配合手术。

（2）避免不良刺激：当肿瘤受到按摩或挤压等刺激时，贮存于瘤体内的儿茶酚胺会大量释放，导致血压骤升。因此应避免剧烈运动，变换体位时动作应缓慢，以防血压骤升。

（3）预防腹压增高：提重物、大声咳嗽、用力大小便等都会刺激瘤体导致血压增高，应避免腹压增高的动作。患有膀胱嗜铬细胞瘤时，不要憋尿，排尿时一定要有家属或护士在旁陪伴。便秘时，应及时使用缓泻药。

（4）饮食指导：应进食低糖、低盐、高蛋白和富含维生素易消化的食物，以增补由于基础代谢率增高、糖原分解加速、脂代谢紊乱所致的肌肉消瘦、乏力、体重减轻等。

（5）每天要测 4 次血压和脉搏，如果有不舒服及时告知医务人员。

（6）合理用药：术前常规口服 α-肾上腺素能受体阻断剂（如酚苄明）控制血压，剂量在 10～40mg，一天 2 次。要遵医嘱定时服药，不要随意停药或更改剂量，以调整血压使之不高于 160/90mmHg。服药后要有人在旁边照顾，下床前先在床边坐一会儿，再站立，以免发生由于直立性低血压引起晕倒。

2. 术后注意事项

（1）心电监护：心电监护期间不可自行调节心电监护仪参数设置。如有心慌、呼吸困难等不适，电极片及导线脱落，监护仪报警，及时告知护士。

（2）饮食：术后肛门排气后可进流食，如粥类。

（3）活动：手术后 6 小时可以翻身、半坐位，尤其需要注意的是下肢的活动，脚腕、脚趾和腿部的屈伸活动，这样可以防止下肢血栓的发生，还可以使用防血栓的弹力袜，一般医院可以提供。如病情允许，术后 1～2 天就可以下地活动了，但一定要有家属或医护人员在身边陪同。

（4）管路指导：术后要留置尿管和伤口引流管，保持管路的通畅，避免打折。下地活动时引流袋要低于尿道口和伤口的位置，以免引流液反流，引起逆行感染。

（5）腹胀：手术后常引起肠麻痹而产生腹胀，腹胀使伤口张力增高，影响伤口愈合，并使膈肌升高，影响呼吸功能。

因此需要多下床活动，促进排气、排便，减轻腹胀。

（6）预防肺部感染：术中一般多采用气管内插管麻醉，术后气管内分泌物多，由于切口处疼痛，不敢咳嗽，容易并发肺部感染。所以术后要用双手按压腹部咳嗽，这样既可以减轻伤口疼痛又可以及时将痰咳出，必要时请医护人员进行协助。

3. 康复指导

（1）避免引起儿茶酚胺突然释放增多导致阵发性高血压发作的诱因，如突然的体位变化、取重物、咳嗽、情绪激动、按压腹部等，学会自我保护，保持情绪稳定。

（2）术后如果血压仍高，可能是高血压继发血管病变所致，需要继续口服降压药，监测血压变化，如血压波动剧烈或出现一过性血压增高，仍需及时到医院就诊。

【饮食指导】

1. 术前　应进食低糖、低盐、高蛋白和富含维生素、易消化的食物，以增补由于基础代谢率增高、糖原分解加速、脂代谢紊乱所致的肌肉消瘦、乏力、体重减轻等。

2. 术后　术后肛门排气后可进流食、半流食逐渐过渡到普食，多摄取高蛋白、高维生素和含钾的易消化的食物，多进食新鲜水果蔬菜，保持大便通畅。限制钠盐的摄入。

【用药指导】

1. 降压药

（1）最常用的是长效非选择性 α-受体阻断剂（酚苄明）。

1）目的：控制血压。

2）方法：口服。

3）不良反应：直立性低血压、鼻塞、口干、胃肠道刺激。

4）注意事项：服药期间饮食中增加食盐与液体的摄入，以减少直立性低血压的发生，并有助扩容。低血压、心绞痛、心肌梗死禁用。用药期间注意监测血压。

（2）α₁-受体阻断剂　如哌唑嗪、特拉唑嗪。

1）目的：控制血压。

2）方法：口服。

3）不良反应：头疼、眩晕、嗜睡、晕厥、直立性低血压。

4）注意事项：如出现心绞痛、气短等不适，及时告知医生。用药期间注意监测血压。服药后要有人在旁边照顾，下床前先在床边坐一会儿，再站立，以免发生由于直立性低血压引起晕倒。注意监测肝肾功能。

（3）钙离子通道阻断剂　如氨氯地平。

1）目的：控制血压。

2）方法：口服。

3）不良反应：头疼、颜面潮红、多尿、直立性低血压、心动过速。

4）注意事项：用药期间注意监测血压。服药后要有人在旁边照顾，以免发生由于直立性低血压引起晕倒。注意监测肝肾功能。

2. 控制心律失常　如 β₁-受体阻断剂（美托洛尔、阿替洛尔）。

（1）目的：对于 α-受体阻断剂介导的心动过速（心率 >100~120 次/分）或室上性心律失常等需加用 β-受体阻断剂，使心率控制在 <90 次/分。

（2）方法：口服。

（3）不良反应：头疼、头晕、肢端发冷、心动过缓、心悸，恶心、腹泻与便秘。

（4）注意事项：应空腹服药，注意监测心率的变化，一旦发生气喘等不适，及时告知医生。

【出院指导】

1. 定期复查、门诊随访　监测体内儿茶酚胺及其代谢产

349

物的水平变化。复查时带上病历及检查结果。

2. 继续自我监测血压 每天自己测 1~2 次血压并记录，如血压不稳定应及时到医院就诊。

3. 指导患者自我心理调节 保持豁达开朗的心情和稳定的情绪，规律生活，劳逸结合。散步、慢跑、太极拳都是不错的康复活动。

4. 用药指导 如术后需要肾上腺皮质激素替代治疗时，应坚持服药，待肾上腺功能稳定后，再遵医嘱减量甚至停药，切忌自行减药或停药。

5. 饮食指导 多摄取高蛋白、高维生素和含钾的易消化的食物，多进食新鲜水果蔬菜，保持大便通畅。限制钠盐的摄入。

（吴 迪）

二、原发性醛固酮增多症

【概述】

原发性醛固酮增多症（primary hyperaldosteronism，PHA）是肾上腺皮质分泌过量的醛固酮激素，引起以高血压、低血钾、低血浆肾素活性（plasma rennin activity，PRA）和碱中毒为主要表现的临床综合征，又称 Conn 综合征。其病因不明，可能与遗传有关。

【临床表现】

1. 高血压 是早期症状。

2. 低血钾 是病情加重的表现，可有如下症状：头痛、肌肉无力和抽搐、乏力、暂时性麻痹、肢体容易麻木、针刺感等；口渴、多尿、夜尿增多。

3. 钠潴留和碱中毒。

【检查指导】

1. 检查项目 实验室检查、血浆 ARR（血浆醛固酮/肾素浓度比值）、CT 平扫加增强、卧立位醛固酮试验、18-羟基皮质酮。

2. 检查目的及注意事项

（1）实验室检查：血钾和尿钾检测

1）目的：为 PHA 提供佐证和依据。

2）注意事项：采血前需禁食水。采集尿标本应为晨起中段尿。

（2）血浆 ARR（血浆醛固酮/肾素浓度比值）。

1）目的：若该比值≥40，提示醛固酮过多分泌为肾上腺自主性，结合血浆醛固酮浓度大于 20ng/dl，则 ARR 诊断的敏感性和特异性分别提高到 90% 和 91%，是高血压患者中筛选 PHA 最可靠的方法。

2）注意事项：多种药物可能干扰 ARR 的测定：如螺内酯、β-受体阻断剂、血管紧张素转换酶抑制剂、血管紧张素受体抑制剂等，建议实验前至少停用上述药物 6 周以上。

（3）卧立位醛固酮试验

1）目的：主要用于原发性醛固酮增多症的分型。

2）注意事项：立位血应保持站立 2 小时后抽取。

（4）18-羟基皮质酮

1）目的：是无创性鉴别病因的较好方法，但缺乏足够的准确性。

2）注意事项：需空腹。

【围术期指导】

1. 术前准备及注意事项

（1）术前戒烟：长期吸烟会对气管、支气管黏膜造成持续刺激而导致呼吸道分泌物增多，而且香烟中的有毒物质使呼吸道抵抗力下降，甚至引起不同程度的慢性支气管炎，表现为对冷、热、异味刺激比正常人敏感，易出现咳嗽、咳痰等症状。加上手术创伤、机体抵抗力下降，吸烟可导致术后肺部感染，因此术前应最好戒烟 2 周。

（2）饮食：可选择高蛋白、高热量及维生素丰富的饮食；若血糖高，应在医护人员指导下合理膳食。

（3）监测生命体征：定时监测血压变化，4 次/天或根据病情随时监测并记录。

（4）低血钾的处理

1）低血钾时表现为：①神经-肌肉症状，如肌无力、痉挛、麻痹性肠梗阻等；②循环症状，如心脏期前收缩、心动过速等；③消化系统症状，如恶心、呕吐、畏食等；④中枢神经症状，如轻者表现为倦怠、软弱无力、精神不振；重者反应迟钝、定向力减退、嗜睡，甚至神志不清、昏迷。

2）低血钾处理：①醛固酮可通过肾远曲小管及集合管促进钠钾交换，即保钠排钾效应，其体内含量的增加，继而使体内钾含量降低，因此应口服醛固酮拮抗剂——螺内酯；②严格按照医嘱口服 10% 枸橼酸钾，不得自行增减剂量；③低钾严重者还应静脉补钾，速度宜缓慢，钾离子会刺激血管；④低钾引起肌肉无力，主要为下肢无力，严重时可突然摔倒，活动时应有家属陪同，避免发生跌伤；⑤每天盐的摄入量应小于 6g。

（5）咳痰训练

1）意义：防止肺部感染。

2）方法：按压住腹部，以减轻咳嗽时腹肌收缩引起的疼痛加剧，同时深吸气，用力将痰咳出。如果痰液黏稠，可遵医嘱雾化，稀释痰液，辅助叩背，以利于痰液的咳出。

2. 术后注意事项

（1）心电监护：心电监护期间不可自行调节心电监护仪参数设置。如有心慌、呼吸困难等不适，电极片及导线脱落，监护仪报警，及时告知护士。

（2）吸氧：氧气流量不能自行调节，不可在病房内使用明火及易燃品。

（3）术后体位：全麻术后清醒半卧位，有利于引流。

（4）缓解疼痛：一般术后遵医嘱留置镇痛泵，如变换卧位、咳嗽等引起剧烈疼痛时，可按镇痛泵按钮一次，增加止痛药给药剂量，减轻疼痛。如有恶心、呕吐等不适，及时告知医护人员，并将头偏向一侧，避免误吸。

（5）管路：保持各管路通畅，包括导尿管、伤口引流管及静脉输液。妥善固定各管路，避免牵拉、打折。下床时，导尿管和伤口引流管低于引流位置。

（6）早期下床活动方法

1）手术当天可床上更换体位、活动上下肢，保留肾单位的患者由于有出血的危险，应根据医嘱翻身活动。卧床期间可适当进行抬臀活动。

2）手术后第 1 天晨，可缓慢坐起，在协助下进行洗漱、进食等自我护理。

3）术后第 1 天上午、中午、下午，可协助患者下床活动。第一次下床仅在床边站立并活动下肢，反复活动几次无不适方可慢速行走，以 50m 内为宜；术后第 2 天，可在病室外活动，100 米/次，每天 3 次；术后第 3 天，可增至 200 米/次，每天至少 5 次。

4）站立、行走应循序渐进，量力而行。如出现不适，及时告知医护人员。

5）活动前后妥善固定引流管。

（7）饮食：根据医嘱术后第一天晨进流食或软食，如无不适可过渡为半流食，逐渐过渡到普食。

（8）皮肤：术后麻醉期平卧时间较长，骶尾皮肤容易被压迫，可适当抬臀活动。可坐起时，坐位时间不要过长。2 小时变换体位。

（9）预防肺部及泌尿系感染

1）保持病室环境整洁，空气新鲜、洁净，建议室温为18～

20℃、湿度 50%～60%，以充分发挥呼吸道的自然防御功能。

2）进行有效咳嗽详见"第一章外科健康教育总论第四节外科手术前后"。

3）留置尿管患者保持会阴部清洁，按要求更换引流袋。

（10）自我观察：观察有无恶心、呕吐、全身无力、软弱疲惫、头晕、小腿痉挛、心率增快等症状，如有上述症状发生，及时告知医护人员。

3. 康复指导及康复训练

（1）活动时注意安全，活动环境要宽敞，减少障碍物，防止跌倒，切忌远行。

（2）生活应自理，但家属应给予帮助，以防意外发生，心理支持尤为重要。

【用药指导】

1. 利尿剂　如螺内酯。

（1）目的：治疗高血压，预防低血钾。

（2）方法：口服。

（3）不良反应：高钾血症、胃肠道反应多见。

（4）注意事项：肾功能不全者慎用。不宜与血管紧张素转换酶抑制剂合用，以免增加发生高钾血症的机会。

2. 降压药　如钙离子通道阻断剂、ACEI 和血管紧张素受体阻断剂。

（1）钙离子通道阻断剂

1）目的：抑制醛固酮分泌和血管平滑肌收缩。

2）方法：口服。

3）不良反应：胃肠道反应。

4）注意事项：需监测血压、血钾。

（2）ACEI 和血管紧张素受体阻断剂

1）目的：减少醛固酮的产生。

2）方法：口服。

3）不良反应：胃肠道反应。

4）注意事项：需监测血压、血钾。

【饮食指导】

1. 术后排气后可遵医嘱进食，开始为流食，包括米汤、糖水、藕粉等，逐渐过渡至半流食，包括粥、面条、鸡蛋汤等，然后恢复到普食。

2. 术后应进食营养丰富，高纤维，高维生素的饮食，以保持大便通畅，防止导致伤口出血。

3. 禁食辛辣刺激、油腻及高胆固醇的食物。

4. 饮食要清淡，每天摄入盐量应≤6g。

5. 多食含钾高的食物，如香蕉、橘子、谷类等。

【出院指导】

1. 定期复查　定期复查 B 超，血醛固酮，以观察其病情变化。

2. 自我心理调节，保持豁达开朗的心情和稳定的情绪，规律生活，劳逸结合。

3. 监测血压变化。

4. 长期随访。

三、皮质醇增多症

【概述】

皮质醇增多症（hypercortisolism）：是由肾上腺皮质长期分泌过量皮质醇所引起的，也称为库欣综合征（Cushing's syndrome，CS）。病因有多种，包括由于垂体或其他脏器病变过量分泌促肾上腺皮质激素导致肾上腺皮质增生，从而分泌过量皮质醇，称为库欣病；原发于肾上腺皮质束状带的肿瘤，造成糖皮质激素的分泌异常增高，产生一系列临床症状，称为原发性皮质醇增多症。可发生于任何年龄，男女均可发病，女性较多见。

【临床表现】

1. 肥胖　本病的特征，多为向心性肥胖，体重增加明显。脂肪堆积于面颊部、肩、背、腹部，形成满月脸、水牛背的特殊体形，四肢相对消瘦。

2. 皮肤　皮肤薄而易有皮下出血，腰、臀及下腹部出现紫纹；由于血量增多，常有多血质外貌，颜面潮红。由于男性激素作用，表皮常有痤疮、脱发及多毛现象。

3. 高血压　发生率仅次于肥胖，通常为持续性的收缩压及舒张压同时升高，常伴有头晕、头痛症状，可并发心肾方面损害。

4. 骨质疏松　由于脱钙严重，患者常有腰痛，重症患者可发生病理性骨折、脊柱压缩骨折等。尿钙排除量增加，易合并尿路结石。

5. 代谢障碍　糖皮质激素有对抗胰岛素的作用，可出现糖尿病症状。

6. 性征异常　女患者可有闭经、不孕，80%病例有男性化症状，表现为痤疮、须发丛生、声音低沉、性欲减退等。男性患者可表现为性早熟、阳痿等。

7. 神经症状　失眠，注意力不集中，记忆力减退等。

8. 严重并发症　心力衰竭，严重感染和消化道出血。

【检查指导】

1. 检查项目　实验室检查包括血常规，葡萄糖耐量，血、尿皮质醇含量测定，腹部 CT，腹部 B 超，骨骼系统 X 线检查。

2. 检查目的及注意事项

（1）实验室检查：血常规，葡萄糖耐量，血、尿皮质醇含量测定

1）目的：为确诊提供依据。

2）注意事项：采血前需禁食水。采集尿标本应为晨起中段尿。

（2）腹部 CT

1）目的：提高诊断率。

2）注意事项：CT 增强检查前需禁食水 4~6 小时。

（3）腹部 B 超

1）目的：用于诊断，但没有 CT 诊断率高。

2）注意事项：检查前禁食水。

（4）骨骼系统 X 线检查

1）目的：判断是否有骨质疏松，甚至病理性骨折

2）注意事项：见"第一章外科健康教育总论"。

【围术期指导】

1. 术前准备及注意事项

（1）术前戒烟：长期吸烟会对气管、支气管黏膜造成持续刺激而导致呼吸道分泌物增多，而且香烟中的有毒物质使呼吸道抵抗力下降，甚至引起不同程度的慢性支气管炎，表现为对冷、热、异味刺激比正常人敏感，易出现咳嗽、咳痰等症状。加上手术打击、机体抵抗力下降，因此吸烟可导致术后肺部感染，术前应最好戒烟 2 周。

（2）饮食：选择低钠饮食；若血糖高，应进食糖尿病饮食。

（3）监测生命体征：定时监测血压变化，4 次/天或根据病情随时监测并记录。

（4）监测血糖：定时监测血糖变化，配合医嘱用药，将血糖控制在正常范围内，以免影响术后伤口愈合。

（5）生活指导：如出现骨质疏松，碰撞和跌倒易发生骨折。

1）注意休息，避免劳累。

2）保持周围环境没有障碍物，以降低受伤的危险程度。

3）保持地面清洁、干燥，防止滑倒。

4）如厕或外出检查时有人陪伴。

5）穿防滑的鞋子。

（6）药物指导：应按时用药，控制血压和血糖。血压和血糖出现异常时不应擅自调药，应上报医护人员，按医嘱调药。

（7）皮肤护理

1）皮肤出现痤疮时，应注意保持皮肤的清洁，避免感染。

2）避免皮肤擦伤，预防皮肤感染。

3）保持床单位及衣裤的清洁、干燥、平整，室内温度、湿度适宜。

4）如有伤口，进行伤口冲洗，并更换敷料。

5）修剪指（趾）甲时，避免抓破皮肤导致感染。

6）保持全身皮肤清洁卫生，沐浴或擦澡时，注意动作轻柔。

（8）咳痰训练

1）意义：避免术后肺部感染。

2）方法：按压住腹部，以减轻咳嗽时腹肌收缩引起的疼痛加剧，同时深吸气，用力将痰咳出。如果痰液黏稠，可遵医嘱雾化，稀释痰液，辅助叩背，以利于痰液的咳出。

2. 术后注意事项

（1）心电监护：心电监护期间不可自行调节心电监护仪参数设置。如果出现血压下降，心率快，精神不振等症状，及时告知护士，防止出现肾上腺危象。

（2）吸氧：氧气流量不能自行调节，不可在病房内使用明火及易燃品。

（3）术后体位：全麻术后清醒可半卧位，有利于引流。

（4）缓解疼痛：一般术后遵医嘱留置镇痛泵，如变换卧位、咳嗽等引起剧烈疼痛时，可按镇痛泵按钮一次，增加止痛药给药剂量，减轻疼痛。如有恶心、呕吐等不适，及时告知医护人员，并将头偏向一侧，避免误吸。

（5）管路：保持各管路通畅，包括导尿管、伤口引流管及静脉输液。妥善固定各管路，避免牵拉、打折。下床时，导尿管和伤口引流管低于引流位置。

（6）早期下床活动的方法

1）手术当天可床上更换体位、活动上下肢，保留肾单位的患者由于有出血的危险，应根据医嘱翻身活动。卧床期间可适当进行抬臀活动。

2）手术后第 1 天晨，可缓慢坐起，在协助下进行洗漱、进食等自我护理。

3）术后第 1 天上午、中午、下午，可协助患者下床活动。第一次下床仅在床边站立并活动下肢，反复活动几次无不适方可慢速行走，以 50m 内为宜；术后第 2 天，可在病室外活动，100 米/次，每天 3 次；术后第 3 天，可增至 200 米/次，每天至少 5 次。

4）站立、行走应循序渐进，量力而行。如出现不适，及时告知医护人员。

5）活动前后妥善固定引流管。

（7）饮食：根据医嘱术后第一天晨进流食或软食，如无不适可过渡为半流食，逐渐过渡到普食。

（8）皮肤：术后麻醉期平卧时间较长，骶尾皮肤容易被压迫，可适当抬臀活动。可坐起时，坐位时间不要过长。2 小时变换体位。

（9）预防肺部及泌尿系感染

1）保持病室环境整洁，空气新鲜、洁净，建议室温为 18~20℃、湿度 50%~60%，以充分发挥呼吸道的自然防御功能。

2）进行有效咳嗽详见"第一章外科健康教育总论第四节外科手术前后"。

3）留置尿管患者保持会阴部清洁，按要求更换引流袋。

（10）自我观察：观察有无恶心、呕吐、全身无力、软弱疲惫、头晕、小腿痉挛、心率增快等症状，如有上述症状发生，及时告知医护人员。

3. 康复指导及康复训练

（1）活动时注意安全，活动环境要宽敞，减少障碍物，防止跌倒，切忌远行。

（2）生活应自理，但家属应给予帮助，以防意外发生，心理支持尤为重要。

【用药指导】

1. 皮质醇激素　如氢化可的松琥珀酸钠、泼尼松

（1）氢化可的松琥珀酸钠

1）目的：预防术后出现肾上腺危象。

2）方法：静脉输液。

3）不良反应：术后应用于替代治疗，无明显不良反应。

4）注意事项：输注时间及剂量应严格按照医嘱时间执行。

（2）泼尼松

1）目的：防止肾上腺危象。

2）方法：口服。

3）不良反应：生理剂量替代疗法时无不良反应。

4）注意事项：不可擅自停药，应咨询医生，定期复查，逐渐减量。

2. 降压药　如钙离子通道阻断剂、ACEI 和血管紧张素受体阻断剂。

（1）钙离子通道阻断剂

1）目的：抑制醛固酮分泌和血管平滑肌收缩。

2）方法：口服。

3）不良反应：胃肠道反应。

4）注意事项：需监测血压、血钾。

（2）ACEI 和血管紧张素受体阻断剂

1）目的：减少醛固酮的产生。

2）方法：口服。

3）不良反应：胃肠道反应。

4）注意事项：需监测血压、血钾。

【饮食指导】

1. 术后排气后可遵医嘱进食，开始为流食，包括米汤、糖水、藕粉等，逐渐过渡至半流食，包括粥、面条、鸡蛋汤等，然后恢复到普食。

2. 术后应进食营养丰富，高纤维，高维生素的饮食，以保持大便通畅。

3. 禁食辛辣刺激、油腻及高胆固醇的食物。

4. 饮食要清淡，每天摄入盐量应≤6g。

5. 多食含钾高的食物，如香蕉、橘子、谷类。

【出院指导】

1. 定期复查 B 超，内分泌科随诊并调节口服泼尼松。

2. 自我心理调节，保持豁达开朗的心情和稳定的情绪，规律生活，劳逸结合。

3. 监测血压的变化。降压药不可擅自增减剂量，应遵医嘱。

4. 长期随访。

（王　燕　于书慧　贯　华）

第十节　女性压力性尿失禁

【概述】

压力性尿失禁（stress urinary incontinence，SUI）是指在咳嗽、喷嚏、用力、活动等腹压增加时尿液不自主地从尿道口漏出的现象，压力性尿失禁主要发生于女性。压力性尿失禁较明确的相关因素有：年龄增大、生育次数多、盆腔脏器脱垂、肥胖、种族和遗传因素；可能相关的危险因素有：雌激素水平下降、子宫切除术、吸烟、重体力活动、便秘、肠道功能紊乱、咖啡因摄入和慢性咳嗽等。

【临床表现】

咳嗽、喷嚏、大笑等腹压增加时不自主漏尿。

【检查指导】

1. 检查项目　尿常规、血常规、生化全项、凝血功能、血型、感染筛查、尿动力学检查、膀胱镜检查、泌尿系 B 超检查、静脉肾盂造影、尿垫实验、压力诱发实验、膀胱颈抬举实验。

2. 检查目的及注意事项

（1）尿常规、血常规、生化全项、凝血功能、血型、感染筛查，详见"第一章外科健康教育总论第一节外科常见检查"。

（2）尿动力学检查

1）目的：协助对压力性尿失禁进行分型。

2）注意事项：①检查前 1 小时饮 500ml 水，尿急时开始做检查，测尿流速及量；②检查后，排尿会有短暂性疼痛或轻微血尿，多饮水，避免感染。

（3）膀胱镜、泌尿系 B 超、静脉肾盂造影详见"第七章泌尿外科常见疾病健康教育第一节泌尿外科疾病常见检查"。

（4）尿垫实验

1）目的：检验是否存在压力性尿失禁和判断严重程度的一种简便检查方法，也可作为验证疗效的一个指标。

2）注意事项：①做实验前排空膀胱；②所有项目须在 1 小时内完成。

3）尿垫实验流程：①0 分钟：称尿垫净重，垫上尿垫；

15 分钟内饮完 500ml 水；静坐或静卧。②15 分钟：连续步行 30 分钟包括上下台阶。③45 分钟：在椅子上反复坐下、起立 ×10 次；深咳×10 次；原地走 1 分钟；弯腰分 5 次捡起掉在地上物品；用流动水洗手 1 分钟。④60 分钟：结束。⑤结果判断：使用前的尿垫重量为（A）g，60 分钟后尿垫重量为（B）g，失禁量 =（B）-（A）g。

尿控制（正常）：失禁量 2.0g 以下；轻度失禁：失禁量 2.1~5.0g；中度失禁：失禁量 5.1~10.0g；重度失禁：失禁量 10.1~50.0g；极重度失禁：失禁量 50.1g 以上。

（5）压力诱发实验

1）目的：判断是否存在压力性尿失禁。

2）注意事项：检查时仰卧位，双腿屈曲外展。咳嗽或用力增加腹压时尿液漏出，腹压消失后漏尿也消失即可判断存在压力性尿失禁。若漏尿的同时有尿急和排尿感，则可能为急迫性尿失禁或合并有急迫性尿失禁。

（6）膀胱颈抬举实验

1）目的：判断是否存在压力性尿失禁。

2）注意事项：检查时屈膝仰卧位，医生会将示指和中指分别放在膀胱颈水平尿道两侧阴道壁上，增加腹压有尿液漏出时用手指向头腹侧抬举膀胱颈，如漏尿停止，即可判断存在压力性尿失禁，检查过程中应深呼吸放松配合医生的操作。

【围术期指导】

1. 术前准备及注意事项

（1）麻醉术后护理常规：详见"第一章外科健康教育总论第三节麻醉"。

（2）盆底肌锻炼

1）意义：通过自主、反复的盆底肌肉群收缩和舒张，增强支持尿道、膀胱和直肠的盆底肌张力，增加尿道阻力、恢复盆底肌功能，达到预防和治疗尿失禁的目的。

2）方法：盆底肌锻炼即提肛运动，主要内容是反复收缩肛门，但避免收缩臀大肌和腹肌。骨盆肌肉是由快速反应与慢速反应两种纤维组成，前者提供阵发性收缩，后者负责持久性支撑，因此，训练盆底肌肉运动就要涵括这两种运动纤维，也就是说肌肉收缩训练要有快速用力收缩部分，如每次收缩一次持续 2~3 秒钟；与持久耐力训练部分，如每次收缩一次至少持续 8~10 秒。这两种运动每天进行 3 组，每组约 30 次左右。运动时可以运用不同姿势随时锻炼，贵在持之以恒，即使症状改善也需坚持锻炼。

（3）会阴护理：外阴长期处于潮湿环境中，应多饮水稀释尿液，减少局部刺激。用温水清洗会阴及时更换卫生巾或护垫，每天更换内裤、保持会阴清洁干燥。

（4）避免增加腹压因素：便秘者应多吃水果、蔬菜等，必要时给予缓泻剂，术前应防止受凉、呼吸道感染等；有慢性支气管炎者，应利用拍背、雾化吸入等方法促进痰液排出。

（5）其他准备：术前会阴部备皮，肠道准备；防感冒，保证充足睡眠，保证手术顺利进行。

2. 术后注意事项

（1）心电监护：心电监护期间不可自行调节心电监护仪参数设置。如有心慌、呼吸困难等不适，电极片及导线脱落，监护仪报警，及时告知护士。

（2）术后体位及活动：全麻术后无恶心呕吐者返回病房即可垫枕，腰麻术后 6 小时垫枕。手术当天可在床上更换体位、活动上下肢，防止下肢静脉血栓的发生。手术后第一天早晨，可在护士协助下下床活动。

（3）排尿护理：术后留置导尿管，尿管连接引流袋，妥善固定，勿打折、受压、弯曲，保持引流通畅。术后 1~2 天拔除尿管及阴道碘仿纱条，拔除导尿管 1 小时开始练习排尿。拔管后避免进行增加腹压活动（便秘、下蹲运动、体重过重等），拔管后前几次排尿较为关键，应勤排尿，不应超过 2 小时一次，夜间起来排尿 1~2 次。拔除导尿管后如继续存在尿失禁症状应适量饮水，根据尿失禁好转程度酌情增加饮水量。若发生暂时性排尿困难，可用手按压腹部协助排尿或听流水声等。

（4）伤口护理：观察伤口敷料情况，如有渗出及脱落，及时告知医护人员。

（5）并发症护理

1）膀胱损伤：为术中可能出现的并发症。术后保持导尿管通畅，注意观察并记录尿量及尿液性质，如颜色鲜红，提示有膀胱尿道损伤的可能。

2）出血：在利用穿刺针将吊带引向耻骨上切口过程中，偶尔会损伤耻骨后血管，引起出血，形成耻骨后血肿。但这种出血往往是自限性的，可以自行停止，不会引起严重后果，故不需特殊处理。

3. 康复指导及康复训练

（1）坚持盆底肌锻炼，要持之以恒。

（2）控制体重。

（3）控制便秘、咳嗽等诱发腹腔压力增高因素。

【用药指导】

1. 抗生素　如注射用盐酸头孢替安。

（1）目的：预防、控制感染。

（2）方法：静脉输液。

（3）不良反应：少数情况下发生过敏反应、毒性反应。

（4）注意事项：输液或口服时如有不适，如胸闷、恶心、皮疹等，及时告知医护人员。

2. 解痉药　如琥珀酸索利那新。

（1）目的：用于缓解膀胱过度活动所致的尿频、尿急和急迫性尿失禁症状。

（2）方法：口服。推荐剂量：每次 4mg，每天一至两次。

（3）不良反应：少数情况下发生口干、消化不良和泪液减少。

（4）注意事项

1）尿潴留、青光眼患者禁用。

2）服用本品可能引起视力模糊，用药期间驾驶车辆、开动机器和进行危险作业者应当注意。

3）肝功能明显低下的患者，每次剂量不得超过半片（1mg）。肾功能低下的患者慎用本品。

【饮食指导】

1. 术前　饮食无特殊。

2. 术后　术后 6 小时无恶心、呕吐即可正常饮食。多饮水，每天大于 3000ml，选择易消化、营养丰富、粗纤维饮食，防止大便干燥，必要时使用缓泻剂，禁止食用辛辣食物及对膀胱有刺激性的饮料（如咖啡、浓茶等）。

【出院指导】

1. 术后 3~4 周内避免明显增加腹压因素，如剧烈咳嗽、大笑、用力大便、提重物、骑车等。

2. 多进食新鲜蔬菜和水果，避免便秘。

3. 出院后应遵医嘱按时服用药物，请勿随意自行停药或减量，应在医生的指导下减量或换药。

4. 如有不适反应及时就诊。

5. 注意保持体重，如过胖应适当减肥。

6. 坚持进行膀胱功能训练及盆底肌功能训练。

7. 6~8 周内避免性生活。

8. 门诊随诊，观察排尿情况，如有尿失禁复发或排尿困难、漏尿等情况，请及时就诊。

（蒋　杨　黄燕波）

第十一节 肾 移 植

【概述】

器官移植目前已成为临床治疗器官衰竭的重要手段之一，在 20 世纪终于将器官移植这一神话变成了现实。肾脏移植是指把一个来自供体的健康肾脏以手术方式植入到尿毒症患者的身体内，以代替无功能的肾脏工作，发挥其正常的肾功能。慢性肾功能衰竭终末期（尿毒症）患者通过肾脏移植重获新生，肾移植已成为挽救尿毒症患者的常规治疗方法。近一个世纪随着移植外科、移植内科、免疫学、免疫药理学等学科的不断发展，移植肾的成活率大大提高。肾移植成功率（1 年人/肾存活率）也从过去的 50%上升到现在的 96%，甚至近 100%，我国最长的单次肾移植移植肾存活时间近 40 年，但总体长期存活时间仍需提高，影响人和肾长期存活的因素分为两大类：免疫因素与非免疫因素。

【临床表现】

当肾脏失去代偿功能后，其担负的职责将发生一系列紊乱，临床可出现各种症状。

1. 脱水或水肿 肾浓缩尿液的功能差而导致多尿、夜尿等，肾功能进一步恶化而出现少尿，以致于无尿，引起水钠潴留，造成水肿，引起四肢水肿、腹水、胸腔积液，心包积液、更甚者发生膈水肿、左心衰等。

2. 皮肤表现 皮肤失去光泽，干燥、脱屑。严重时会出现皮肤尿毒霜，它刺激皮肤会引起尿毒症性皮炎，患者觉奇痒而搔抓。

3. 胃肠道症状 胃肠道症状是尿毒症最早和最常见出现的症状。初期出现畏食、腹部不适等，以后逐渐出现恶心、呕吐、腹泻、口有尿臭味、口腔黏膜溃疡等。

4. 造血系统症状 贫血是尿毒症患者必有的症状，除贫血外，还容易出血，如皮下瘀斑、牙龈出血、黑便等。

5. 呼吸系统症状 慢性肾功能衰竭尿毒症期患者酸中毒时呼吸慢而深，尿毒症患者呼出的气体有尿味，这是由于细菌分解唾液中的尿素形成氨的缘故。

6. 电解质平衡紊乱及代谢性酸中毒 尿毒症患者都有轻重不等的代谢性酸中毒，患者疲乏软弱、感觉迟钝、呼吸深而长，甚至进入昏迷状态。

7. 钙磷代谢紊乱 患者肾功能障碍，尿磷排出减少，导致血磷升高。磷从肠道排出与钙结合，又限制了钙的吸收，导致低钙血症，高血磷和低血钙引起继发性甲状旁腺功能亢进，导致骨质钙化障碍，患者出现尿毒症性骨病，引起肾性骨病等。

8. 低血钾症和高血钾症 当患者出现畏食、腹泻，大量利用利尿剂时会造成的低血钾症，表现为：全身软弱无力、心律失常等，严重时出现嗜睡甚至昏迷。而由于肾功能衰竭引起少尿甚至无尿时引起高钾血症，表现为：各种心律失常、心脏骤停等。

9. 精神、神经系统症状 精神萎靡、疲乏、头晕、头痛、记忆力减退、失眠等，部分患者可能出现四肢发麻、皮肤瘙痒。晚期可出现嗜睡、烦躁、谵语、肌肉颤动甚至抽搐、惊厥、昏迷等。

【检查指导】

1. 检查项目 肾移植前需要做配型检查、血常规、尿常规、便常规、血型、出凝血功能、血生化、感染筛查、心电图、X 胸片、超声心动检查。

2. 检查目的及注意事项

（1）尿常规、血常规、生化全项、凝血功能、血型、感染筛查、心电图、X 线胸片、超声心动检查，详见"第一章外科健康教育总论第一节外科常见检查"。

（2）肾移植前需要做配型检查

1）ABO 血型配型：①目的：施行肾移植手术前必须进行严格的血型化验，使供肾和受肾者血型相容。②注意事项：同血生化检查。

2）淋巴毒实验（交叉配型实验）：①目的：查看受肾者体内的免疫状态。②注意事项：同血生化检查。

3）群体反应性抗体（PRA）：①目的：PRA 反应患者对HLA 抗原致敏性程度，是影响排斥反应发生和移植物存活的重要因素，帮助临床医生选择移植供者和决定移植的手术时机。②注意事项：同血生化检查。

4）人类白细胞抗原（HLA）：①目的：HLA 位点相符合越多，存活时间越长。②注意事项：同血生化检查。

【围术期指导】

1. 术前护理及注意事项

（1）针对性的给予相应的心理护理，介绍移植手术及相关的治疗方案，列举肾移植术后成功案例，必要时可请移植后的患者进行交流，从而减少对手术的恐惧和不必要的担心，以积极的心态接受和配合手术。

（2）术前 12 小时联系血透中心，普通肝素钠血透一次；如患者是腹透，上手术台前放掉腹透液。

（3）遵医嘱术前服用免疫抑制剂。

2. 术后护理

（1）维持体内和内环境平衡

1）监测生命体征，术后每小时测量血压、脉搏及测量中心静脉压并记录。

2）保持出入平衡：详细记录出入量，尤其每小时尿量，保持出入量的平衡，预防输液量过大引起的心力衰竭或因入量不足引起移植肾灌注不良，继而造成移植肾功能的延迟恢复。

①监测尿量：尿量是反映肾移植功能状况及体液平衡的重要指标，术后（4天）内每小时监测尿量，随时观察中心静脉压、血压、心率、输液速度，分析排尿情况，当尿量每小时少于100ml，及时与医生沟通。②监测引流量：密切观察伤口引流液的颜色、性质、量，观察伤口敷料有无渗血、淋巴漏或尿外渗，及时记录引流量。

（2）饮食指导：术后排气后，患者胃肠功能逐渐恢复后，从半流食开始，逐渐过渡到普食。早期以发酵食物开始，如馒头、面包等。

（3）运动：术后为防止移植肾移位，要求卧床4天，严禁患者坐起，因坐起可造成移植肾血管扭曲、打折、影响移植肾血流供应，影响移植肾功能恢复或因血流中断而发生梗死。

（4）并发症预防和护理

1）防止排异反应：由于供、受者之间遗传学上的差异，在移植后必然会产生免疫反应。受体内对移植物产生的免疫反应称为排异反应。只有坚持服用免疫抑制剂，维持稳定的血药浓度，才可预防排异反应的发生。超级、急性排斥反应的预防和护理如下：①准确遵医嘱应用免疫抑制，定期监测血药浓度，以了解免疫治疗情况，防止因血药浓度不足而引起的排异反应，以及药物浓度过高引起中毒。②病情观察：密切监测生命体征、尿量、肾功能及移植肾区局部情况。若体温突然升高且持续高热，并血压升高、尿量减少、血肌酐上升、移植肾区有胀感，压痛及情绪改变等，应及时告知医生考虑发生急性排斥反应。③及时处理排异反应：严格遵医嘱应用抗排异反应药物。

2）出血及血栓预防和护理：①术后第4天开始，根据康复情况开始下床活动，活动量以逐渐增加的原则。②防止移植肾位置移动，引起移植肾血管扭曲，术后卧床4天，目的是防止因大幅度活动造成移植肾位置改变导致移植肾下滑和移植肾血管打折。但卧床的同时，要加强肢体的活动，防止下肢深静脉血栓。③加强观察：观察手术切口有无渗血及引流液情况，移植肾区有无肿胀，心率、血压、中心静脉压有无异常。④及时处理出血：一旦发现出血征象，如伤口大量渗血、肿胀和（或）心率加快、血压及中心静脉压降低，应及时告知医生。

3）感染预防和护理：①雾化吸入，拍背咳痰，防止肺部感染。②口腔护理：保持口腔清洁。

【用药指导】

1. 抗生素　如头孢哌酮钠舒巴坦钠。

（1）目的：预防、控制感染。

（2）方法：静脉输液。

（3）注意事项：输液时如有不适，如胸闷、恶心、皮疹等，及时告知医护人员。

（4）不良反应：少数情况下发生过敏反应，毒性反应。

2. 免疫抑制剂　如环孢素、吗替麦考酚酯片、他克莫司胶囊。

（1）目的：防止排异反应的发生。

（2）方法：遵医嘱根据血药浓度给药。

（3）注意事项：严格遵医嘱，终生服药。

（4）不良反应：动脉高血压、齿龈增生、胃肠功能紊乱、痤疮等。

3. 激素如醋酸泼尼松龙。

（1）目的：抗排异联合用药。

（2）方法：严格遵医嘱。

（3）注意事项：严格遵医嘱，切忌突然停药。

（4）不良反应：医源性库欣综合征面容和体态、体重增加、紫纹等。

4. 肾移植术后易发生感染还应预防巨细胞病毒和卡氏肺囊虫，因此还要遵医嘱口服相关抗感染药物。

【出院指导】

肾移植手术后，终生存在排异反应，如无稳定可靠的免疫抑制剂治疗，无稳定可靠的血药浓度，就可能因用免疫抑制剂用量过少而发生排异反应，又可因免疫抑制剂用量过多而发生中毒反应，或因免疫抑制过高而发生感染，或因免疫抑制剂抑制免疫力过度诱发肿瘤，并加重免疫抑制剂的过量引起的各种不良反应，因此整体用药要平衡，既不可中毒，也不可不足。要根据个体差异，根据随时变化的情况来调整用药，患者需要终生、规律、遵医嘱服用免疫抑制剂，摸索出一个可靠的稳定的血药浓度，才能获得移植肾的长期存活，因此可靠的免疫抑制剂是肾生存的基础，稳定的血药浓度是肾长期存活的关键。

1. 用药　遵医嘱终身、定时、定量服用抗排斥反应的药物。目前一般采用三联的治疗方案即"他克莫司（FK506）或环孢素（CSA）+麦考酚吗乙酯（MMF）+激素"来抑制排异反应。常用的免疫抑制剂有：环孢素（CSA）、他克莫司（FK506）、激素、吗替麦考酚酯（MMF）、雷帕霉素（RPM）。

（1）环孢素（新山地明、田可）或他克莫司（FK506）：因上述药物易受体内外多种因素影响，血中浓度易发生变化，故应定期复查血药浓度，根据血药浓度由医生调整用药量。

（2）吗替麦考酚酯（MMF）、赛可平：应定期复查血常规，根据血常规指标变化来调整用药量。

（3）醋酸泼尼松龙（Pred）：随着时间的推移遵医嘱逐渐减少药量，最终达到维持量。

（4）禁用提高机体免疫力的免疫增强剂。

（5）忌用补品，因补品也能提高机体抵抗力，如人参、黄芪、桂圆、西洋参，枸杞等。忌用易过敏食物，如花粉、蜂王精。

（6）谨慎使用抗生素：万古霉素，喹诺酮类（如诺氟沙星），磺胺类，大环内酯类（如阿奇霉素可提高环孢素他克莫司度），抗真菌药也能提高药物浓度。

（7）勿私自更改服药剂量，服用任何新药都要征求移植医生的意见，不得服用任何减肥药，否则会造成药物浓度改变。

2. 饮食

（1）注意饮食卫生，忌食生冷（凉拌菜、涮肉、烤肉、无皮水果），防止腹泻；冰箱中的食品需重新煮沸后食用，外买熟食需要加工后食用，不食用罐头食品，因其中含有防腐剂。

（2）少食、不食高糖、高脂类饮食，预防糖尿病、高血脂的发生（如动物内脏、各种饮料等）。

（3）忌食辛辣食物以减少对胃的刺激（如辣椒、芥末等），禁食海虾、海蟹、海鱼等海产品，因其易诱发过敏反应（早期食河虾、河蟹也要试着食用）。

（4）移植后可食用蛋类、奶制品、豆制品、蘑菇、木耳、青菜、水果、鸡、鸭、猪肉、牛肉、羊肉等，如血红蛋白过高（14g以上），应减少蛋白质的摄入。

（5）注意饮食的合理搭配，每天不可过多摄入蛋白质，如摄入过多会增加移植肾的负担。

（6）禁止吸烟和饮酒，包括啤酒。

3. 自我保健

（1）远离人群聚集处，适量户外散步，可逐渐增加运动量。

（2）在呼吸道传染病流行期，应注意预防。

（3）宜多参加一些有利于身心健康的活动，如养花（绿色植物）、练字、作画等。

（4）不要养宠物，如猫、狗、鸟等，因宠物体内、外带有致病菌，可造成移植患者感染，影响移植肾存活。

（5）应避免强烈日光照射，防止皮肤癌。

（6）不要染发、烫发。

（7）尽量避免下蹲动作，以免挤压移植肾，外出时要小心，不要挤压碰撞移植肾。

（8）避免情绪激动，不能过于兴奋，也不能悲伤，保持愉快心情。

（9）移植术后要有积极乐观的生活态度，做力所能及的家务劳动，有条件者可在半年后恢复适当的工作。

（10）随天气冷暖随时加减衣服，少到人多的地方。

（11）季节交替时要加强注意，防止呼吸道感染。注意个人卫生，勤换洗内衣、裤。

4. 病情观察

（1）每天记录尿量、血压、体温、体重（晨起、空腹、排尿后），作好病情日记。

（2）学会自我观察移植肾（移植肾的软硬度、大小、是否有压痛）。

（3）如出现以下情况及时就医

1）不明原因的发热。

2）不明原因的情绪变化。

3）血压突然升高。

4）尿量突然减少，出现血尿。

5）不明原因的腹胀，移植肾区不适或疼痛、移植肾增大变硬。

6）四肢关节酸痛。

7）呕吐、腹泻。

8）出现鼻塞、流涕、咳嗽。

5. 复查

（1）肾移植后，移植的肾脏能否长期为患者服务，除了取决于移植肾本身的质量及身体的免疫状态外，还取决于患者是否按时服药与复查。复查的主要目的是为了了解移植肾功能情况，了解肝功能情况，适时调整和停用一些药物，监测免疫抑制剂血药浓度，观察免疫抑制剂用量是否充分或不足，从而使移植肾功能保持稳定。

（2）常规复查时间：每周或两周复查一次。

6. **肾移植用药远期存活还要注意的远期并发症随访情况**

（1）术后糖尿病及高血糖

1）糖尿病是肾移植术后的主要并发症之一，糖尿病的发生与尿毒症肾功能衰竭时毒素对胰腺的侵害有关，与糖尿病家族史及年龄有关，与术后使用的皮质醇类激素有关，也与环孢素及他克莫司对胰腺 β 细胞有直接的毒性作用导致胰岛素分泌异常有关。

2）患者要控制饮食，减少食量，控制碳水化合物的摄入，严格禁用含糖饮料，严格禁烟禁酒，并适当运动，适当调整免疫抑制剂用法用量，减少激素的使用，在保证不排异情况下减至最小剂量或停用，相应增加吗替麦考酚酯的使用，减少他克莫司或环孢素的使用，一定要在医生指导下密切注意肾功能的变化。如控制饮食加强运动还不能控制到理想的血糖浓度，那么患者就应积极地用药控制，如口服降糖药或注射胰岛素等，或者多种药物联合治疗，积极监测血糖，使每一时段血糖水平都尽可能正常，但注意不能用药过量，警惕低血糖的发生，尤其是老年患者。控制血糖的同时一定要降压，并控制高血脂和高尿酸，否则糖尿病还易反复发生。

（2）术后高血压

1）肾移植患者中高血压发生率约 80%，引起高血压的原因与移植前即存在高血压有关，与免疫抑制剂治疗（如环孢素、他克莫司、激素的使用等）有关，与移植肾动脉狭窄有关，也可能与原肾脏病变有关。高血压可导致血管壁弹性降低、动脉壁增厚、管腔狭窄，直接引起动脉收缩痉挛，对移植肾造成损害。

2）患者要有乐观向上积极的生活态度，保持情绪稳定，生活规律，运动适当，避免钠盐的过多摄入，控制体重，戒烟戒酒，同时不食用甜食及含糖饮料，并积极控制高血脂、高尿酸。

3）理想血压是低于 17.3/10.7kPa（130/80mmHg），无并发症的血压应控制在低于 18.7/12kPa（140/90mmHg）。如合并有糖尿病或有蛋白尿者，血压应控制在低于 16.7/10kPa（125/75mmHg）。老年人血压控制在 20/12kPa（150/90mmHg）以下即可。高血压治疗指南指出舒张压不可低于 8kPa（60mmHg），舒张压过低更易造成冠状动脉灌注不良，易发生心肌缺血、心肌梗死。

4）治疗高血压可选择联合口服用药，减轻各种药物的不良反应，扬长避短。环孢素和他克莫司易引起血管收缩，如血压高不易控制时，也可在严密的浓度监测下逐渐减少其用量，同时增加吗替麦考酚酯的使用，减少不良反应，又可减少排异反应。

（3）术后高血脂

1）肾移植术后，易发生高胆固醇血症，发生率为 60%~70%。引起高血脂的原因包括：移植前血脂水平异常、免疫抑制剂的使用（如激素、环孢素、他克莫司、西罗莫司）、高脂高胆固醇饮食、糖尿病、肥胖、吸烟、家族史。

2）高脂血症引起的血管病变与动脉硬化有关，尤其是动脉粥样硬化有直接关系，因此高脂血症不仅可引起心脑血管硬化外，还可危及移植肾的血管，造成移植肾功能减退。

3）首先重视生活习惯的改变，肥胖患者注意减轻体重，不食用甜食、油炸食物及含糖饮料，饮食上要注意粗细粮搭配，新鲜蔬菜等粗纤维食品，瓜果均衡，切忌过多食用盐。适当增加运动量，选择适合自己的运动。经过饮食和运动仍控制不理想的，患者可在医生指导下增加他汀类降脂药物治疗，肝功异常者慎用或不用，并密切观察其不良反应。

（4）术后高尿酸：高尿酸血症是指肾移植术后血中尿酸高于416μmol/L，大约80%服用环孢素的患者会发生高尿酸血症，早期发现高尿酸血症可及时采取有效措施降低血尿酸水平，预防其并发症。

1）调节饮食，限制进食富含嘌呤的食物，如动物内脏、骨髓、海鲜等。

2）避免劳累、受凉、阴湿环境及关节损害等诱因。

3）多饮水、戒烟酒、保持乐观心情。

4）必要时服用别嘌醇，但其可引起白细胞下降，应定期复查血常规。

7. 其他

（1）术后预防上呼吸道感染：肾移植术后为防止排异反应的发生，必须终身服用免疫抑制剂，其体内免疫系统受到很大压制，即抵抗外来致病因素的能力大大下降，所以很容易患上呼吸道感染。不仅如此，之后还会出现一系列问题，具体如下：

1）治疗上呼吸道感染的药物有可能会影响移植肾功能，或与免疫抑制剂发生相互作用，打破免疫系统平衡，从而引发免疫抑制过度或不足等许多问题。

2）上呼吸道感染有可能引起严重的肺部感染，不仅是病毒感染，还可能合并细菌、真菌感染，甚至危及生命。

3）上呼吸道感染本身易引发移植肾排异反应的发生。

以上都可能造成严重后果，因此肾移植患者需特别注意预防上呼吸道感染（如感冒）。

（2）肿瘤：肾移植后肿瘤的发生和类别不仅与患者的年龄、性别、术前所患疾病的种类以及病程有关，而且与术后免疫抑制剂的类别、时间、某些病原体和病毒等密切相关。移植后各种恶性肿瘤的发病率较普通人群升高，因此术后应该定期复查，身体不适及时就诊，必要时遵医嘱调整免疫抑制的治疗方案。

（刘　畅）

第八章

骨外科常见疾病健康教育

第一节 骨与关节损伤

一、骨 折

【概述】

骨折（fracture）指由于外伤或病理等原因致使骨质部分或完全断裂的一种疾病。骨折由外伤引起者为外伤性骨折；发生在原有骨病（肿瘤、炎症等）部位者为病理性骨折。骨折端与外界相通为开放性骨折，如与外界不通则为闭合性骨折。主要诱发于直接暴力、间接暴力和累积性劳损等。

【临床表现】

1. 一般表现　发热，休克，疼痛与压痛，局部肿胀与瘀斑，功能障碍。

2. 特征性表现　畸形，反常活动，骨擦音或骨擦感。

3. 并发症　早期为休克，感染，内脏损伤，神经损伤，血管损伤，脂肪栓塞综合征及骨筋膜室综合征；晚期为缺血性肌挛缩，骨化性肌炎，关节僵硬，缺血性骨坏死，创伤性关节炎，下肢深静脉血栓。

【检查指导】

1. 检查项目　X线、CT/MRI、超声心动、双下肢彩超、实验室检查等。

2. 检查目的及注意事项

（1）超声心动、实验室检查详见"第一章外科健康教育总论第一节外科常见检查"。

（2）双下肢彩超

1）目的：血管彩超是用于检查血管是否正常的一项辅助检查方法。彩超检查无痛苦、方便、及时。利用彩超显示出血管的解剖结构、管腔内径等一些血管情况。一般骨科手术后静脉血栓并发症常见、危害大，建议做彩超查看有无血栓形成。

2）注意事项：保持检查部位清洁；检查选择适宜的运送工具，保证患者安全及保暖；配合医生摆放适宜体位，检查期间应注意安全，避免跌倒或坠床发生。

（3）骨折部位 X 线或 CT

1）目的：了解骨折损伤程度，显示病变大体方面的异常，反映损伤程度、病变进展及范围，利于制定手术方案。

2）注意事项：①保持检查部位清洁。②检查选择适宜的运送工具（平车或轮椅）保证安全及保暖。③上机扫描前须取下金属物品，如发卡、手表、项链等，禁止穿着带有金属纽扣的衣服。④配合医生摆放适宜体位。⑤如治疗诊断要求必须做 X 射线检查时，应穿戴铅保护用品。应对非受照部位，特别是性腺、甲状腺等对 X 射线反应敏感的部位进行防护，穿戴防护设备，在接受检查时可主动向医生提出。⑥X 射线机处于工作状态时，放射室门上的警告指示灯会亮，此时候诊者，一律在防护门外等候，不要在检查室内等候拍片。没有特别需要陪护的情况下，家属不要进入检查室内陪同，以减少不必要的辐射。

【围术期指导】

1. 术前准备及注意事项

（1）术前护理

1）疼痛：为减轻因骨折引起的患肢疼痛，进行骨折区域的制动，并进行非骨折肢体、关节的合理运动，结合冷疗缓解骨折部位的肿胀疼痛，按时服用止痛药物以保证良好睡眠和休息。

2）血糖：对于糖尿病，为保证手术后减少感染的发生及利于伤口愈合，需遵医嘱进食糖尿病饮食，严格遵医嘱按时服用降糖药物或皮下注射胰岛素。

3）用药指导：①停服自备抗凝或溶栓药物一周（如阿司匹林等），告知遵医嘱改为皮下注射抗凝剂。②皮下注射抗凝剂期间，自我观察有无出血征象：胃肠道反应，呕吐物及大便颜色；腹痛、腹胀；尿液颜色；痰液颜色；皮肤出血：穿刺点有无渗血、血肿等，如有异常及时告知医护人员。

4）安全：衣着合身，选用防滑拖鞋，夜间睡眠及行动不便者可适当使用床挡保护，在沐浴如厕时避免锁门，学会使用应急呼叫器及识别各种危险警告标识，视力不佳者避免夜间外出活动。

5）精神状态、睡眠护理：如有焦虑情绪、失眠，遵医嘱按时服用镇静、催眠药物，保持情绪稳定。

6）活动：进行非骨折肢体、关节的主动活动练习；骨折肢体在医生指导下进行肌肉的等长收缩练习，以防止正常关节僵硬挛缩及肌肉僵硬萎缩等并发症。（具体方法见见本节术后康复训练）。

（2）石膏：需要石膏固定制动者，保持石膏的干燥、清洁；若有松动、断裂、变形及严重污染应及时告知医生；禁止使用硬物深入石膏内进行挠抓以致皮肤破损感染；关注患肢石膏末端感觉、运动、皮肤温度和色泽，出现异常及时告知医护人员。

（3）牵引：因治疗需要进行牵引时，告知牵引目的（固定患肢减轻肿胀和疼痛，保证患肢功能位预防并发症及二次损伤），进行肢体锻炼（见本节术后康复训练）；保证牵引正确有效：提示患肢制动，处于功能位（下肢牵引为外展中立位），使牵引方向与肢体长轴呈一直线。牵引带以可伸进一指为宜，不可随意增加或移去牵引重量，保证牵引重锤悬空，同时禁止于牵引绳上悬挂衣物；维持有效循环：观察患肢末端循环情况，若出现青紫、肿胀、发冷、麻木、疼痛、运动障碍及时告知医生。

（4）管路护理：了解术后可能带有的管路及留置引流管的重要性，做好术后体表带有引流管的心理准备。内容如下：尿管：引流尿液，预防尿潴留；伤口引流管：引流积液和积血，预防并发症。

（5）术前常规准备

1）呼吸道准备：①指导吸烟者戒烟，讲清戒烟重要性，吸烟容易刺激呼吸道而引起咳嗽，而咳嗽又能使腹压增加，造成腰椎间盘所受压力增加，对术后切口及深部组织的恢复不利。②呼吸功能训练：帮助肺部的扩张及肺功能的恢复，避免肺炎。深呼吸方法：吸气时气体由鼻孔吸入，把气体深缓地吸入肺底部，保持3秒，然后缓缓呼出。③有效咳痰方法：采用半坐卧姿势或坐起来，身体略前倾。双手从伤口两侧压紧伤口。进行深而慢的呼吸5~6次，即深吸气至膈肌完全下降，屏气3~5秒，继而缩唇，缓慢地经口将肺内气体呼出，再深吸一口气后屏气3~5秒，身体前倾，从胸腔进行2~3次短促有力的咳嗽，咳嗽同时收缩腹肌或用手按压上腹部，帮助痰液咳出。

2）术前锻炼：术前练习去枕平卧位，以适应术中卧位要求；术前三天在床上进行排便练习，练习床上大小便，并成功排出大、小便一次，卧床期间多饮水，多食富含纤维的食物，顺时针按摩下腹部，促进肠蠕动，进而预防便秘；非骨折部位功能锻炼，预防肌肉萎缩和深静脉血栓形成（见本节术后康复训练）。

3）皮肤准备：手术前一天按手术需要及医嘱说明进行皮肤准备：洗澡（避免用力揉搓术区皮肤，防止形成细微伤口引发感染）、理发（洗头）、更衣、剪指／趾甲（对于患有手足癣的，使用安尔碘溶液进行涂抹预防感染）以清洁手术区域皮肤，减少皮肤潜在性污染；预防切口感染，降低创口感染率。

4）胃肠道准备：常规禁食 8～12 小时，禁饮 4 小时，防止因麻醉发生呕吐、误吸造成窒息或吸入性肺炎；术前一晚遵医嘱按要求进行灌肠，防止麻醉后因肛门括约肌松弛于术中排便污染手术台及术后腹胀等情况的发生。

5）术日晨准备：取下活动义齿，贵重物品交给家属保管，并换好干净的病号服。

2. 术后注意事项

（1）心电监护：手术当天安返病房后，遵医嘱行心电监护，利于医护人员监测生命体征及早期并发症，家属不可自行调节心电监护仪参数设置；如有心慌、呼吸困难等不适，电极片及导线脱落，监护仪报警，及时告知医护人员。

（2）体位：术后按麻醉要求合理摆放体位（详见"第一章外科健康教育总论第三节麻醉"），需垫软枕保持患肢抬高高于心脏，有利于静脉回流，减轻肿胀充血；早期进行功能锻炼促进患肢血液循环，减轻患肢肿胀。

（3）伤口异常情况观察：伤口胀痛、伤口敷料渗出较多、伤口渗血或引流过多，及时告知医生查找原因及处理。

（4）患肢异常情况观察：自查患肢末梢血运及感知情况，如皮肤青紫、肢体麻木或剧痛、皮温降低、感觉减退、活动障碍等，一旦发现及时告知医护人员。

（5）缓解疼痛：明确疼痛原因及处理措施

1）手术切口疼痛：术后 3 天内疼痛剧烈，以后减轻，遵医嘱按时使用止痛药物缓解。

2）骨折疼痛：复位固定后疼痛明显缓解，无需特殊处理。

3）组织缺血疼痛：肢体剧烈疼痛，进行性加重，及时告知医生处理。

4）感染疼痛：创伤或术后3天，疼痛进行性加重，皮肤红肿热痛，伤口有脓性渗出可伴有异味，体温高（超过38℃），及时与医生沟通。

（6）各种引流管路观察护理

1）从手术室回到病房床时，引流管"双固定"：使用胶布将引流管固定于身上，使用别针将引流管固定于床沿。可伸手摸到引流管的走向，看到引流管的固定位置，活动远离引流管。

2）协助术后第一次翻身时，引流管放于近身端，不要折、压、拉引流管。

3）预防管路滑脱：活动时，导管留有足够长度，避免过分牵拉管路导致的脱管。

4）关注各引流管引流液的颜色性质和量，及时发现异常：①尿管：正常浅黄色液，如尿中带有絮状物，应多饮水并及时告知医护人员。②伤口引流：正常为暗红色液，短时间引出大量鲜红血性液，及时告知医护人员。

（7）便秘的护理

1）饮食：多给患者吃含纤维素高的饮食，粗粮如玉米面、荞麦面、豆类等，蔬菜如芹菜、洋葱、蒜苗、菠菜、萝卜、生黄瓜等，水果如香蕉、梨等。还应增加花生油、豆油、香油等油脂的摄入。高纤维素食品在胃肠道中不易被消化酶破坏，而且能吸收大量水分使大便软化，并能增加肠内容物，刺激肠蠕动，使大便通畅。油脂类不但能直接润肠，而且分解后产生的脂肪酸还有刺激胃肠蠕动的作用。

2）足够的饮水：每天至少应保证水的摄取量达2000ml，

（心肾功能正常的情况下）可喝些淡盐水或蜂蜜水，也可每天空腹喝一杯温水。水分可增加肠内容物容积，刺激胃肠蠕动，并能使大便软化。空腹饮水可对排便有刺激作用，反射性地引起排便。

3）适当的运动：除遵医嘱进行功能锻炼外，顺肠蠕动方向作腹部顺时钟按摩，一天 4 次，以促进肠道蠕动。待病情好转后早日下床活动。

4）养成定时排便的习惯：因病情或治疗需要而长期卧床，则制定排便表，即使无便意也应坚持进行排便，如每天早餐后按时排便，因早餐后易引起胃-结肠反射，此刻训练排便易建立条件反射，日久便可养成定时排便的习惯。

5）服用一些止痛药物也易导致便秘，及时告知医护人员，按医嘱改变药物或停药或使用缓泻药物。如出现有发热、恶心或腹痛时及时告知医护人员。

6）如在正常饮食情况下，3 天及以上无大便排出或有便意但排便困难，请告知医护人员，遵医嘱使用缓泻剂或进行灌肠治疗。

3. 术后康复训练

（1）锁骨骨折（fracture of clavicle）

1）以肩关节被动、缓慢活动为主，每天 1~2 次，每次 20~30 分钟，术后 1 周内除训练时间外均需用三角巾悬吊患肢。术后第 2 天开始，由肢体远端到近端进行训练，包括同侧手、腕、前臂的主动活动及肘关节的被动屈曲和主动伸直。

2）钟摆练习：弯腰使躯干与地面平行，上肢放松、悬垂，与躯干成 90°，用健侧手托住患侧前臂做顺时针或逆时针划圈运动。

3）被动前屈上举练习：去枕仰卧位，患侧臂屈肘 90° 放于体侧（休息位）。一手托住患侧上臂，一手握住患侧前臂，在肩胛骨平面做肩关节被动前屈上举，当出现疼痛或遇到阻力时停留 5 秒，然后逐渐回到休息位。

4）被动外旋练习：去枕仰卧位，上臂外展 30°保持肢体在肩胛骨平面，肘关节屈曲。一手托住上臂，另一手握住患侧腕部向远离身体中线的方向做肩关节被动外旋。

5）被动外展、内收、内旋练习：仰卧位，治疗者帮助进行肩关节被动外展、内敛、内旋（外展 90°内旋）训练。术后第 2 周开始肩关节等长收缩肌力训练、包括肩关节前屈肌群训练、外展肌群训练、肩关节伸肌群训练、提肩胛骨肌群训练、内收肩胛骨肌群训练、内旋肌群训练、外旋肌群训练。

（2）上肢骨折（fracture of upper extremity）

1）复位后第 1 天应做握拳，伸掌，屈伸拇指，对至，对掌练习，站立时前臂用三角巾或前臂吊带悬吊胸前，做肩前后左右摆动及水平面上的线圈运动。

2）第 4 天，用健肢帮助患肢做肩牵上举、侧上举及后伸动作，用高滑轮做肩助力运动。

3）第 7 天开始主动肩部屈伸、外展、内收及手指的抗阻力练习，第 15 天起增加肱二头肌练习，禁忌做前臂旋转活动。

（3）下肢骨折（fracture of lower extremity）

1）患肢功能锻炼：最初练习阶段，是以伸膝为主，术后 1~2 周，患肢应避免膝下垫软枕和过度屈髋，在大腿后方骨折端的下面垫棉垫，以防止向后成角以保持股骨的前弓弧度。

2）关节屈曲练习应遵医嘱执行。

3）一般麻醉清醒后即开始做踝泵练习（踝关节背伸跖屈运动），术后以卧床为主，开始做股四头肌等长收缩锻炼，禁止做抬举动作。练习的方法：患肢伸直绷紧足尖，做股四头肌的等长收缩锻炼。每天 2~3 次，每次 3 组，每组 10 次。如此反复练习，逐日增加 1 组。同时练习膝踝关节的屈伸，避免关节僵硬。

4）根据康复程度从床上功能锻炼，逐渐过渡到下地拄拐行走，开始在别人的帮助下，拄拐 5~10 分钟，以后逐渐延长时间，然后卧床休息，下肢抬高 30°~40°。反复交替进行，每天 3~4 次。

【用药指导】

1. 抗生素　如 β-内酰胺类抗生素。

（1）目的：预防、控制感染。

（2）方法：静脉输液。

（3）不良反应：少数情况下发生过敏反应、毒性反应。

（4）注意事项：输液时如有不适，如胸闷、恶心、皮疹等，及时告知医护人员。

2. 止疼药　如氟比洛芬酯注射液、氨酚氢考酮片。

（1）目的：术后及癌症镇痛，各种原因引起的中、重度急慢性疼痛。

（2）方法：静脉输液、口服。

（3）不良反应：静脉输注偶见注射部位疼痛及皮下出血、恶心呕吐、血压上升、瘙痒等症状。口服药偶有呼吸抑制、过敏反应。

（4）注意事项：静脉输注时尽可能缓慢给药，根据需要使用镇痛泵。氨酚羟考酮片成人常规剂量每 6 小时服用一片，不再需要治疗时应平稳递减剂量以防身体依赖出现戒断症状。

3. 减轻水肿　如七叶皂苷钠。

（1）目的：减轻软组织肿胀。

（2）方法：静脉输液。

（3）不良反应

1）偶见注射部位局部疼痛、肿胀、经热敷可使症状迅速消失。

2）偶有过敏反应。

（4）注意事项

1）输液部位出现红、肿、痛立刻告知护士。

2）用药期间需要监测肾功能变化。

【饮食指导】

1. 骨折早期　进清淡可口、含水分多、低脂、高维生素、高铁、味鲜易消化、富含纤维素的食物，如新鲜蔬菜、水果、米粥、萝卜等；忌食生冷、油腻及腥发食物，如虾、鱼等。鼓励多饮水，不断改变食物的种类，促进食欲，以补充机体消耗，增加机体抵抗力，促进创伤愈合。

2. 骨折中期　宜食高热量、高蛋白、富含维生素及含钙较多的食物，促进骨痂形成，加速骨折愈合。食物中钙的来源以奶制品最好，其次为虾皮、骨粉、猪骨汤、海产品、豆类、绿色蔬菜。同时嘱避免食用富含草酸或植酸的食物，以免影响钙的吸收，如菠菜、甜菜、甘蓝、巧克力、浓茶、可乐等。

3. 骨折后期　久病必虚，虚则补之，宜滋养肝肾，补益气血，可给予动物肝脏、桂圆、黑、白木耳等补阴产品。多食羊肉、猪血、大枣、排骨汤等以加速骨痂形成，防止骨质疏松。

【出院指导】

1. 活动指导

（1）除继续进行肌肉收缩训练外，并逐渐由增加关节主动活动，增加关节的主动屈伸活动，防止肌肉萎缩，避免关节僵硬，减少功能障碍。

（2）活动度训练：继续关节各方向的牵拉训练，如滑轮牵拉、爬墙等训练。

（3）肌力训练：关节等长收缩训练，骨折部位肌肉等长训练每天2次，每天30~40分钟。

（4）日常活动训练：上肢鼓励患侧手参与日常生活活动，如洗脸、梳头、洗澡、穿衣等；下肢鼓励进行不负重行走，指导并示范扶拐步法，根据骨痂生长情况，逐渐增加患肢运动量，为促使患肢肌肉力量较早复原，建议选择游泳锻炼。

2. 用药指导

（1）内科疾病用药按医嘱继续服用。

（2）预防性抗凝药物：对于下肢骨折遵医嘱皮下注射低分子肝素钠或口服阿司匹林等，需要严格按时服用。

（3）止痛药物：根据疼痛情况给予口服止痛药物，酌情定时、按需服药。

3. 专科功能训练　术后1个月之内避免患肢负重，坚持患肢功能锻炼，劳逸结合。定期复查X线片，根据骨痂形成的情况以决定完全负重的时间，在骨折未完全愈合前坚持扶拐，注意安全防护，防止再次骨折。出院后一个月，门诊进行复诊，检查康复情况及复查假体位置，遵医嘱开始下一步康复内容。

二、关节损伤

【概述】

关节损伤（jointinjury）是各种因素导致关节生理结构改变（脱位）或关节软骨、韧带、肌肉、滑膜等结构出现异常而影响关节功能。临床以膝、肩关节损伤最为常见。常见原因有创伤性、先天性、病理性及习惯性。

【临床表现】

1. 膝关节前交叉韧带损伤（anterior cruciate ligament injury；ACL）　强力外伤时有的觉有膝关节内撕裂声，随即膝关节软弱无力，关节疼痛剧烈，迅速肿胀，关节内积血，关节周围有皮下瘀斑者常表示关节囊损伤，关节功能障碍。陈旧性损伤可出现股四头肌萎缩，打软腿（giving way）或错动感，运动能力下降。

2. 膝关节半月板损伤（knee meniscus injury）　半月板损伤后的常见临床表现包括局限性疼痛、关节肿胀、弹响和交锁、股四头肌萎缩、打软腿以及在膝关节间隙或半月板部位有明确的压痛。

3. 肩关节损伤

（1）肩袖损伤（rotator cuff injury）：肩外展痛、肩峰下压痛。肩袖损伤最典型的表现主要为两个方面：肩关节疼痛以及肩关节无力。有些患者在睡觉时会因为肩关节疼痛而疼醒。如果以力弱为最显著表现的，可感到患肢无力，自己难以抬起受伤侧的上肢，但用好手可以将坏手托起。

1）外伤史：急性损伤史，以及重复性或累积性损伤史，对肩袖损伤的诊断有参考意义。

2）疼痛与压痛：常见部位是肩前方痛，位于三角肌前方及外侧。急性期疼痛剧烈，呈持续性；慢性期呈自发性钝痛。在肩部活动后或增加负荷后症状加重。被动外旋肩关节也使疼痛加重。夜间症状加重是常见的临床表现之一。压痛多见于肱骨大结节近侧，或肩峰下间隙部位。

3）功能障碍：肩袖大型断裂者，主动肩上举及外展功能均受限。外展与前举范围均小于 45°。但被动活动范围无明显受限。

4）肌肉萎缩：病史超过 3 周以上者，肩周肌肉有不同程度的萎缩，以三角肌、冈上肌及冈下肌较常见。

5）关节继发性挛缩：病程超过 3 个月者，肩关节活动范围有程度不同的受限，以外展、外旋及上举受限较明显。

（2）肩峰下撞击综合征：肩峰下撞击综合征（collision injury of subacromion）可发生于自 10 岁至老年期的任何年龄。肩峰前外侧端形态异常骨赘形成，肱骨大结节的骨赘形成，肩锁关节增生肥大，以及其他可能导致肩峰-肱骨头间距减小的原因均可造成肩峰下结构的挤压与撞击，这种撞击大多发生在肩峰前 1/3 部位和肩锁关节下面。反复的撞击促使滑囊肌腱发生损伤、退变乃至发生肌腱断裂。部分具有肩部外伤史，相当多的与长期过度使用肩关节有关。因肩袖、滑囊反复受到损伤，组织水肿、出血、变性乃至肌腱断裂而引起症状。

【检查指导】

1. 检查项目 X线、CT/MRI、超声心动、双下肢彩超、实验室检查等。

2. 检查目的及注意事项

（1）超声心动、实验室检查详见"第一章外科健康教育总论第一节外科常见检查"。

（2）双下肢彩超

1）目的：血管彩超检查是用于检查血管是否正常的一项辅助检查方法。彩超检查无痛苦、方便、及时。利用彩超显示出血管的解剖结构、管腔内径等一些血管情况。一般骨科手术后静脉血栓并发症常见、危害大，建议做彩超查看有无血栓形成。

2）注意事项：保持检查部位清洁；检查选择适宜的运送工具，保证患者安全及保暖；配合医生摆放适宜体位，检查期间应注意安全，避免跌倒或坠床发生。

（3）膝关节/肩关节X线

1）目的：显示病变大体方面的异常，反映损伤程度、病变进展及范围。

2）注意事项：详见"第一章外科健康教育总论第一节外科常见检查"。

（4）膝关节/肩关节CT

1）目的：可显示人体横断面图像，骨性及软组织损伤的判断，对运动系统的定位、诊断及鉴别诊断有辅助诊断价值。

2）注意事项：详见"第一章外科健康教育总论第一节外科常见检查"。

（5）膝关节/肩关节MRI

1）目的：可提供横切面、矢状面、额状面等不同断面的图像，其影像清晰，无放射危害，可以清晰反映骨骼及软组织的损伤程度。

2）注意事项：①身体内有不能除去的其他金属异物，如心脏起搏器、动脉瘤夹、金属内固定物、人工关节、金属义齿、支架、银夹、弹片等金属存留者，为检查的相对禁忌，必须检查时，应严密观察，以防检查中金属在强大磁场中移动而损伤邻近大血管和重要组织，产生严重后果，如无特殊必要一般不要接受磁共振检查。有金属避孕环及活动的金属义齿者一定要取出后再进行检查。②在进入磁共振检查室之前，应去除身上带的手机、磁卡、手表、硬币、钥匙、打火机、金属皮带、金属项链、金属耳环、金属纽扣及其他金属品或金属物品。否则，检查时可能影响磁场的均匀性，造成图像的干扰，形成伪影，不利于病灶的显示；而且由于强磁场的作用，金属物品可能被吸进磁共振机，从而对非常昂贵的磁共振机造成破坏；另外，手机、磁卡、手表等物品也可能会遭到强磁场的破坏，而造成个人财物不必要的损失。

【围术期指导】

1. 术前准备及注意事项

（1）术前护理

1）疼痛：关节损伤后出现肿胀、疼痛，佩戴护具进行损伤区域制动，结合冷疗（冰敷）缓解肿胀疼痛，遵医嘱按时服用止痛药物。

2）血糖：对于糖尿病，为保证手术后减少感染的发生及利于伤口愈合，需遵医嘱进食糖尿病饮食，严格遵医嘱按时服用降糖药物或皮下注射胰岛素。

3）用药指导：①停服自备抗凝或溶栓药物一周（如阿司匹林等），告知遵医嘱改为皮下注射抗凝剂。②皮下注射抗凝剂期间，自我观察有无出血征象：胃肠道反应，呕吐物及大便颜色；腹痛、腹胀；尿液颜色；痰液颜色；皮肤出血：穿刺点有无渗血、血肿等如有异常及时告知医护人员。

4）安全：衣着合身，选用防滑拖鞋，夜间睡眠及行动不便者可适当使用床挡保护，在沐浴如厕时避免锁门，学会使用应急呼叫器及识别各种危险警告标识，视力不佳者避免夜间外出活动。

5）精神状态、睡眠护理：如有焦虑情绪、失眠，遵医嘱按时服用镇静、催眠药物，保持情绪稳定。

（2）术前准备：详见"第一章外科健康教育总论第四节外科手术前后"。

1）术前练习指导：膝关节损伤指导练习股四头肌等长收缩和踝泵练习（踝关节背伸跖屈）；肩关节损伤进行握拳训练及上肢肌肉等长收缩练习。

2）备皮：膝关节备皮为手术区域上下 20cm；肩关节备皮为前后中线以内，包括患侧颈部及以下，剑突患侧以上胸背部皮肤及患侧上肢皮肤和腋窝处毛发。

3）护具准备：①膝关节韧带损伤：根据体型选择并佩戴适宜的膝关节数字卡盘调节式支具固定患肢，避免膝关节过度活动而牵拉受伤的韧带。②肩关节：根据体型选择并佩戴适宜的前臂吊带，保持固定肩关节中立位，上臂下垂，屈肘 90°；部分肩袖撕裂则遵医嘱选用外展架，保持肩关节轻度外展位。

2. 术后注意事项

（1）一般护理：生命体征监测：心电监护仪：手术当日安返病房后，一般遵医嘱行心电监护，利于医护人员监测生命体征及早期并发症，家属不可自行调节心电监护仪参数设置；如有心慌、呼吸困难等不适、电极片及导线脱落、监护仪报警、电极片及导线脱落、监护仪报警，请及时通知医护人员。

（2）体位指导：

1）针对膝关节下肢抬高 15°～30°，关节屈曲 5°，利于韧带松弛使关节处于相对稳定状态，同时有利于静脉回流，减轻肿胀充血；早期进行功能锻炼促进下肢血液循环，减轻患肢肿胀。

2）针对肩关节上肢用前臂吊带悬吊，肘、胸下垫软枕，使肩关节保持轻度外展位，早期进行功能锻炼促进上肢血液循环，减轻患肢肿胀。

（3）症状观察及护理

1）膝关节：①关节腔积血或积液：表现为关节肿胀，疼痛不明显（如大量出血则呈进行性加重的疼痛），膝关节张力大，浮髌试验阳性。小剂量可自行吸收，同时给予冰敷治疗，必要时遵医嘱进行穿刺抽吸等方式处理。②感染：表现为体温高，膝关节红肿热痛。应及时告知医生，给予抗感染治疗。③粘连性关节炎：术后短期内开始活动膝关节，早期进行功能锻炼。

2）肩关节：①肩关节肿胀：术后24小时内最明显，观察肿胀的面积、程度（皮纹、皮肤张力、皮肤颜色），防止皮肤缺血坏死情况，如肿胀侵犯至颈部，注意有无呼吸困难等气管受压情况。在术后12小时内可遵医嘱进行局部冰敷及药物消肿治疗。②感染：体温高、局部红肿热痛并压痛明显、放置引流者，若肿胀明显可见波动感，切口周围有慢性炎症表现，应及时告知医生，给予抗感染治疗。③臂丛神经损伤：上肢部分肌肉无力且皮肤感觉障碍，应及时告知医生处理。

（4）疼痛护理：缓解疼痛。术后疼痛（postoperative pain）是手术后即刻发生的急性疼痛（通常持续不超过7天），其性质为急性损害性疼痛，是临床最常见和最需紧急处理的急性疼痛。术后疼痛对机体的影响有增加氧耗、降低肺功能、引起血管收缩、心脏负荷增加等。一般术后会遵医嘱静脉输注止痛药物，在活动或功能锻炼前，可按镇痛泵按钮一次，按钮使用时间间隔不可小于30分钟。运用缓解疼痛的其他方法，如放松技巧、听音乐，建议家属陪聊天以分散其注意力。

（5）预防深静脉血栓：骨科大手术后凝血过程持续激活

可达 4 周，术后下肢深静脉血栓的危险性可持续 3 个月。抬高患肢，指导、协助穿抗血栓弹力袜，促进静脉血回流（弹力袜穿法：先将弹力袜从头卷到足趾，手掌撑开，尽量使足趾深入袜卷，然后以拇指为导引，轻柔向上拉起弹力袜，经过足跟、脚踝和膝部到达大腿），患肢下垫枕，避免在膝下垫枕而致腘窝血管受压，引起静脉血液回流不畅，避免长时间下肢外旋位而导致压迫腓总神经造成小腿外侧及足背皮肤麻木。自我观察患肢远端感觉运动血液循环、足背动脉搏动、皮温情况，患肢有无肿胀。遵医嘱使用下肢血液循环驱动仪，预防下肢深静脉血栓。

（6）肺部感染的预防

1）自我观察：全麻术后患者医护人员会给予吸氧；如有憋气、呼吸困难，及时告知医护人员。

2）如果痰液在气管上部，深吸气后屏气，然后以爆发的力量咳嗽，将痰液排出；痰液较深时，充分深吸气后再用力吐气，并尽量拉长尾音，以使痰液逐渐靠近咽部，而后再用力咳出。

3）如感觉有痰无力咳出或排痰异常，及时告知医护人员。

4）遵照医嘱雾化吸入，雾化时深吸气，充分吸入药物，不能随意调节雾化器。

（7）泌尿系感染的预防：①留置导尿管期间，在病情允许情况下，指导多饮水，保证每天尿量大于 1500ml；②妥善固定尿管，避免打折、弯曲，保证集尿袋高度低于膀胱水平，防止逆行感染。避免集尿袋接触地面；③保持尿液引流装置密闭、通畅和完整，活动或搬运时夹闭引流管，防止尿液逆流；④沐浴或擦身时应当注意对导尿管的保护，不应把导管浸入水中；⑤使用个人专用的收集容器，及时清空集尿袋中尿液。

（8）压疮预防：根据手术部位及方式，进行有效体位变化。①侧卧位时尽量使用体位垫或枕头支撑，选择 30°侧卧位；②充分抬高足跟，在小腿下垫一个软枕；③定时变换体位（2 小时/次），减少易受压部位承受压力的时间和强度；④除病情需要，应避免长时间摇高床头超过 30°体位、半坐卧位和90°侧卧位；⑤禁止对受压部位用力按摩。

3. 术后康复训练

（1）肩关节

1）术后患肢用前臂吊带悬吊，使肩关节保持轻度外展位，处于制动状态。

2）指导进行握拳训练及上肢肌肉等长收缩练习（10~20分/次，3~4 次/天）。

3）在医生指导下手术关节被动辅助练习，同时由肢体远端到近端进行训练，包括手、腕、前臂、肘关节的主动活动，要求有一定力度、全范围活动。

（2）膝关节：术后早期康复（术后 0~2 周）。

1）术后患肢用膝关节数字卡盘调节式支具固定，使膝关节保持 180°伸直态，处于制动状态。

2）踝泵运动：可使下肢肌肉收缩，挤压深部静脉，促进血液循环，防止下肢深静脉血栓，减轻下肢肿胀（10~20 分/次，3~4 次/天）。术后一周可适当增加次数。

3）压膝运动：踝关节下垫枕，足跟向远端伸展，足背屈，膝关节向下用力，使后关节囊及韧带拉紧，防止后关节囊粘连，克服伸直障碍。

4）滑板训练：卧位，在床足侧放个直立的平板，躯干与木板垂直，将足放置在平板上方。足部缓缓向下滑行，使膝关节屈伸。可防止膝关节屈曲障碍，为术后早期的无负重屈曲训练。

5）直腿抬高训练：在交叉韧带重建术后，做直腿抬高时康复师要指导做下肢屈侧和伸侧的肌肉同时收缩，防止胫骨前移，然后再抬高患肢，此运动又称为联合收缩（4~10 分/次，2~3 次/天）。

【用药指导】

1. 抗生素　如 β-内酰胺类抗生素。

（1）目的：预防、控制感染。

（2）方法：静脉输液。

（3）不良反应：少数情况下发生过敏反应、毒性反应。

（4）注意事项：输液时如有不适，如胸闷、恶心、皮疹等，及时告知医护人员。

2. 止痛药　如氟比洛芬酯注射液、氨酚氢考酮片。

（1）目的：术后及癌症镇痛，各种原因引起的中、重度急慢性疼痛。

（2）方法：静脉输液、口服。

（3）不良反应：静脉输注偶见注射部位疼痛及皮下出血、恶心呕吐、血压上升、瘙痒等症状。口服药偶有呼吸抑制、过敏反应。

（4）注意事项：静脉输注时尽可能缓慢给药，根据需要使用镇痛泵。氨酚羟考酮片成人常规剂量每 6 小时服用一片，不再需要治疗时应平稳递减剂量以防身体依赖出现戒断症状。

3. 减轻水肿　如七叶皂苷钠。

（1）目的：减轻软组织肿胀。

（2）方法：静脉输液

（3）不良反应

1）偶见注射部位局部疼痛、肿胀、经热敷可使症状迅速消失。

2）偶有过敏反应。

（4）注意事项

1）输液部位出现红、肿、痛立刻告知护士。

2）用药期间需要监测肾功能变化。

4. 止痛药　如盐酸曲马多缓释片。

（1）目的：缓解疼痛。

（2）方法：口服。

（3）不良反应：用药后可能出现恶心、呕吐、出汗、口干、眩晕、嗜睡等症状。

（4）注意事项

1）长期使用可能出现耐药性或药物依赖性。

2）服用后有可能影响的驾驶或机械操作的反应能力。

3）如用量超过规定剂量或与中枢神经镇静剂合用，可能会出现呼吸抑制。

4）肝肾功能受损的，用药间隔要适当延长。

5）心脏疾患酌情慎用。

【饮食指导】

1. 饮食　术后1~3天由于疼痛及止痛药物不良反应或情绪不佳使饮食不佳，宜进清淡易消化营养的食物，多食蔬菜、瓜果，多饮水保证大小便通畅；术后3~14天宜进食补血食物，补充高热量、高蛋白、富含维生素及钙类食品，如鸡蛋、瘦肉、鱼类、豆制品等，针对伴有其他内科疾病应在此基础上遵循相应要求。

2. 后期继续高蛋白、富含维生素及钙类食品，如鸡蛋、瘦肉、鱼类、豆制品等，针对伴有其他内科疾病应在此基础上遵循相应要求。

【出院指导】

1. 肩关节

（1）术后患肢用前臂吊带悬吊，使肩关节保持轻度外展位，处于制动状态。

（2）制动6周后，在医生指导下手术关节被动辅助练习，同时由肢体远端到近端进行训练，包括手、腕、前臂、肘关节的主动活动，要求有一定力度、全范围活动。

2. 膝关节

（1）关节活动度的康复：根据手术后时间确定关节伸直度与屈曲度应达到的范围。应用渐进性、延展性的训练项目对抗制动所致关节挛缩与粘连。

（2）被动运动：完全靠外力完成的运动。适合肌力在二级以下，身体衰弱无力进行主动运动，或限制运动的。运动范围控制在无痛或微痛范围进行，逐渐增加运动范围。

（3）主动运动：由自己的力量主动用力完成的运动。主动运动更有利于增强肌力，增加肢体血液循环，缓解术后肢体疼痛，有利于肢体康复。如等长或等张收缩，踝泵运动，直腿抬高训练等。

（4）主动辅助运动：由自己用健侧肢体辅助患侧肢体，或在主动用力完成运动同时医务人员给予一定的外力辅助完成运动的方法，或通过辅助器具协助完成，有助于过渡到完全主动运动，改善关节功能和全身情况。但要注意避免产生依赖替代主动运动。

（5）进行术肢行走负荷的康复训练；采用阶段负荷的方法，按体重逐渐增加负重量，下楼梯练习。

（6）出院后一个月，门诊进行复诊，检查康复情况及复查假体位置，遵医嘱开始下一步康复内容。

3. 用药指导

（1）内科疾病用药按医嘱继续服用。

（2）止痛药物：根据疼痛情况给予口服止痛药物，酌情定时、按需服药。

三、膝骨关节炎

【概述】

膝骨关节炎（osteoarthritis，OA）又称退行性关节炎。是常见的一种慢性关节炎，其特征是关节软骨原发性或继发性退行性变及骨质增生，根据流行病学调查，55~64 岁的人群中发病率达 40%。随着世界老龄化人口的增加，OA 的发病率也呈现逐年上升趋势。诱发于：慢性劳损、肥胖、骨质疏松、外伤、遗传因素。

【临床表现】

1. 发病缓慢，多见于中老年肥胖女性，往往有劳累史。

2. 膝关节活动时疼痛加重，其特点是初起疼痛为阵发性，后为持续性，劳累及夜间更甚，上下楼梯疼痛明显。

3. 膝关节活动受限，甚则跛行。极少数可出现绞锁现象或膝关节积液。

4. 关节活动时可有弹响、摩擦音，部分关节肿胀，日久可见关节畸形。

5. 膝关节痛是本病就医常见的主诉。其早期症状为上下楼梯时的疼痛，尤其是下楼时为甚，呈单侧或双侧交替出现，是出现关节肿大。

【检查指导】

1. 检查项目　X 线、CT/MRI、超声心动、双下肢彩超、实验室检查等。

2. 检查目的及注意事项

（1）超声心动、实验室检查详见"第一章外科健康教育总论第一节外科常见检查"。

（2）双下肢彩超

1）目的：血管彩超检查是用于检查血管是否正常的一项辅助检查方法。彩超检查无痛苦、方便、及时。利用彩超显示出血管的解剖结构、管腔内径等一些血管情况。一般骨科手术后静脉血栓并发症常见、危害大，建议做彩超查看有无血栓形成。

2）注意事项：保持检查部位清洁；检查选择适宜的运送工具，保证患者安全及保暖；配合医生摆放适宜体位，检查期间应注意安全，避免跌倒或坠床发生。

（3）膝关节 X 线

1）目的：关节的 X 线可显示病变大体方面的异常，反映关节损伤程度、病变进展范围，是骨关节炎的常规检查项目。

2）注意事项：①保持检查部位清洁；②检查选择适宜的运送工具（平车或轮椅）保证安全及保暖；③上机扫描前须取下金属物品，如皮带、脚链等，禁止穿着带有金属纽扣的衣服；④配合医生摆放适宜体位，防止检查中跌倒。

（4）CT

1）目的：CT 检查的分辨率高，对骨与关节都能清楚显示，对普通 X 线不易清晰显示部位的骨关节炎的诊断具有较高价值。

2）注意事项：①保持检查部位清洁。②检查选择适宜的运送工具（平车或轮椅）保证安全及保暖。③上机扫描前须取下金属物品，如发卡、手表、项链、脚链、皮带等，禁止穿着带有金属纽扣的衣服。④配合医生摆放适宜体位，防止检查中跌倒或坠床。⑤如治疗诊断要求必须做 X 射线检查时，应穿戴铅保护用品。应对非受照部位，特别是性腺、甲状腺等对 X 射线反应敏感的部位进行防护，穿戴防护设备，在接受检查时可主动向医生提出。⑥X 射线机处于工作状态时，放射室门上的警告指示灯会亮，此时候诊者，一律在防护门外等候，不要在检查室内等候拍片。没有特别需要陪护的情况下，家属不要进入检查室内陪同，以减少不必要的辐射。

（5）膝关节磁共振检查（MRI）

1）目的：MRI 对骨、关节软骨、半月板、韧带、滑膜及关节积液均可清晰显示，但通常并不作为骨关节炎的必需检查。

2）注意事项：①身体内有不能除去的其他金属异物，如心脏起搏器、动脉瘤夹、金属内固定物、人工关节、金属义齿、支架、银夹、弹片等金属存留者，为检查的相对禁忌，必须检查时，应严密观察，以防检查中金属在强大磁场中移动而损伤邻近大血管和重要组织，产生严重后果，如无特殊必要一般不要接受磁共振检查。有金属避孕环及活动的金属义齿者一定要取出后再进行检查。②在进入磁共振检查室之前，应去除身上带的手机、磁卡、手表、硬币、钥匙、打火机、金属皮带、金属项链、金属耳环、金属纽扣及其他金属品或金属物品。否则，检查时可能影响磁场的均匀性，造成图像的干扰，形成伪影，不利于病灶的显示；而且由于强磁场的作用，金属物品可能被吸进磁共振机，从而对非常昂贵的磁共振机造成破坏；另外，手机、磁卡、手表等物品也可能会遭到强磁场的破坏，而造成个人财物不必要的损失。

（6）有创检查

1）关节滑液检查，从关节滑液可发现关节积血、微生物和尿酸盐结晶，对创伤性关节炎、感染性关节炎和痛风性关节炎具有确诊价值，特别是对一些难以诊断的单关节炎，有时需要行关节腔穿刺抽取滑液检查。

2）关节镜与滑膜活检：关节镜可直视病变，并可切取滑膜组织用以病理检查，还可在关节镜下做一些治疗如游离体摘除和滑膜切除等，但是，对大多数骨关节炎并不需要此项检查。

3）注意事项：①检查前 1 日给予检查区皮肤清洁（避免用力揉搓造成细小伤口引发感染）。②检查当天禁食、禁水，注意有无感冒、发热等不适，及时告知医护人员。③女患者如月经来潮，应告知医护人更换衣服并排空膀胱。④去除身上所有物品、饰品等，特别是义齿和隐形眼镜，以免术中脱落，发生意外。⑤将根据需要留置各种管路及注射术前针。⑥检查后观察穿刺点有无渗血、渗液及穿刺部位有无疼痛等不适，一旦出现及时告知医务人员。⑦穿刺部位 24 小时内不可沾水。

【围术期指导】

1. 术前准备及注意事项

（1）术前护理

1）血糖：对于糖尿病，为保证手术后减少感染的发生及利于伤口愈合，需遵医嘱进食糖尿病饮食，严格遵医嘱按时服用降糖药物或皮下注射胰岛素。

2）用药指导：①停服自备抗凝或溶栓药物一周（如阿司匹林等），告知遵医嘱改为皮下注射抗凝剂。②皮下注射抗凝剂期间，自我观察有无出血征象：胃肠道反应，呕吐物及大便颜色；腹痛、腹胀；尿液颜色；痰液颜色；皮肤出血：穿刺点有无渗血、血肿等，如有异常及时告知医护人员。

3）安全：衣着合身，选用防滑拖鞋，夜间睡眠及行动不便者可适当使用床挡保护，在沐浴如厕时避免锁门，学会使用应急呼叫器及识别各种危险警告标识，视力不佳者避免夜间外出活动。

4）精神状态、睡眠护理：如有焦虑情绪、失眠，遵医嘱按时服用镇静、催眠药物，保持情绪稳定。

（2）术前准备：练习股四头肌等长收缩和踝泵练习（踝关节背伸与跖屈），平卧位抬臀方法及正确使用助行器。

1）助行器使用：①步行：将助步器置于面前，协助站立框中，左右两边包围；双手持扶手向前移动助步器约日常一步距离；将助步器4脚放置地上摆稳；双手支撑握住扶手，患腿向前摆动，重心前移；稳定后移动正常腿向前一步，可适当落在患腿前方；重复这些步骤，向前行走（移动：助步器—患腿—正常腿）。②坐下/起立：协助移步到椅子前，扶住助步器，背对椅子；后移正常腿，使腿后方碰到椅子，患腿略向前滑动伸膝；双手向后扶住椅子扶手，重心后移；慢慢弯曲正常腿，降低身体坐到椅子上。

2）呼吸道准备：指导吸烟者戒烟，香烟对支气管黏膜长期刺激，引起呼吸道分泌物增多。手术后，一方面由于惧怕咳嗽会引起伤口疼痛，导致呼吸道分泌物不易排出；另一方面手术创伤致机体抵抗力下降，容易引发肺部感染，这是外科手术后较为严重的并发症。同时并指导进行肺功能锻炼，增加肺活量，减少或避免术后肺部并发症的发生：帮助肺部的扩张及肺功能的恢复，避免肺炎。①深呼吸方法：吸气时气体由鼻孔吸入，把气体深缓地吸入肺底部，保持 3 秒，然后缓缓呼出。②有效咳痰方法：采用半坐卧姿势或坐起来，身体略前倾。双手从伤口两侧压紧伤口。进行深而慢的呼吸 5~6 次，即深吸气至膈肌完全下降，屏气 3~5 秒，继而缩唇，缓慢地经口将肺内气体呼出，再深吸一口气后屏气 3~5 秒，身体前倾，从胸腔进行 2~3 次短促有力的咳嗽，咳嗽同时收缩腹肌或用手按压上腹部，帮助痰液咳出。

3）手术前一天按手术需要皮肤准备：洗澡（避免用力揉搓术区皮肤，防止形成细微伤口引发感染）、理发（洗头）、更衣、剪指／趾甲。术前 8~12 小时禁食，4 小时禁饮，根据医嘱术前用药，执行术前医嘱。

2. 术后注意事项

（1）一般护理：详见"第一章外科健康教育总论第四节外科手术前后"。

（2）自查伤口：观察患肢末梢皮肤温度、色泽、感觉、活动，患肢肿胀的程度。观察包括：

1）血运：末梢毛细血管充盈时间：用手指压迫伤肢的指趾甲，甲下颜色变为苍白，移去压迫，1~2 秒内即恢复原来红润现象为正常。若动脉供血欠缺，充盈时间则延长。同时可结合皮温、皮色及足背动脉搏动情况综合判定。

2）感觉：是否出现麻木、感觉异常、感觉减退等；指导避免长时间下肢外旋位而导致压迫腓总神经造成小腿外侧及足背皮肤麻木。如出现进行定位描述，并及时汇报医生。

3）活动：进行踝泵的活动，观察是否出现活动障碍。

4）患肢肿胀程度的评估：在手术后2周以内，局部反应明显，肿胀达到最大程度；观察皮纹、皮肤光泽与张力。皮纹及皮肤光泽：如出现皮纹消失，皮肤色泽光亮、透明则表示肿胀明显。皮肤张力：皮肤张力增加，无弹性。足趾可因肿胀而限制活动或活动幅度减小，尤其是小腿及足踝部，有无张力性水疱出现。如皮肤出现皱褶提示肿胀消退。同时正确摆放患肢体位，平卧时使用软枕抬患肢高于心脏水平，半卧位或端坐位时将患肢平放于床面以减轻患肢肿胀。

（3）预防深静脉血栓：骨科大手术后凝血过程持续激活可达4周，术后下肢深静脉血栓的危险性可持续3个月。抬高患肢，指导、协助穿抗血栓弹力袜，促进静脉血回流（弹力袜穿法：先将弹力袜从头卷到足趾，手掌撑开，尽量使足趾深入袜卷，然后以拇指为导引，轻柔向上拉起弹力袜，经过足跟、脚踝和膝部到达大腿），患肢下垫枕，避免在膝下垫枕而致腘窝血管受压，引起静脉血液回流不畅，避免长时间下肢外旋位而导致压迫腓总神经造成小腿外侧及足背皮肤麻木。自我观察患肢远端感觉运动血液循环、足背动脉搏动、皮温情况，患肢有无肿胀。遵医嘱使用下肢血液循环驱动仪，预防下肢深静脉血栓。

（4）鼓励肺功能锻炼：详见"第一章外科健康教育总论第四节外科手术前后"。

（5）泌尿系感染的预防

1）留置导尿管期间，在病情允许情况下，指导多饮水，保证每天尿量大于1500ml；

2）妥善固定尿管，避免打折、弯曲，保证集尿袋高度低于膀胱水平，防止逆行感染。避免集尿袋接触地面；

3）保持尿液引流装置密闭、通畅和完整，活动或搬运时夹闭引流管，防止尿液逆流；

4）沐浴或擦身时应当注意对导尿管的保护，不应把导管浸入水中；

5）使用个人专用的收集容器，及时清空集尿袋中尿液。

（6）压疮预防指导

1）充分抬高足跟，在小腿下垫一个软枕。

2）所有高危人群定时变换体位，减少易受压部位承受压力的时间和强度。

3）除病情需要，应避免长时间摇高床头超过 30°体位、半坐卧位和 90°侧卧位；告知在受压部位使用减压贴保护的重要性。失禁的及时清洁皮肤并使用皮肤保护剂。禁止对受压部位用力按摩。

（7）便秘的护理

1）饮食护理：多给患者吃含纤维素高的饮食，粗粮如玉米面、荞麦面、豆类等，蔬菜如芹菜、洋葱、蒜苗、菠菜、萝卜、生黄瓜等，水果如香蕉、梨等。还应增加花生油、豆油、香油等油脂的摄入。高纤维素食品在胃肠道中不易被消化酶破坏，而且能吸收大量水分使大便软化，并能增加肠内容物，刺激肠蠕动，使大便通畅。油脂类不但能直接润肠，而且分解后产生的脂肪酸还有刺激胃肠蠕动的作用。

2）足够的饮水：每天至少应保证水的摄取量达 2000ml，（心肾功能正常的情况下）可喝些淡盐水或蜂蜜水，也可每天空腹喝一杯温水。水分可增加肠内容物容积，刺激胃肠蠕动，并能使大便软化。空腹饮水可对排便有刺激作用，反射性地引起排便。

3）适当的运动：除遵医嘱进行功能锻炼外，顺肠蠕动方向作腹部顺时钟按摩，一天 4 次，以促进肠道蠕动。待病情好转后早日下床活动。

4）养成定时排便的习惯：因病情或治疗需要而长期卧床，则制定排便表，即使无便意也应坚持进行排便，如每天早餐后按时排便，因早餐后易引起胃-结肠反射，此刻训练排便易建立条件反射，日久便可养成定时排便的习惯。

5）服用一些止痛药物也易导致便秘，及时告知医护人员，按医嘱改变药物或停药或使用缓泻药物。如出现有发热、恶心或腹痛时及时告知医护人员。

6）如在正常饮食情况下，3天及以上无大便排出或有便意但排便困难，请告知医护人员，遵医嘱使用缓泻剂或进行灌肠治疗。

3. 术后康复训练

（1）术后6小时、手术当天、术后第1天指导练习患肢股四头肌等长收缩和踝泵练习，促进下肢血液循环，防止肌肉萎缩，增强肌张力。同时鼓励健侧肢体主动运动，定时抬臀，预防压疮。

（2）术后第2天，拔除伤口引流管后，在前一天锻炼的基础上做仰卧位直腿抬高练习（即仰卧双腿伸直平置于床上，两手自然放于体侧。脚上举同时配合股四头肌等长收缩及踝泵练习，根据自身情况逐步加大抬高幅度，抬高足跟离床面20cm处为宜，每次下肢抬起坚持5~10秒后缓慢放下，双下肢交替进行，5~10次/组，1~2次/天），动作幅度不宜过大、过猛，次数由少到多，以能耐受为宜。同时根据病情由医生指导进行膝关节屈伸练习；同时CPM机辅助膝关节屈伸练习关节活动度，度数根据耐受程度决定，最大练习至120°即可，以保证假体安全。

（3）术后3天由理疗师给予手法按摩治疗，之后根据体力，加强床旁坐位屈膝练习、床旁垂腿练习，床上伸膝练习（1~2次/天）；协助床旁坐、站及挂拐（助行器）不负重行走练习，循序渐进。指导使用助行器行走（患肢不负重），循序渐进增加下床走动次数和距离。

【用药指导】

1. 抗生素　如β-内酰胺类抗生素。

（1）目的：预防、控制感染。

（2）方法：静脉输液。

（3）不良反应：少数情况下发生过敏反应、毒性反应。

（4）注意事项：输液时如有不适，如胸闷、恶心、皮疹等，及时告知医护人员。

2. 止痛药　如氟比洛芬酯注射液、氨酚氢考酮片。

（1）目的：术后及癌症镇痛，各种原因引起的中、重度急慢性疼痛。

（2）方法：静脉输液、口服。

（3）不良反应：静脉输注偶见注射部位疼痛及皮下出血、恶心呕吐、血压上升、瘙痒等症状。口服药偶有呼吸抑制、过敏反应。

（4）注意事项：静脉输注时尽可能缓慢给药，根据需要使用镇痛泵。氨酚羟考酮片成人常规剂量每 6 小时服用一片，不再需要治疗时应平稳递减剂量以防身体依赖出现戒断症状。

3. 促进愈合　如鹿瓜多肽。

（1）目的：用于促进骨骼再生。

（2）方法：静脉输液。

（3）不良反应：尚未见不良反应发生，如出现发热或皮疹，请酌情减少用量或停药。

（4）注意事项

1）静脉给药时，本品宜单独使用，不宜与其他药物同时滴注。

2）过敏体质者慎用。

3）使用时发现药品破损或浑浊勿用。

4. 减轻水肿　如七叶皂苷钠。

（1）目的：减轻软组织肿胀。

（2）方法：静脉输液。

（3）不良反应

1）偶见注射部位局部疼痛、肿胀、经热敷可使症状迅速消失。

2）偶有过敏反应。

（4）注意事项

1）输液部位出现红、肿、痛立刻告知护士。

2）用药期间需要监测肾功能变化。

5. 抑酸药如注射用兰索拉唑。

（1）目的：抑制胃酸，保护胃黏膜。

（2）方法：静脉输液。

（3）不良反应：便秘、头痛、头晕、眩晕、疲劳、胃肠功能紊乱等。

（4）注意事项

1）用药后可能引起血压进一步升高，高血压者注意有无头晕，面色潮红，心慌等不适，及时告知医务人员。

2）因药物不良反应有头晕，用药后防止跌倒。

6. 抗凝药　如低分子肝素钠/钙。

（1）目的：预防术后发生血栓栓塞性疾病。

（2）方法：皮下注射。

（3）不良反应：存在出血倾向，注射部位可出现瘀斑。

（4）注意事项

1）有出血或出血倾向者慎用，孕妇及产后妇女慎用。

2）如因本品应用过量引起出血，可用鱼精蛋白拮抗，鱼精蛋白1mg可拮抗本品100anti-XaIU。

【饮食指导】

1. 饮食　术后1~3天由于疼痛及镇痛泵不良反应或情绪不佳使饮食不佳，宜进清淡易消化营养的食物，多食蔬菜、瓜果，多饮水保证大小便通畅；术后3~14天宜进食补血食物，补充高热量、高蛋白、富含维生素及钙类食品，如鸡蛋、瘦肉、鱼类、豆制品等，针对伴有其他内科疾病应在此基础上遵循相应要求。

2. 后期继续高蛋白、富含维生素及钙类食品，如鸡蛋、瘦肉、鱼类、豆制品等针对伴有其他内科疾病应在此基础上遵循相应要求。

【出院指导】

1. 活动指导

（1）术后 4-6 周重点巩固屈膝和伸膝练习效果，增加度数，可开始过渡到单拐行走，并练习上下楼梯，可进行平衡练习（左右交替重心，直至重心完全放于患腿）；10 周复查后，确定假体稳定，无特殊要求可开始弃拐行走；锻炼后出现关节酸痛为正常反应，可给予双氯芬酸等外用药物抑制组织水肿及疼痛；3 个月后可恢复体育运动，可根据自身情况进行散步、游泳、跳舞等运动，避免跑步、跳起等剧烈运动。

（2）贯续弹力袜穿戴注意事项：①弹力袜在制动阶段应持续穿着 24 小时，因清洁等需要脱下袜子时间应不超过 30 分钟；②确保袜子尺寸合适，对于水肿的增加或减少应及时再测量尺寸重新选择合适尺码；③术后应持续穿着 6 周；④不要过分拉扯弹力袜，防止其破损和摩擦力增加；⑤不可把弹力袜向下卷起。

2. 用药指导

（1）内科疾病用药按医嘱继续服用。

（2）预防性抗凝药物：出院时抗凝药物由针剂改为口服，指导服药时间、方式、指导自我观察血栓征象（见本节"预防深静脉血栓"）及出血征象（脑出血：观察神志、瞳孔的变化，保持大便通畅；消化道出血：胃肠道反应，呕吐物及大便颜色；腹膜后出血：腹痛、腹胀、贫血；泌尿系出血：尿液颜色；呼吸道出血：痰液颜色；皮肤出血：穿刺点有无渗血、血肿）。如发现异常及时就诊。

（3）止痛药物：根据疼痛情况给予口服止痛药物，酌情定时、按需服药。

3. 专科功能训练

（1）继续加强股四头肌练习：直腿抬高练习和半蹲练习。

（2）加强膝关节屈、伸膝练习。

（3）助行器使用注意事项：坚持使用助步器；患肢不负重，从椅子上站起时首先身体挪到椅子边缘，把患肢放到前面，让健腿承担身体大部分重量；上楼时先迈健腿，下楼时先迈患腿。

（4）开始静蹲练习：开始背靠墙进行，以防摔倒。上身紧靠墙壁，双腿分开与肩同宽），脚尖向正前方，前膝关节屈曲至60°~70°，保持小角度半蹲姿势，重心作用于双足足跟（2~3分/次，间隔5秒，10次/组，1~2组/天）。

四、髋骨关节疾病

【概述】

人工髋关节置换（total hip replacement，THR）包括人工股骨头置换（prosthetic replacement）、人工全髋关节置换（即股骨头、髋臼均行置换）。人工髋关节置换术是通过置入人工髋关节假体治疗髋关节疾患的外科技术，是成人髋关节成形术中最常用的方法。此技术可以达到解除髋部疼痛，保持关节稳定和关节活动，调整双下肢长度等治疗目的。多用于治疗50岁以上的老年人在骨关节炎或类风湿性关节炎；股骨颈骨折、骨折明显移位、股骨头缺血性坏死；类风湿性关节炎、强直性脊柱炎所致髋关节炎等。

【临床表现】

1. 髋关节疼痛　疼痛是最常见的早期症状，50%急性发作，特征是髋部不适，位置不确定，可发生于X射线片阳性发现之前或后，可能与骨内压增高、组织缺血或微骨折有关。最终关节面塌陷，致使疼痛进一步加剧，下肢活动尤其是内旋受限。

2. 间歇性跛行　有些出现间隙性跛行，症状类似慢性周围血管病性跛行，休息时症状减轻，活动及负重时加重。

【检查指导】

1. 检查项目　X线、CT/MRI、超声心动、双下肢彩超、实验室检查等。

2. 检查目的及注意事项

（1）超声心动、实验室检查详见"第一章外科健康教育总论第一节外科常见检查"。

（2）双下肢彩超

1）目的：血管彩超检查是用于检查血管是否正常的一项辅助检查方法。彩超检查无痛苦、方便、及时。利用彩超显示出血管的解剖结构、管腔内径等一些血管情况。一般骨科手术后静脉血栓并发症常见、危害大，建议做彩超查看有无血栓形成。

2）注意事项：保持检查部位清洁；检查选择适宜的运送工具，保证患者安全及保暖；配合医生摆放适宜体位，检查期间应注意安全，避免跌倒或坠床发生。

（3）髋关节X线

1）目的：关节的X线可显示病变大体方面的异常，反映关节损伤程度、病变进展范围，是骨关节的常规检查项目。

2）注意事项：①保持检查部位清洁；②检查选择适宜的运送工具（平车或轮椅）保证安全及保暖；③上机扫描前须取下金属物品，如皮带、脚链等，禁止穿着带有金属纽扣的衣服；④配合医生摆放适宜体位，防止检查中跌倒。

（4）髋关节CT

1）目的：CT检查的分辨率高，对骨与关节都能清楚显示，对普通X线不易清晰显示部位的骨关节炎的诊断具有较高价值。

2）注意事项：①保持检查部位清洁。②检查选择适宜的运送工具（平车或轮椅）保证安全及保暖。③上机扫描前须取下金属物品，如发卡、手表、项链、脚链、皮带等，禁止穿着带有金属纽扣的衣服。④配合医生摆放适宜体位，防止检查中跌倒或坠床。⑤如治疗诊断要求必须做 X 射线检查时，应穿戴铅保护用品。应对非受照部位，特别是性腺、甲状腺等对 X 射线反应敏感的部位进行防护，穿戴防护设备，在接受检查时可主动向医生提出。⑥X 射线机处于工作状态时，放射室门上的警告指示灯会亮，此时候诊者，一律在防护门外等候，不要在检查室内等候拍片。没有特别需要陪护的情况下，家属不要进入检查室内陪同，以减少不必要的辐射。

（5）髋关节磁共振检查（MRI）

1）目的：MRI 对关节内的软骨盘、肌腱、韧带的损伤，显示率比 CT 高。

2）注意事项：①身体内有不能除去的其他金属异物，如心脏起搏器、动脉瘤夹、金属内固定物、人工关节、金属义齿、支架、银夹、弹片等金属存留者，为检查的相对禁忌，必须检查时，应严密观察，以防检查中金属在强大磁场中移动而损伤邻近大血管和重要组织，产生严重后果，如无特殊必要一般不要接受磁共振检查。有金属避孕环及活动的金属义齿者一定要取出后再进行检查。②在进入磁共振检查室之前，应去除身上带的手机、磁卡、手表、硬币、钥匙、打火机、金属皮带、金属项链、金属耳环、金属纽扣及其他金属品或金属物品。否则，检查时可能影响磁场的均匀性，造成图像的干扰，形成伪影，不利于病灶的显示；而且由于强磁场的作用，金属物品可能被吸进磁共振机，从而对非常昂贵的磁共振机造成破坏；另外，手机、磁卡、手表等物品也可能会遭到强磁场的破坏，而造成个人财物不必要的损失。

【围术期指导】

1. 术前准备及注意事项

（1）术前准备

1）呼吸道准备：①指导吸烟者戒烟，讲清戒烟重要性，吸烟容易刺激呼吸道而引起咳嗽，而咳嗽又能使腹压增加，造成腰椎间盘所受压力增加，对术后切口及深部组织的恢复不利。②呼吸功能训练：帮助肺部的扩张及肺功能的恢复，避免肺炎。深呼吸方法：吸气时气体由鼻孔吸入，把气体深缓地吸入肺底部，保持3秒，然后缓缓呼出。③有效咳痰方法：采用半坐卧姿势或坐起来，身体略前倾。双手从伤口两侧压紧伤口。进行深而慢的呼吸5~6次，即深吸气至膈肌完全下降，屏气3~5秒，继而缩唇，缓慢地经口将肺内气体呼出，再深吸一口气后屏气3~5秒，身体前倾，从胸腔进行2~3次短促有力的咳嗽，咳嗽同时收缩腹肌或用手按压上腹部，帮助痰液咳出。

2）术前锻炼：术前练习去枕平卧位，以适应术中卧位要求；术前三天在床上进行排便练习，练习床上大小便，并成功排出大、小便一次，卧床期间多饮水，多食富含纤维的食物，顺时针按摩下腹部，促进肠蠕动，进而预防便秘；非骨折部位功能锻炼，预防肌肉萎缩和深静脉血栓形成。

3）皮肤准备：手术前一天按手术需要及医嘱说明进行皮肤准备：洗澡（避免用力揉搓术区皮肤，防止形成细微伤口引发感染）、理发（洗头）、更衣、剪指/趾甲（对于患有手足癣的，使用安尔碘溶液进行涂抹预防感染）以清洁手术区域皮肤，减少皮肤潜在性污染；预防切口感染，降低创口感染率。

4）胃肠道准备：常规禁食8~12小时，禁饮4小时，防止因麻醉发生呕吐、误吸造成窒息或吸入性肺炎；术前一晚遵医嘱按要求进行灌肠，防止麻醉后因肛门括约肌松弛于术中排便污染手术台及术后腹胀等情况的发生。

5）手术当天早晨准备：取下活动性义齿，贵重物品交给家属保管，穿好弹力袜并换好干净的病号服。

（2）术前训练

1）排便练习：指导练习床上大小便，明确术后床上排便的原因及重要性，预防术后因长时间卧床、体位改变而产生便秘及尿潴留。指导便器使用。①便器（便盆）的使用：根据的手术情况指导排便体位：平卧或30°半卧位；患肢固定，协助四点支撑抬起臀部（头、双肘部、健侧肢体）；由健侧为垫、撤便器并调整至舒适卧位。②小便器的使用：根据性别指导选择适宜小便器；根据的手术情况指导排便体位：平卧或30°半卧位或健侧卧位；保持患肢功能位（外展中立），协助固定小便器，便后给予舒适体位。排便困难时可使用温水冲洗尿道口或热敷小腹处促进排尿。

2）肌力训练：由于髋关节手术多为老年人，术前活动少，体质有所下降，因此为保证术后尽快适应康复治疗及恢复日常生活，术前开始进行身体功能训练。①患肢练习：指导仰卧或侧卧位，适当膝下垫软枕，屈膝30°髋周无痛角度进行踝关节各个方向的活动，指导正确进行踝泵练习（踝关节完全背伸，保持4~5秒后完全跖屈，保持4~5秒，以上为一次踝泵练习）；指导股四头肌等长收缩运动，预防肌肉萎缩和深静脉血栓形成。②健肢练习：包括上肢、躯干、下肢健侧的所有肌肉和关节活动度的练习，可借助辅具，以肌肉略感酸痛且不影响第2天运动为宜。

3）辅助装置的使用：①助行器：a. 步行：将助步器置于面前，协助站立框中，左右两边包围；双手持扶手向前移动助步器约日常一步距离；将助步器4脚放置地上摆稳；双手支撑握住扶手，患腿向前摆动，重心前移；稳定后移动正常腿向前一步，可适当落在患腿前方；重复这些步骤，向前行走（移动：助步器-患腿-正常腿）。b. 坐下/起立：协助移步到椅子前，扶住助步器，背对椅子；后移正常腿，使腿后方碰到椅子，患腿略向前滑动伸膝；双手向后扶住椅子扶手，重心后移；慢慢弯曲正常腿，降低身体坐到椅子上。②腋下拐杖：对于体质较好，且上肢肌力正常的使用。协助选择并调节腋拐：腋拐高度成人以身高减去48cm为宜，保证腋拐距腋下约6cm，正确使用腋拐：站立时，腋拐末端距足部外侧6cm和前方18cm的位置，且肩膀放松时肘关节应屈曲20°~30°。使用注意事项：行走时嘱选择脚码合适且防滑的平底鞋防止跌倒，避免站立或行走时将腋拐倚靠腋窝而压迫腋下血管神经造成损伤。

（3）术前准备

1）皮肤准备：为降低手术感染率，明确手术视野，切口周围20cm以内需去除体毛（包括会阴部），对于患有足癣的，术前应用碘伏原液进行涂抹预防手术感染。

2）常规准备：详见"第一章外科健康教育总论第四节外科手术前后"。

2. 术后注意事项

（1）一般护理：详见"第一章外科健康教育总论第四节外科手术前后"。

（2）体位护理：禁止患肢内旋内收体位。术后1~3天患肢制动（使用牵引、丁字鞋、楔形垫等），保持仰卧位，髋关节外展15°~30°。无附具制动时，保持仰卧位，在双腿间放置软枕或外展垫，双腿分开30°，肩腰髋处于同一水平面。遵医嘱侧卧位，首选健侧卧位并使用外展垫，保持其外展位。

（3）各种引流管路及伤口观察护理

1）发现引流液骤减、伤口胀痛、伤口敷料渗出较多应考虑引流不畅，应告知医生查找原因及处理。

2）抬高患肢，为预防术后关节脱位，术后继续持续皮牵引，早期进行功能锻炼促进下肢血液循环，减轻患肢肿胀，预防静脉血栓发生。

3）关注患肢血运，如皮肤发绀、皮温低、足背动脉搏动减弱或消失，考虑循环障碍，及时告知医生进行处理。

4）保持伤口敷料清洁干燥，注意有无渗血情况，及时告知医生进行更换保证清洁。

（4）关节肿胀：由于手术创伤所致，术后半月内出现不同程度的关节肿胀。

1）肿胀表现：正常：患肢大腿根部周长较术前增粗小于2cm，且下肢酸胀及疼痛异常；轻度：患肢大腿根部周长较术前增粗2~4cm以内，皮肤正常，下肢酸胀且疼痛不明显；中度：患肢大腿根部周长较术前增粗4~8cm，浅表静脉略充盈，皮肤颜色改变且表面张力增加，按之凹陷，下肢酸胀或疼痛，腓肠肌压痛；重度：患肢大腿根部周长较术前曾粗大于8cm，浅表静脉充盈，皮温升高，皮肤颜色改变且表面张力大，按之深陷，下肢酸胀或疼痛明显。

2）肿胀原因：为机体对于手术创伤的一种正常修复反应，以切口周围最明显，且术后3天常伴有38.5℃以下的发热，术后第3天肿胀达到高峰，之后逐渐消退，可伴有皮肤瘀斑，无特殊情况术后1周肿胀消退。

3）处理措施：①穿戴弹力袜及使用下肢静脉泵。弹力袜穿法：先将弹力袜从头卷到足趾，手掌撑开，尽量使足趾深入袜卷，然后以拇指为导引，轻柔向上拉起弹力袜，经过足跟、脚踝和膝部到达大腿，患肢下垫枕，避免在膝下垫枕而致腘窝血管受压，引起静脉血液回流不畅，避免长时间下肢外旋位而导致压迫腓总神经造成小腿外侧及足背皮肤麻木。自我观察患肢远端感觉运动血液循环、足背动脉搏动、皮温情况，患肢有无肿胀。遵医嘱使用下肢血液循环驱动仪，预防下肢深静脉血栓。②局部冷疗：应用敷贴法进行局部冷疗：运用冰袋（内装冰水混合物）或冰囊等敷贴于患处，起到消肿、止痛、消炎的作用，每次冷疗时间根据患者情况决定（10~20分/次），次数可弹性选择。③冷疗注意事项：髋关节多为老年，局部感觉不灵敏，术区皮神经损伤也会影响局部冷感的传入，因此冰袋不可直接接触皮肤，应在患处覆盖阻隔物（如毛巾等），减轻冷疗对局部的刺激；同时注意观察局部血运：出现局部瘙痒、皮肤苍白、青紫、麻木、红肿、疼痛、荨麻疹等立即停止治疗；同时非治疗部位注意保暖，并观察全身反应：寒战、面色苍白、血压下降、冷休克等应立即停止治疗。④冷疗禁忌：雷诺病、闭塞性脉管炎、系统红斑狼疮、严重心血管病、恶病质等。

（5）并发症观察及护理：髋关节脱位是全髋关节置换术常见的并发症之一。在麻醉作用消失之前，因肌肉松弛而容易脱位，因此需正确搬运：一人托住患侧髋部及下肢保持外展中立位，另一人托住健侧，协力平卧于床上；卧床体位（见本节"体位护理"）；术后 6 周内不可做髋关节内收、内旋及过度屈曲（保持屈髋小于 90°，内收不可超过身体中线）的动作。

（6）便秘的护理

1）饮食：多给患者吃含纤维素高的饮食，粗粮如玉米面、荞麦面、豆类等，蔬菜如芹菜、洋葱、蒜苗、菠菜、萝卜、生黄瓜等，水果如香蕉、梨等。还应增加花生油、豆油、香油等油脂的摄入。高纤维素食品在胃肠道中不易被消化酶破坏，而且能吸收大量水分使大便软化，并能增加肠内容物，刺激肠蠕动，使大便通畅。油脂类不但能直接润肠，而且分解后产生的脂肪酸还有刺激胃肠蠕动的作用。

2）足够的饮水：每天至少应保证水的摄取量达 2000ml，（心肾功能正常的情况下）可喝些淡盐水或蜂蜜水，也可每天空腹喝一杯温水。水分可增加肠内容物容积，刺激胃肠蠕动，并能使大便软化。空腹饮水可对排便有刺激作用，反射性地引起排便。

3）适当的运动：除遵医嘱进行功能锻炼外，顺肠蠕动方向作腹部顺时钟按摩，一天 4 次，以促进肠道蠕动。待病情好转后早日下床活动。

4）养成定时排便的习惯：因病情或治疗需要而长期卧床，则制定排便表，既使无便意也应坚持进行排便，如每天早餐后按时排便，因早餐后易引起胃-结肠反射，此刻训练排便易建立条件反射，日久便可养成定时排便的习惯。

5）服用一些止痛药物也易导致便秘，及时告知医护人员，按医嘱改变药物或停药或使用缓泻药物。如出现有发热、恶心或腹痛时，及时告知医护人员。

6）如在正常饮食情况下，3天及以上无大便排出或有便意但排便困难，请告知医护人员，遵医嘱使用缓泻剂或进行灌肠治疗。

（7）饮食活动指导

1）饮食：术后1~3天由于疼痛及镇痛泵不良反应或情绪不佳使饮食不佳，宜进清淡易消化营养的食物，多食蔬菜、瓜果，多饮水，保证大小便通畅；术后3~14天宜进食补血食物，补充高热量、高蛋白、富含维生素及钙类食品，如鸡蛋、瘦肉、鱼类、豆制品等，针对伴有其他内科疾病应在此基础上遵循相应要求。

2）活动：指导进行允许范围内的活动，耐心解释保持功能位（外展中立位）的重要性及注意事项，搬运、变换体位时将髋部及整个肢体托起，避免关节脱位。

3. 康复指导及康复训练

（1）术后早期，注重肌力练习，以股四头肌的等长收缩为主，（每2~3小时一次，5~10分/次），并加以踝泵练习（300次/天），以达到改善和增加局部血液循环、肌肉力量，预防肌腱及关节囊粘连和挛缩，软化瘢痕，恢复关节和肢体功能。遵医嘱适当抬高床头30°，减少卧床并发症的发生。

（2）拔除引流管，撤去皮牵引后，开始进行直腿抬高练习，练习时膝关节应伸直，足跟抬离床面使高于心脏水平，感到疲劳后放下休息 5 秒后继续。（5～10 次/组，1～2 次/天）；同时根据病情由医生指导进行髋关节屈伸练习。

（3）严格遵医嘱在理疗师的指导下进行患肢锻炼及手法按摩治疗，之后根据体力，协助床旁坐、站及拄拐（助行器）行走练习，循序渐进。

（4）在活动及休息时保持髋关节外展位且屈髋小于 45°，禁忌双腿交叉，防止股骨头脱出。

（5）3 周内屈髋不可小于 90°，6 周时屈髋可达 120°，可完成自行穿袜子。

【用药指导】

1. 抗生素　如 β-内酰胺类抗生素。

（1）目的：预防、控制感染。

（2）方法：静脉输液。

（3）不良反应：少数情况下发生过敏反应、毒性反应。

（4）注意事项：输液时如有不适，如胸闷、恶心、皮疹等，及时告知医护人员。

2. 止痛药　如氟比洛芬酯注射液、氨酚氢考酮片。

（1）目的：术后及癌症镇痛，各种原因引起的中、重度急慢性疼痛。

（2）方法：静脉输液、口服。

（3）不良反应：静脉输注偶见注射部位疼痛及皮下出血、恶心呕吐、血压上升、瘙痒等症状。口服药偶有呼吸抑制、过敏反应。

（4）注意事项：静脉输注时尽可能缓慢给药，根据需要使用镇痛泵。氨酚羟考酮片成人常规剂量每 6 小时服用一片，不再需要治疗时应平稳递减剂量以防身体依赖出现戒断症状。

3. 促进愈合　如鹿瓜多肽。

（1）目的：用于促进骨骼再生。

（2）方法：静脉输液。

（3）注意事项

1）静脉给药时，本品宜单独使用，不宜与其他药物同时滴注。

2）过敏体质者慎用。

3）使用时发现药品破损或浑浊勿用。

（4）不良反应：尚未见不良反应发生，如出现发热或皮疹，请酌情减少用量或停药。

4. 减轻水肿　如七叶皂苷钠。

（1）目的：减轻软组织肿胀。

（2）方法：静脉输液。

（3）不良反应

1）偶见注射部位局部疼痛、肿胀、经热敷可使症状迅速消失。

2）偶有过敏反应。

（4）注意事项

1）输液部位出现红、肿、痛立刻告知护士。

2）用药期间需要监测肾功能变化。

5. 抑制胃酸，保护胃黏膜如兰索拉唑注射液。

（1）目的：抑制胃酸。

（2）方法：静脉滴注。

（3）不良反应：便秘、头痛、头晕、眩晕、疲劳、胃肠功能紊乱等。

（4）注意事项

1）用药后可能引起血压进一步升高，高血压者注意有无头晕，面色潮红，心慌等不适，及时通知医务人员。

2）因药物不良反应有头晕，用药后防止跌倒。

6. 止吐药如盐酸托烷司琼注射液。

（1）目的：用于外科全麻手术后的恶心和呕吐。

（2）方法：静脉输液。

（3）不良反应

1）不良反应在慢代谢者中比正常代谢者中更为常见。

2）头痛、头昏、眩晕、疲劳和胃肠功能紊乱如腹痛和腹泻等。

（4）注意事项

1）高血压未控制的，用药后可能引起血压进一步升高，故高血压应慎用，其用量不宜超过 10mg/d。

2）盐酸托烷司琼常见不良反应是头晕和疲劳，服药后在驾车或操纵机械时应慎用。

3）肝肾功能障碍者使用本品半衰期延长，但这种变化在每天 5mg，连续用药 6 天的治疗中不会发生药物蓄积，因此不必调整用药剂量。

7. 抗凝药　如低分子肝素钠/钙。

（1）目的：预防术后发生血栓栓塞性疾病。

（2）方法：皮下注射。

（3）不良反应：存在出血倾向，注射部位可出现瘀斑。

（4）注意事项

1）有出血或出血倾向者慎用，孕妇及产后妇女慎用。

2）如因本品应用过量引起出血，可用鱼精蛋白拮抗，鱼精蛋白 1mg 可拮抗本品 100anti-XaIU。

【饮食指导】

1. 饮食　术后 1~3 天由于疼痛及镇痛泵不良反应或情绪不佳使饮食不佳，宜进清淡易消化营养的食物，多食蔬菜、瓜果，多饮水保证大小便通畅；术后 3~14 天宜进食补血食物，补充高热量、高蛋白、富含维生素及钙类食品，如鸡蛋、瘦肉、鱼类、豆制品等，针对伴有其他内科疾病应在此基础上遵循相应要求。

2. 后期继续高蛋白、富含维生素及钙类食品，如鸡蛋、瘦肉、鱼类、豆制品等，针对伴有其他内科疾病应在此基础上遵循相应要求。

【出院指导】

1. 活动指导　后4~6周可开始过渡到单拐行走，并练习上下楼梯，避免深屈髋动作：坐在椅子上拾物，起、坐沙发和矮凳，坐位穿袜子和鞋子，跪坐；8~10周复查后，确定假体稳定，无特殊要求可开始弃拐行走，并开始进行平衡练习（左右交替重心，直至重心完全放于患腿）；10~12周后可恢复体育运动，可根据自身情况进行游泳、跳舞等运动，避免跑步、跳起等剧烈运动。出院后一个月，门诊进行复诊，检查康复情况及复查假体位置，遵医嘱开始下一步康复内容。

2. 用药指导

（1）内科疾病用药按医嘱继续服用。

（2）预防性抗凝药物：遵医嘱皮下注射低分子肝素钠或口服阿司匹林等，需要严格按时服用。

（3）止痛药物：根据疼痛情况给予口服止痛药物，酌情定时、按需服药。

（唐　鑫）

第二节　骨病与脊柱疾病

一、颈椎病

【概述】

颈椎病（cervicalspondylopathy）是指颈椎间盘退行性改变及其继发性椎间关节退行性变所致脊髓、神经、血管损害的相应症状和体征。颈椎病是中年或中年以上人群的常见病，男性居多，好发部位依次为颈椎5~6节段、颈椎4~5节段和颈椎6~7节段。诱发因素为颈椎退变、慢性劳损、颈部外伤、咽喉与颈部炎症、椎管狭窄及颈椎先天性畸形等。

【临床表现】

1. 眩晕、头痛、视觉障碍、突然摔倒。

2. 颈部不适感及活动受限。

3. 双肩发沉，肩部酸痛胀痛，颈部肌肉痉挛，按压颈部有疼痛，劳累、久坐和姿势不当时加重。

4. 背部肌肉发紧、发僵，背部有压痛点，劳累和受寒后背部不适症状加重。

【检查指导】

1. 检查项目 尿便常规、血常规、生化全项、凝血功能、血型、感染筛查、超声心动、X线胸片、磁共振成像技术、骨密度检查、双下肢彩超。

2. 检查目的及注意事项

（1）尿便常规、血常规、生化全项、凝血功能、血型、感染筛查、超声心动检查，详见"第一章外科健康教育总论第一节外科常见检查"。

（2）颈部 X 线

1）目的：多以颈椎平片最为多见。是目前诊断颈椎病最常用的辅助检查之一。可见颈椎曲度改变，生理前凸减小、消失或反常，椎间隙狭窄，椎体后缘骨赘形成，椎间孔狭窄。

2）注意事项：①如治疗诊断要求必须做 X 射线检查，应穿戴铅保护用品。应对非受照部位，特别是性腺、甲状腺等对 X 射线反应敏感的部位进行防护，穿戴防护设备，在接受检查时可主动向医生提出。②X 射线机处于工作状态时，放射室门上的警告指示灯会亮，此时候诊者，一律在防护门外等候，不要在检查室内等候拍片。没有特别需要陪护的情况下，家属不要进入检查室内陪同，以减少不必要的辐射。

（3）颈部 CT 和磁共振成像技术（MRI）

1）目的：CT 和磁共振成像技术可示颈椎间盘突出，颈椎管矢状径变小，脊髓受压。MRI 是一种无伤害性的多平面成像检查方法，诊断颈椎病的精确率高于 CT 检查。其影像清晰，无放射危害，是现阶段新型的高效检查方法。

2）MRI 检查注意事项：①身体内有不能除去的其他金属异物，如金属内固定物、人工关节、金属义齿、支架、银夹、弹片等金属存留者，为检查的相对禁忌，必须检查时，应严密观察，以防检查中金属在强大磁场中移动而损伤邻近大血管和重要组织，产生严重后果，如无特殊必要一般不要接受磁共振检查。有金属避孕环及活动的金属义齿者一定要取出后再进行检查。②在进入磁共振检查室之前，应去除身上带的手机、磁卡、手表、硬币、钥匙、打火机、金属皮带、金属项链、金属耳环、金属纽扣及其他金属饰品或金属物品。否则，检查时可能影响磁场的均匀性，造成图像的干扰，形成伪影，不利于病灶的显示；而且由于强磁场的作用，金属物品可能被吸进磁共振机，从而对非常昂贵的磁共振机造成破坏；另外，手机、磁卡、手表等物品也可能会遭到强磁场的破坏，而造成个人财物不必要的损失。

（4）骨密度检查

1）目的：是反映骨质疏松程度的最常用检查方法，其是骨质量的一个重要标志，预测骨折危险性的重要依据。骨密度检查是通过 X 射线管球经过一定的装置所获得两种能量，即低能和高能光子峰。此种光子峰穿透身体后，扫描系统将所接受的信号送至计算机进行数据处理，得出骨矿物质含量。该仪器可测量全身任何部位的骨量，精确度高，对人体危害较小。

2）注意事项：①不建议做此项检查人员：年龄 20 岁以下，双腿有骨折或双腿有做关节置换，脚跟有皮肤溃烂者。②检查前洗净双足。

（5）双下肢彩超

1）目的：因骨科手术后并发深静脉血栓概率较高，因此双下肢彩超主要是检查下肢的静脉循环状况，看静脉瓣膜的功能是否良好，了解双下肢动脉血流状况，有没有粥样斑块等。

2）注意事项：保持检查部位清洁；检查选择适宜的运送工具，保证患者安全及保暖；配合医生摆放适宜体位，检查期间应注意安全，避免跌倒或坠床发生。

【围术期指导】

1. 术前准备及注意事项

（1）术前练习去枕平卧，以适应术后卧位要求。

（2）训练床上使用大小便器，以免术后因平卧位，大小便排泄不习惯。

（3）前路手术应进行气管推移训练，第 1 天先从右往左推移 1~2 分钟，逐日增加，2~3 天内达到推移气管 10 分钟不产生呛咳和呼吸困难。

（4）后路手术应进行俯卧训练，第 1 天先俯卧半小时，逐日增加，2~3 天内达到能保持俯卧 3 小时，同时进行呼吸功能训练，达到在俯卧位下仍能进行良好的呼吸活动。

（5）皮肤准备：颈椎前路手术须剃胡须；颈椎后路手术须剃头，下至肩胛下缘。

2. 术后注意事项

（1）心电监护：心电监护期间不可自行调节心电监护仪参数设置，如出现胸闷、呼吸困难，电极片及导线脱落，监护仪报警，及时告知医护人员。

（2）四肢感觉肌力：监测四肢感觉肌力，如术后出现肢体麻木、疼痛症状加重或感觉丧失、出现大小便失禁时，及时告知医护人员。

（3）术后体位

1）前路手术：平卧位不垫枕头，侧卧位垫两个小枕头，沙袋固定颈肩部两侧。颈围护颈，不要做点头或左右摆动动作，因摆动过大易造成植骨骨片脱落而引起脊髓受压。

2）后路手术：术后平卧位头下垫一个小枕头，颈后伤口部位悬空不受压。

3）沙袋固定颈肩部两侧，侧卧位枕 2 个小枕头，此种体位应坚持至少 3 个月。

（4）轴线翻身：术后每 2 小时翻身 1 次，早期由医护人员协助翻身，翻身时应保持头颈、脊柱成一直线不可扭转，交替平卧及左右侧卧位。

（5）伤口引流管：严密观察引流液的量、颜色、性质及切口渗血情况；如引流液量多且稀薄、色淡，应立即告知医护人员。后路手术应保持不扭曲、压迫引流管，保持其通畅。拔出引流管后仔细观察伤口敷料，如有渗出及时更换敷料。

（6）脑脊液漏：注意有无头痛、头昏、恶心、呕吐、颈项强直，并注意体温变化，如术后 5~6 天体温在 38℃~40℃以上，即应引起注意，及时告知医护人员。如有脑脊液漏因脑脊液每天可自行生成，外漏一些对生命没有影响，经过治疗后可治愈。体位改为俯卧位，俯卧时间为 1 小时，然后改侧卧，依次交替进行，同时抬高床尾 10cm，使呈头低足高位可防止脑脊液继续流失，维持一定颅内压，缓解头痛，同时，该体位也有利于硬脊膜和伤口的愈合。

（7）下肢深静脉血栓：骨科大手术后凝血过程持续激活可达 4 周，术后下肢深静脉血栓的危险性可持续 3 个月。术后关注下肢皮肤颜色、温度、肿胀和疼痛情况。围术期持续穿戴弹力袜，鼓励术后早期下肢肌肉锻炼，并进行从下肢足部到大腿的按摩。术后早期同时予双下肢气压泵治疗。

（8）饮食：全麻术后 6 小时给予流食饮食，术后第 1 天半流食饮食，术后第 2 天过渡到软食、普食，通气后可正常进食，注意加强营养调整饮食结构促进身体健康。避免进食干燥、粗糙的食物，进食速度宜慢，避免发生呛咳。术后 3 天内避免进食牛奶、豆浆以防腹胀，多食含钙丰富食物。

3. 康复指导及康复训练

（1）术后颈部制动，使用颈围或支架固定 3 个月，3 个月后逐步解除颈围或支架，循序渐进功能锻炼，如左右侧屈、左右回旋等，以锻炼颈部肌肉，加强劲椎稳定性。

（2）循序渐进主动行四肢各关节的功能锻炼，对指练习、分指握拳练习、肩关节的外旋外展练习及加强颈肌功能锻炼。

【用药指导】

1. 抗生素　如 β-内酰胺类抗生素。

（1）目的：预防、控制感染。

（2）方法：静脉输液。

（3）不良反应：少数情况下发生过敏反应、毒性反应。

（4）注意事项：输液时如有不适，如胸闷、恶心、皮疹等，及时告知医护人员。

2. 止痛药　如氟比洛芬酯注射液、氨酚氢考酮片。

（1）目的：术后及癌症镇痛，各种原因引起的中、重度急慢性疼痛。

（2）方法：静脉输液、口服。

（3）不良反应：静脉输注偶见注射部位疼痛及皮下出血、恶心呕吐、血压上升、瘙痒等症状。口服药偶有呼吸抑制、过敏反应。

（4）注意事项：静脉输注时尽可能缓慢给药，根据需要使用镇痛泵。氨酚羟考酮片成人常规剂量每 6 小时服用一片，不再需要治疗时应平稳递减剂量以防身体依赖出现戒断症状。

3. 促进愈合　如鹿瓜多肽。

（1）目的：用于促进骨骼再生。

（2）方法：静脉输液。

（3）不良反应：尚未见不良反应发生，如出现发热或皮疹，请酌情减少用量或停药。

（4）注意事项

1）静脉输注给药时，本品宜单独使用，不宜与其他药物同时滴注。

2）过敏体质者慎用。

3）使用时发现药品破损或浑浊勿用。

4. 抗凝药　如低分子肝素钠/钙。

（1）目的：预防术后发生血栓栓塞性疾病。

（2）方法：皮下注射。

（3）不良反应：存在出血倾向，注射部位可出现瘀斑。

（4）注意事项

1）有出血或出血倾向者慎用，孕妇及产后妇女慎用。

2）如因本品应用过量引起出血，可用鱼精蛋白拮抗，鱼精蛋白 1mg 可拮抗本品 100anti-XaIU。

【出院指导】

1. 选择高低适当的枕头，保持颈部及脊柱正常的生理弯曲，避免颈部长期悬空、屈曲或仰伸。

2. 颈托的佩戴选择合适的颈托，松紧以颈部能小范围活动，不妨碍吞咽、呼吸，但要防止猛烈抖动为宜，说话和吃饭时尽量不要张大口。

3. 术后颈围制动 3～4 个月。忌颈部旋转，加强四肢各关节、肌肉的锻炼。避免弯腰、低头活动。在日常生活中保持正确颈部姿势，读书时使用有一定倾斜角度的阅读架（与桌面呈 30°～70°），忌长期伏案工作，乘车时避免颈部过伸过曲，注意安全。

4. 嘱咐术后 1、3、6、12 个月到医院复诊，根据恢复的情况，给予进一步的治疗和强调功能锻炼，如有异常及时就诊。

二、腰椎间盘突出

【概述】

腰椎间盘突出症（lumbardischerniation；LDH）是指由于

椎间盘变性、纤维环破裂、髓核组织突出刺激和压迫马尾神经或神经根所引起的一种综合征，是腰腿痛最常见的原因之一。腰椎间盘突出症可发生在任何成年人，最多见于中年人，以20~50岁为多发年龄，男性多于女性。椎间盘突出多发生在腰椎4~5节段和腰椎5节段与骶1节段。主要诱发因素为腰椎间盘退行性改变、外伤及腰椎间盘内压力突然升高。

【临床表现】

腰痛、下肢放射痛、下肢感觉及运动功能减弱及马尾神经症状。

【检查指导】

1. 检查项目　尿便常规、血常规、生化全项、凝血功能、血型、感染筛查、超声心动、X线胸片、磁共振成像技术、骨密度检查、双下肢彩超。

2. 检查目的及注意事项

（1）尿便常规、血常规、生化全项、凝血功能、血型、感染筛查、超声心动，详见"第一章外科健康教育总论第一节外科常见检查"。

（2）腰椎X线

1）目的：以腰椎平片最为多见。是目前诊断颈椎病最常用的辅助检查之一。能直接反映腰部有无侧突、椎间隙有无狭窄等。

2）注意事项：①如治疗诊断要求必须做X射线检查，应穿戴铅保护用品。应对非受照部位，特别是性腺、甲状腺等对X射线反应敏感的部位进行防护，穿戴防护设备，在接受检查时可主动向医生提出。②X射线机处于工作状态时，放射室门上的警告指示灯会亮，此时候诊者，一律在防护门外等候，不要在检查室内等候拍片。没有特别需要陪护的情况下，家属不要进入检查室内陪同，以减少不必要的辐射。

（3）腰椎CT

1）目的：可显示黄韧带是否增厚及椎间盘突出的大小、方向等。

2）注意事项：①妊娠妇女不要进行 CT 检查。②进行腰椎部位 CT 检查时，请除去皮带、裤扣、拉锁等物品。

（4）腰椎磁共振成像技术

1）目的：磁共振成像技术（MRI）可示椎管形态，全面反映出各椎体、椎间盘有无病变及神经根和脊髓受压情况，对本病有较大诊断价值。其影像清晰，无放射危害，是现阶段新型的高效检查方法。

2）注意事项：①身体内有不能除去的其他金属异物，如金属内固定物、人工关节、金属义齿、支架、银夹、弹片等金属存留者，为检查的相对禁忌，必须检查时，应严密观察，以防检查中金属在强大磁场中移动而损伤邻近大血管和重要组织，产生严重后果，如无特殊必要一般不要接受磁共振检查。有金属避孕环及活动的金属义齿者一定要取出后再进行检查。②在进入磁共振检查室之前，应去除身上带的手机、磁卡、手表、硬币、钥匙、打火机、金属皮带、金属项链、金属耳环、金属纽扣及其他金属饰品或金属物品。否则，检查时可能影响磁场的均匀性，造成图像的干扰，形成伪影，不利于病灶的显示；而且由于强磁场的作用，金属物品可能被吸进磁共振机，从而对非常昂贵的磁共振机造成破坏；另外，手机、磁卡、手表等物品也可能会遭到强磁场的破坏，而造成个人财物不必要的损失。

（5）骨密度检查

1）目的：是反映骨质疏松程度的最常用检查方法，其是骨质量的一个重要标志，预测骨折危险性的重要依据。骨密度检查是通过 X 射线管球经过一定的装置所获得两种能量，即低能和高能光子峰。此种光子峰穿透身体后，扫描系统将所接受的信号送至计算机进行数据处理，得出骨矿物质含量。该仪器可测量全身任何部位的骨量，精确度高，对人体危害较小。

2）注意事项：①不建议做此项检查人员：年龄 20 岁以下，双腿有骨折或双腿有做关节置换，脚跟有皮肤溃烂者。②检查前洗净双足。

（6）双下肢彩超

1）目的：因骨科手术后并发深静脉血栓概率较高，因此双下肢彩超主要是检查下肢的静脉循环状况，看静脉瓣膜的功能是否良好，了解双下肢动脉血流状况，有没有粥样斑块等。

2）注意事项：保持检查部位清洁；检查选择适宜的运送工具，保证患者安全及保暖；配合医生摆放适宜体位，检查期间应注意安全，避免跌倒或坠床发生。

【围术期指导】

1. 术前准备及注意事项　术前 2~3 天进行以下训练

（1）俯卧位、卧位大小便训练，有助耐受术中体位，避免术后因卧位大小便发生尿潴留或便秘。

1）指导采取正确的卧位，指导卧硬板床，膝关节微屈曲，以放松背部肌肉，禁止半卧位。

2）指导练习术中俯卧体位。由于腰椎手术采用俯卧位，时间 1~2 小时，往往感到不习惯，甚至难以忍受，所以在手术前 1~2 天开始手术卧位训练，帮助逐渐适应手术卧位，提高耐受能力。方法：取俯卧位，在胸腹部垫一纵向软垫，头侧卧，上肢可以置于身体旁边或头部周围，应注意保持肩和肘关节 90° 以避免神经根和臂丛神经的压迫，逐渐训练至持续俯卧 1~2 小时，每天练习 3 次，时程逐渐增加至一次俯卧坚持 2 小时。

3）指导练习床上大小便（用小便壶）。腰椎手术后一般需要绝对卧床，大部分不习惯床上排大小便，所以必须在术前 2 天训练床上大小便习惯，使术后能得以适应。

（2）呼吸道准备

1）指导吸烟者戒烟，讲清戒烟重要性，吸烟容易刺激呼吸道而引起咳嗽，而咳嗽又能使腹压增加，造成腰椎间盘所受压力增加，对术后切口及深部组织的恢复不利。

2）呼吸功能训练：帮助肺部的扩张及肺功能的恢复，避免肺炎。深呼吸方法：吸气时气体由鼻孔吸入，把气体深缓地吸入肺底部，保持3秒，然后缓缓呼出。有效咳痰方法：采用半坐卧姿势或坐起来，身体略前倾。双手从伤口两侧压紧伤口。进行深而慢的呼吸5~6次，即深吸气至膈肌完全下降，屏气3~5秒，继而缩唇，缓慢地经口将肺内气体呼出，再深吸一口气后屏气3~5秒，身体前倾，从胸腔进行2~3次短促有力的咳嗽，咳嗽同时收缩腹肌或用手按压上腹部，帮助痰液咳出。

（3）体质准备：糖尿病指导其合理饮食，正确服药，将血糖控制在手术理想水平（血糖值应控制在餐前90~130mg/dL，糖化血红蛋白值应小于7.0%）。高血压嘱其按时服药，定时测量血压，以保持正常。指导注意避免感冒，因感冒可使机体抵抗力降低，免疫功能低下，同时感冒引起的咳嗽也能使腹压增加，从而使腰椎间盘所承受的压力迅速增加，既不利于术后切口的恢复，又增加痛苦。

（4）避免身体过度扭转，保持脊柱的正常生理弯曲度，防止残存椎间盘突出，保证手术效果，防止术后内置物移位或断裂，指导练习床上轴线翻身。

方法：先将双下肢屈曲，一手托肩，一手托臀，同时指导屈膝对侧腿蹬床给予辅助力量，双手协助慢慢转动成侧卧位，身体背部与床面成60°角，并在身后垫软枕支持。

2. 术后注意事项

（1）术后使用心电监护期间不可自行调节心电监护仪参数设置，如出现胸闷、呼吸困难，电极片及导线脱落，监护仪报警，请及时告知医护人员。同时关注双下肢感觉肌力，如发现下肢出现麻木加重、活动障碍或剧烈疼痛及时告知医生。

（2）术后体位：术后去枕平卧6小时，6小时后可轴线翻身，每2小时翻身一次。以仰卧位宜，适当侧卧。避免过早剧烈运动，避免身体过度扭转，保持脊柱的正常生理弯曲度，防止残存椎间盘突出，利于预后，3～4天后可佩戴腰围下地活动。

（3）伤口引流管

1）妥善固定引流管，将引流管固定在床上，以防翻身或活动时管路被牵拉而脱出，活动时引流管应留有足够长度。

2）保持引流管通畅，防止扭曲、受压、折叠，防止阻塞。

3）若放置多根引流管，应分别固定。

4）如观察到伤口渗液、渗血、引流量突然增多、引出大量血性液及时告知医生。引流液随伤口的愈合，量会逐渐减少。

5）注意观察引流管周围皮肤，有无红肿，破损，引流液是否外渗。

6）引流放置的位置不可过高，平卧、坐位、站立或行走时不可高于手术切口，以防止引流液反流引起感染。

（4）脑脊液漏：注意有无头痛、头昏、恶心、呕吐、颈项强直，如术后5～6天体温在38～40℃以上，应告知医护人员，观察是否出现切口感染或化脓性脊膜炎。如有脑脊液漏，因脑脊液每天可自行生成，外漏一些对生命没有影响，经过治疗后可治愈。体位改为俯卧位，俯卧时间为1小时，然后改侧卧，依次交替进行，同时抬高床尾10cm，呈头低足高位可防止脑脊液继续流失，维持一定颅内压，缓解头痛，同时，该体位也有利于硬脊膜和伤口的愈合。

（5）预防下肢深静脉血栓：骨科大手术后凝血过程持续激活可达4周，术后下肢深静脉血栓的危险性可持续3个月。

术后密切观察皮肤颜色、温度、肿胀和疼痛情况。围术期持续穿戴弹力袜，鼓励术后早期下肢肌肉锻炼，并指导陪护人员进行从患肢足部到大腿的按摩。术后早期同时予双下肢气压泵治疗。

（6）饮食：全麻术后 6 小时给予流食饮食，术后 1 天半流食饮食，术后 2 天过渡到软食、普食，通气后可正常进食，注意加强营养剂调整饮食结构促进身体健康。避免进食干燥、粗糙的食物，进食速度宜慢，避免发生呛咳。术后 3 天内避免进食牛奶、豆浆以防腹胀，多食含钙丰富食物。

（7）便秘指导

1）饮食：多给患者吃含纤维素高的饮食，粗粮如玉米面、荞麦面、豆类等，蔬菜如芹菜、洋葱、蒜苗、菠菜、萝卜、生黄瓜等，水果如香蕉、梨等。还应增加花生油、豆油、香油等油脂的摄入。高纤维素食品在胃肠道中不易被消化酶破坏，而且能吸收大量水分使大便软化，并能增加肠内容物，刺激肠蠕动，使大便通畅。油脂类不但能直接润肠，而且分解后产生的脂肪酸还有刺激胃肠蠕动的作用。

2）足够的饮水：每天至少应保证水的摄取量达 2000ml，（心肾功能正常的情况下）可喝些淡盐水或蜂蜜水，也可每天空腹喝一杯温水。水分可增加肠内容物容积，刺激胃肠蠕动，并能使大便软化。空腹饮水可对排便有刺激作用，反射性地引起排便。

3）适当的运动：除遵医嘱进行功能锻炼外，顺肠蠕动方向作腹部顺时针按摩，一天 4 次，以促进肠道蠕动。待病情好转后早日下床活动。

4）养成定时排便的习惯：因病情或治疗需要而长期卧床，则制定排便表，即使无便意也应坚持进行排便，如每天早餐后按时排便，因早餐后易引起胃-结肠反射，此刻训练排便易建立条件反射，日久便可养成定时排便的习惯。

5）服用一些止痛药物也易导致便秘，及时告知医护人员，按医嘱改变药物或停药或使用缓泻药物。如出现有发热、恶心或腹痛时及时告知医护人员。

6）如在正常饮食情况下，3天及以上无大便排出或有便意但排便困难，请告知医护人员，遵医嘱使用缓泻剂或进行灌肠治疗。

3. 康复指导及康复训练

（1）术后1~3天：术后早期直腿抬高锻炼，是防止神经根粘连的有效措施。术后第1天可进行直腿抬高锻炼，初次由30°开始，逐渐加大抬腿幅度，并练习股四头肌等长收缩，每天2次，每次30分钟。

（2）术后3~5天：术后第3天起鼓励主动直腿抬高锻炼。

（3）术后5~7天：应在直腿抬高、股四头肌锻炼的基础上做一些屈膝、屈髋的被动活动，以增加双下肢肌肉的力量。

（4）术后第7天：开始腰背部的锻炼，提高腰背肌的力量增强脊柱的稳定性。开始用五点式，即两足跟、两肘、后枕支撑床抬起身体；熟练掌握以后，再改为三点式，即两足跟、后枕支撑床抬起身体；1~2周后改为飞燕式，即俯卧位，头、双上肢、双下肢同时抬起。每天3~4次，每次30分钟，逐步增加次数，即使痊愈出院，也应坚持锻炼半年以上。

【用药指导】

1. 抗生素　如β-内酰胺类抗生素。

（1）目的：预防、控制感染。

（2）方法：静脉输液。

（3）不良反应：少数情况下发生过敏反应、毒性反应。

（4）注意事项：输液时如有不适，如胸闷、恶心、皮疹等，及时告知医护人员。

2. 减轻水肿　如七叶皂苷钠。

（1）目的：减轻软组织肿胀。

（2）方法：静脉输液。

（3）不良反应

1）偶见注射部位局部疼痛、肿胀、经热敷可使症状迅速消失。

2）偶有过敏反应。

（4）注意事项

1）输液部位出现红、肿、痛立刻告知护士。

2）用药期间需要监测肾功能变化。

3. 抑制胃酸药　如泮托拉唑钠。

（1）目的：手术后防止胃酸反流合并吸入性肺炎，减轻胃部不适。

（2）方法：静脉输液。

（3）不良反应

偶见头晕、失眠、嗜睡、恶心、腹泻、便秘、皮疹和肌肉疼痛等症状。大剂量使用时可出现心律不齐、转氨酶升高、肾功能改变、粒细胞降低等。

（4）注意事项

1）本品抑制胃酸分泌的作用强，时间长，故应用本品时不宜同时再服用其他抗酸剂或抑酸剂。为防止抑酸过度，在一般消化性溃疡等病时，不建议大剂量长期应用（莘-艾综合征例外）。

2）肾功能受损者不需调整剂量；肝功能受损者需要酌情减量。

3）治疗胃溃疡时应排除胃癌后才能使用本品，以免延误诊断和治疗。

4. 营养神经药　如牛痘疫苗致炎兔皮提取物注射液。

（1）目的：缓解神经痛症状。

（2）方法：静脉输液或肌内注射。

（3）不良反应

1）偶尔会出现皮疹、红斑、荨麻疹、瘙痒等过敏症状。

2）偶尔会出现恶心、呕吐、反胃、食欲缺乏等消化道症状。

3）偶尔会出现头晕、头痛、潮红、冷汗等神经系统症状。

（4）注意事项：出现疼痛需告知护士立即拔针，更换注射部位。

5. 抗凝药　如低分子肝素钠/钙。

（1）目的：预防术后发生血栓栓塞性疾病。

（2）方法：皮下注射。

（3）不良反应：存在出血倾向，注射部位可出现瘀斑。

（4）注意事项

1）有出血或出血倾向者慎用，孕妇及产后妇女慎用。

2）如因本品应用过量引起出血，可用鱼精蛋白拮抗，鱼精蛋白 1mg 可拮抗本品 100anti-XaIU。

【出院指导】

1. 出院后继续佩戴腰围 3 个月，3 个月后逐步解除腰围，纠正不良姿势，拾物时屈膝下蹲，不从仰卧位直接起床等，增加自我保护意识，腰部勿负重，坚持腰背肌锻炼。

2. 建立医患联系卡，行随访调查，嘱咐术后 1 个月、3 个月、6 个月、12 个月到医院复诊，根据恢复情况，给予进一步的治疗和强调功能锻炼，如有异常及时就诊。

三、脊柱压缩性骨折

【概述】

脊柱骨折与脱位常见，占全身骨折脱位的 4.8%～6.6%。而脊柱压缩性骨折（vertebral compression fracture）又占其中的 70%～80%，多发生在胸腰段，占 82.2% 左右。老年人多存在骨质疏松（osteoporosis），故常无明显外力作用或仅有轻微外力作用下便可发生脊柱压缩性骨折，且多为单纯性椎体压缩骨折。由于老年患者的骨质疏松，致伤暴力可轻可重。轻者如坐车颠簸、跨下车门、跳下台阶、滑倒时骶部着地，产生慢性椎体压缩性骨折；重者如车祸、从高处坠落、重物打击头颈和背部、塌方时被泥土掩埋，产生急性椎体压缩性骨折。

【临床表现】

胸腰部剧烈疼痛。

【检查指导】

1. 检查项目　尿便常规、血常规、生化全项、凝血功能、血型、感染筛查、超声心动、X线胸片、骨密度检查。

2. 检查目的及注意事项

（1）尿便常规、血常规、生化全项、凝血功能、血型、感染筛查、超声心动检查，详见"第一章外科健康教育总论第一节外科常见检查"。

（2）骨折椎体X线

1）目的：对于腰椎间盘突出症的影像检查，医生一般在经过临床检查后，会对做腰椎的X线检查，其中多以腰椎平片最为多见。也是目前最常用的辅助检查之一。

2）注意事项：如治疗诊断要求必须做X射线检查，应穿戴铅保护用品。应对非受照部位，特别是性腺、甲状腺等对X射线反应敏感的部位进行防护，穿戴防护设备，在接受检查时可主动向医生提出。射线机处于工作状态时，放射室门上的警告指示灯会亮，此时候诊者，一律在防护门外等候，不要在检查室内等候拍片。没有特别需要陪护的情况下，家属不要进入检查室内陪同，以减少不必要的辐射。

（3）骨密度检查

1）目的：骨密度是骨质量的一个重要标志，反映骨质疏松程度，预测骨折危险性的重要依据。骨密度检查是最常用的方法通过X射线管球经过一定的装置所获得两种能量，即低能和高能光子峰。此种光子峰穿透身体后，扫描系统将所接受的信号送至计算机进行数据处理，得出骨矿物质含量。该仪器可测量全身任何部位的骨量，精确度高，对人体危害较小。

2）注意事项：不建议做此项检查人员：年龄 20 岁以下，双腿有骨折或双腿有做关节置换，脚跟有皮肤溃烂者。检查前洗净双足。

【围术期指导】

1. 术前准备及注意事项

（1）指导采取正确的卧位，指导卧硬板床，膝关节微屈曲，以放松背部肌肉，禁止半卧位。

（2）练习床上大小便（用小便壶），大便禁止使用便盆。

（3）疼痛指导：为减轻因骨折引起的疼痛，减少或避免下地活动，采取侧卧或仰卧位，遵医嘱按时服用止痛药物。

2. 术后注意事项

（1）生命体征：术后 2 小时进行心电监护，期间不可自行调节心电监护仪参数设置，如出现胸闷、呼吸困难，电极片及导线脱落，监护仪报警，请及时告知医护人员。

（2）体位：平卧 1~2 小时，压迫伤口，帮助止血，观察伤口有无渗血。

（3）注意观察骨折疼痛部位有无好转及双下肢疼痛、麻木情况。

（4）严密观察呼吸情况：胸闷、憋气、呼吸困难等，及时发现肺栓塞。

（5）6 小时后可遵医嘱下地活动，注意安全，并注意循序渐进。

（6）安全指导，预防再次跌倒。

1）衣着合身，选用大小适宜、防滑平底鞋，夜间睡眠及行动不便者可适当使用床挡保护，在沐浴如厕时避免独自一人时锁闭卫生间大门，学会使用应急呼叫器及识别各种危险警告标识，视力不佳者避免夜间外出活动。

2）下床"三步"法：起床活动时，应采用循序渐进的下床"三步"法（第1步先床上坐位3分钟，第2步足下垂3分钟，第三步床旁站立3分钟），下床后感觉无异常（头晕、心悸、出冷汗等）时再活动。

（7）饮食：术后禁食2小时后可正常进食，如无禁忌多进食含钙丰富的食物（乳类、乳制品、豆类、鱼、虾等水产品）以预防骨质疏松。

【用药指导】

1. 止痛药　如盐酸曲马多缓释片。

（1）目的：缓解疼痛。

（2）方法：口服。

（3）不良反应

用药后可能出现恶心、呕吐、出汗、口干、眩晕、嗜睡等症状。

（4）注意事项

1）长期使用可能出现耐药性或药物依赖性。

2）服用后有可能影响的驾驶或机械操作的反应能力。

3）如用量超过规定剂量或与中枢神经镇静剂合用，可能会出现呼吸抑制。

4）肝肾功能受损的，用药间隔要适当延长。

5）心脏疾病患者酌情慎用。

2. 补钙　如鲑鱼降钙素。

（1）目的：促进钙离子在骨骼上的沉积。

（2）方法：肌内注射。

（3）不良反应：常见恶心、呕吐、头晕和面部潮红，这些反应与剂量有关。偶见多尿、寒战，必要时可暂时性减少药物剂量。罕见局部或全身性过敏反应。

（4）注意事项

1）长期使用本药可见药物失效。

2）儿童治疗期不要超过数周。

3）本药可通过乳汁，哺乳期妇女应避免使用。

【出院指导】

1. 出院一个月后到门诊复查，发现异常及时就诊。避免重体力活动，避免再次扭伤、摔伤。

2. 骨质疏松指导

（1）多吃含钙丰富的食品：乳制品是补钙最佳食品。以牛乳最好，其次是乳酪、黄油和酸奶等。海产品及豆制品也富含钙质。

（2）菜肴应荤素结合、低盐为佳：菠菜、蕹菜、竹笋和茭白等含草酸高，草酸可影响钙吸收，在烹饪时宜先在开水中焯一下，使部分草酸溶于水而降低草酸含量。低盐饮食可预防高血压等心脑血管疾病，还可减少钙从尿中的排出，并可避免因其他疾病引发的骨质疏松症。

（3）禁烟酒：吸烟对骨质影响可能与烟草中的烟碱有关，烟碱能增加骨吸收，抑制骨形成。在各类酒中，啤酒和蒸馏酒致骨质疏松的作用最明显，而葡萄酒作用不明显。

（4）减少咖啡、浓茶及富磷食物的摄入：动物肝脏、碳酸饮料、可口可乐等含磷较高，高磷摄入可导钙调节激素持续性紊乱，可加速骨质的丢失。

（5）加强运动：运动是骨重建的决定性因素，负荷运动可增加骨量，可预防骨丢失，还可改善肌肉和增加灵活性，从而减少跌倒及其不良后果。

（6）充分接受日光浴：能促进肠道内钙质的吸收。

（7）遵医嘱服用补钙药物。

（8）防止跌倒与意外损伤。

四、脊柱结核

【概述】

脊柱结核（tuberculosis of spine）的发病率在全身骨与关

节结核中最高，约占 50% 以上。其中椎体结核约占 99%。在整个脊柱中，腰椎结核发病率最高，其次胸椎，腰椎段占第三位。多为继发性结核病。原发病灶多为肺结核或消化道结核。骨、关节结核大多发生于原发性结核的活动期，但也可出现在原发病灶静止甚至愈合多年后。

【临床表现】

1. 全身症状　发病慢，全身症状不明显。可有低热、脉快、食欲减退、消瘦、盗汗、疲劳乏力等慢性中毒症状。

2. 局部症状与体征

（1）症状：局部疼痛，多为轻微钝痛，劳累、咳嗽、打喷嚏或持重物时可加重。

（2）体征

1）脊柱畸形和腰部活动受限：疼痛导致椎旁肌痉挛，致姿势异常，脊柱呈后凸或侧凸畸形，以胸段为明显。腰椎结核弯腰动作受限。

2）寒性脓肿或窦道：部分的脓肿破溃至皮肤后，可见窦道及干酪样分泌物。

3）压痛和叩击痛：受累椎体棘突处有压痛和叩击痛。

4）截瘫：脓液、死骨和坏死的椎间盘可压迫脊髓，造成部分或完全截瘫，出现肢体感觉、运动和括约肌功能障碍。

【检查指导】

1. 检查项目　尿便常规、血常规、生化全项、凝血功能、血型、感染筛查、超声心动、X 线、CT、磁共振成像技术、双下肢彩超。

2. 检查目的及注意事项　尿便常规、血常规、生化全项、凝血功能、血型、感染筛查、超声心动，详见"第一章外科健康教育总论第一节外科常见检查"。

3. 影像学检查目的及注意事项

（1）脊柱 X 线

1）目的：中心型椎体结核者可见椎体中央骨质破坏，侧位片可见大范围的骨质破坏区，可见小死骨或椎体成楔状变形。边缘型椎体结核者，早期椎体上或下缘有骨质破坏，椎间隙变窄或消失。颈椎结核可有咽后壁脓肿影，胸椎结核可见椎旁脓肿阴影，腰椎结核可见腰大肌阴影增宽。

2）注意事项：①保持检查部位清洁。②检查选择适宜的运送工具（平车或轮椅）保证安全及保暖。③上机扫描前须取下金属物品，如发卡、手表、项链等，禁止穿着带有金属纽扣的衣服。④配合医生摆放适宜体位。⑤如治疗诊断要求必须做 X 射线检查时，应穿戴铅保护用品。应对非受照部位，特别是性腺、甲状腺等对 X 射线反应敏感的部位进行防护，穿戴防护设备，在接受检查时可主动向医生提出。⑥X 射线机处于工作状态时，放射室门上的警告指示灯会亮，此时候诊者，一律在防护门外等候，不要在检查室内等候拍片。没有特别需要陪护的情况下，家属不要进入检查室内陪同，以减少不必要的辐射。

（2）脊柱 CT 检查

1）检查目的：可清晰显示病灶位置、有无空洞或死骨。

2）注意事项：①保持检查部位清洁。②检查选择适宜的运送工具（平车或轮椅）保证安全及保暖。③上机扫描前须取下金属物品，如发卡、手表、项链等，禁止穿着带有金属纽扣的衣服。④配合医生摆放适宜体位。⑤如治疗诊断要求必须做 CT 检查时，应穿戴铅保护用品。应对非受照部位，特别是性腺、甲状腺等对 X 射线反应敏感的部位进行防护，穿戴防护设备，在接受检查时可主动向医生提出。⑥CT 机处于工作状态时，放射室门上的警告指示灯会亮，此时候诊者，一律在防护门外等候，不要在检查室内等候拍片。没有特别需要陪护的情况下，家属不要进入检查室内陪同，以减少不必要的辐射。

（3）脊柱 MRI 检查

1）检查目的：具有早期诊断价值，主要用于观察脊髓有无受压或变性。

2）注意事项：①身体内有不能除去的其他金属异物，如心脏起搏器、动脉瘤夹、金属内固定物、人工关节、金属义齿、支架、银夹、弹片等金属存留者，为检查的相对禁忌，必须检查时，应严密观察，以防检查中金属在强大磁场中移动而损伤邻近大血管和重要组织，产生严重后果，如无特殊必要一般不要接受磁共振检查。有金属避孕环及活动的金属义齿者一定要取出后再进行检查。②在进入磁共振检查室之前，应去除身上带的手机、磁卡、手表、硬币、钥匙、打火机、金属皮带、金属项链、金属耳环、金属纽扣及其他金属品或金属物品。否则，检查时可能影响磁场的均匀性，造成图像的干扰，形成伪影，不利于病灶的显示；而且由于强磁场的作用，金属物品可能被吸进磁共振机，从而对非常昂贵的磁共振机造成破坏；另外，手机、磁卡、手表等物品也可能会遭到强磁场的破坏，而造成个人财物不必要的损失。

（4）双下肢彩超

1）目的：因骨科手术后并发深静脉血栓概率较高，因此双下肢彩超主要是检查下肢的静脉循环状况，看静脉瓣膜的功能是否良好，了解双下肢动脉血流状况，有没有粥样斑块等。

2）注意事项：保持检查部位清洁；检查选择适宜的运送工具，保证患者安全及保暖；配合医生摆放适宜体位，检查期间应注意安全，避免跌倒或坠床发生。

【围术期指导】

1. 术前准备及注意事项

（1）术前抗结核治疗至少 2 周，且全身症状改善。

（2）绝对卧硬板床休息，以减轻椎体压力，防止脊柱变形和神经受损。

（3）进食高蛋白、高热量及高维生素饮食以提高体质。

（4）术前常规准备：详见"第一章外科健康教育总论第四节外科手术前后"。

2. 术后注意事项

（1）麻醉术后护理常规：详见"第一章外科健康教育总论第三节麻醉"。

（2）生命体征监测：心电监护期间不可自行调节心电监护仪参数设置，如出现胸闷、呼吸困难，电极片及导线脱落，监护仪报警，及时告知医护人员。

（3）预防术后并发症：压疮、坠积性肺炎、泌尿系感染（详见"第八章骨外科常见疾病健康教育第一节骨与关节损伤"）。

（4）饮食：术后6小时可进普食。鼓励进食高热量、高蛋白、高维生素，易消化的饮食，包括各种瘦肉、鱼、鸡、鸭、蛋类、新鲜蔬菜、水果等，以补充机体消耗，提高对手术、化疗的耐受性。鼓励多饮水，保持大便通畅。

3. 康复指导及康复训练

（1）术后卧床3~6个月，术后第2天，可进行直腿抬高练习。同时被动活动，按摩下肢各关节，以防止关节粘连。

（2）主动活动非限制部位，合并截瘫或脊柱不稳定者，作抬头、深呼吸和上肢活动，同时被动活动、按摩下肢各关节。

【用药指导】

一线抗结核药物有异烟肼、利福平、链霉素、乙胺丁醇。以异烟肼与利福平为首选药。为了提高疗效防止耐药性多为联合用药。一般主张异烟肼＋利福平，或异烟肼＋乙胺丁醇。严重者可以三种药物同时使用；脊柱结核一般连续用药2年。

1. 异烟肼　成人剂量每天300mg，分3次口服或晨起顿服。

2. 利福平 成人剂量每天 450mg，晨起顿服。一般应用时间为 3 个月。利福平对肝有毒性作用，用药 3 个月后应复查肝功能，根据肝功能决定是否继续用利福平。

3. 乙胺丁醇 对结核杆菌有明显的抑菌作用。成人剂量每天 750mg，晨起顿服。乙胺丁醇偶见有视神经损害。

4. 链霉素 成人剂量每天一次 0.75g，一天 1 次；肌内注射。

链霉素的注意事项及毒副反应

（1）链霉素容易损害听觉神经，可以引起眩晕，运动时失去协调（我们称共济失调）；可以引起耳鸣，听力下降，严重时出现耳聋。

（2）产生链霉素过敏反应的人很少，但还是有的。轻的出现发热、药物性皮疹，严重的会发生剥脱性皮炎（是一种全身性的严重的皮肤病），甚至过敏性休克。所以，有链霉素和其他药物过敏史者不用或慎用。

（3）链霉素对肾脏的毒性较多，肾功能有损害的应该少用和不用，即使一定要用，必须经常查验肾功能和尿常规，老年人因药物血浓度维持时间比年轻者长，所以，应用链霉素要减量和谨慎使用，并进行严密观察。

（4）有的可以出现口唇周围和面部的麻木感。轻者不需停药，重者必须在医师的指导下减量或停药。

【出院指导】

1. 进行出院后功能锻炼。

2. 抗结核药物需联合、连续服药，保证骨结核病灶的清除，防止复发。

3. 注意用药监护连续用药 2 年，严格按医嘱提示的抗结核药物的剂量、用法、毒副反应及保存方法等执行。用药过程中警惕肝功能受损及多发性神经炎的发生（详见本节药物指导抗结核药物指导）。

4. 定期复诊复查与药物毒副作用相关脏器的功能。若出现耳鸣、听力异常，立即停药并复诊。

5. 椎体手术者，术后继续卧硬板床 3 个月，3 个月后可在床上活动，半年后方可离床活动，应注意防止胸腹部屈曲，以免植入骨块脱落或移动。

（崔雅婷　贾晶丽　郭　佳）

第三节　骨肉瘤

【概述】

骨肉瘤（osteosarcoma）是最常见的原发恶性骨肿瘤。恶性程度高，预后差。发病年龄多在 10～20 岁青少年多见。男性多于女性。好发部位是长管状骨的干骺端，股骨远端和胫骨近端最多见，其次是肱骨和腓骨近端。其组织学特点是瘤细胞直接形成骨样组织或未成熟骨，故又称成骨肉瘤。近年来，由于早期诊断和化疗的发展，使骨肉瘤的五年存活率大大提高。

【临床表现】

骨肉瘤的突出症状是肿瘤部位的疼痛，由肿瘤组织侵蚀和溶解骨皮质所致。

1. 疼痛　肿瘤部位发生不同程度的疼痛是骨肉瘤非常常见和明显的症状，由膨胀的肿瘤组织破坏骨皮质，刺激骨膜神经末梢引起。疼痛可由早期的间歇性发展为持续性，疼痛的程度可有所增强。下肢疼痛可出现避痛性跛行。

2. 肿块　随着病情发展，局部可出现肿胀，在肢体疼痛部位触及肿块，伴明显的压痛。肿块增长迅速者，可以从外观上发现肿块。肿块表面皮温增高和浅表静脉显露，肿块表面和附近软组织可有不同程度的压痛。因骨化程度的不同，肿块的硬度各异。肿块增大，造成关节活动受限和肌肉萎缩。

3. 跛行　由肢体疼痛而引发的避痛性跛行，随着病情的进展而加重，患病时间长者可以出现关节活动受限和肌肉萎缩。

4. 全身状况　表现为发热、不适、体重下降、贫血以致衰竭。肿瘤增长很快的，早期就发生肺部转移，致全身状况恶化。瘤体部位的病理骨折使症状更加明显。

【辅助检查】

1. 检查项目　尿便常规、血常规、生化全项、凝血功能、血型、感染筛查、超声心动、X线胸片、PET/CT、血管造影、CT、MRI、病理学检查。

2. 检查目的及注意事项

（1）尿便常规、血常规、生化全项、凝血功能、血型、感染筛查、超声心动、X线胸片，详见"第一章外科健康教育总论第一节外科常见检查"。

（2）骨肿瘤部位PET/CT

1）目的：PET/CT是指由CT提供病灶精确解剖位置，PET提供病灶详尽的功能等信息，一次显像就可以获得各方位的断层图像，达到早期发现病灶和诊断疾病目的，有助于对骨肉瘤进行分期和术前评估。

2）注意事项：①检查前禁食4~6小时，可饮白开水；②检查前需注意控制血糖，禁饮酒及含糖饮料，禁静脉输注葡萄糖注射液，禁做剧烈或长时间运动；③注射显影剂后安静休息，不走动、咀嚼或交谈；④上机扫描前须取下金属物品；⑤孕妇、情绪焦躁或情绪不稳定者不行此项检查；⑥检查后多饮水，加速显影剂代谢；⑦检查后24小时内不宜接触孕妇或儿童。

（3）肿瘤血管造影

目的：可以提供骨肉瘤的边界以及骨肉瘤周围血管的受压和肿瘤组织的供血情况。为术前行介入血管栓塞治疗提供依据。

（4）骨肿瘤 CT 检查

1）目的：可以确定骨肉瘤髓内及软组织侵犯的范围。CT 还有助于明确骨肉瘤的"跳跃性转移"的诊断。

2）注意事项：增强 CT 需检查前禁食 4~6 小时，一位家属陪同签字；平扫 CT 无需特殊准备。

（5）骨肿瘤磁共振（MRI）：与 CT 检查互为补充，磁共振对骨肉瘤在髓内及周围软组织中的侵犯范围的图像更清晰。

（6）病理学检查：对骨肉瘤的分型和临床诊断有重要意义。

【围术期指导】

1. 术前准备及注意事项

（1）拐杖的使用方法

1）拄拐行走：①将双拐支撑在双脚两侧的前方，保持身体平稳。②两个拐杖顶部尽量压在双侧肋骨上，不要用腋窝直接顶在拐杖上，伸直肘部，用双手支撑体重。③双拐同时向前移动。④向前移动患腿于双拐之间同一平面。⑤再向前摆动正常腿，放在双拐的前方。⑥不断地重复，就可以向前行走了（双拐→患腿→正常腿）。

注意：行走过程中不要依靠在双拐顶上。

2）起身站立：①在准备站立前，请先确定椅子或床是否稳定牢固。②正常腿支撑在地面上，身体向前移动到椅子或床的边缘。③将双拐并拢合在一起，用患腿一侧的手握住拐杖手柄，健侧的手扶住椅子扶手或床缘。④两手一起支撑用力，同时你的正常腿发力站起，保持站稳。

注意：在你开始行走之前，请先确保已经站稳，然后再将拐杖分置身体两侧。

3）坐下：①身体向后慢慢退，直到正常侧的腿碰到椅子或者床的边缘。②保持重心在正常腿上，将双拐并拢合在一起。③用患腿一侧的手握住拐杖手柄，健侧的手放到椅子或床缘上，然后弯曲健侧膝盖，慢慢坐下。④坐下过程慢慢来。始终保持双拐放在椅子旁边。

注意：除非医生允许的患腿部分负重，否则下坐过程仍需保持你的患腿离开地面不受力。

4）上下台阶或楼梯：①如果台阶或楼梯有扶手，尽量利用扶手。将两个拐杖合在一起用远离楼梯扶手一侧的手握住；另一手扶住楼梯扶手，身体尽量靠近扶手。②上下没有扶手的楼梯：根据指导方法，两手各持一拐杖，如同行走时一样。

具体步骤：a. 上楼梯（有扶手）：准备上楼时，移动身体靠近最底层的一节楼梯；合并双拐一手持握，另一侧手扶住楼梯扶手，身体尽量靠近扶手；两手同时支撑，将正常腿向前跨上一级楼梯；重心保持在正常腿上；再移动双拐和患腿上到同一级楼梯；不断重复上楼。一节一节上楼梯，注意安全。b. 上楼梯（无扶手）：准备上楼时，移动身体靠近最底层的一节楼梯；两手各持一拐杖，同时支撑，将正常腿向前跨上一级楼梯；重心保持在正常腿上；再移动双拐和患腿上到同一级楼梯；不断重复上楼。一节一节上楼梯，注意安全。注意：上楼时，如果有人协助，请协助者站在身后保护。c. 下楼梯（有扶手）：移动身体靠近待下楼梯的边缘；合并双拐一手持握，另一侧手扶住楼梯扶手，身体尽量靠近扶手；一手扶住扶手沿向下，另一手握住双拐移至下一格楼梯上，同时移动患腿向下；双手支撑稳定后，再移动正常腿下一节楼梯；不断重复，下楼。一节一节下楼梯，注意安全。d. 下楼梯（无扶手）：移动身体靠近待下楼梯的边缘；两手各持一拐杖，将双拐移至下一节楼梯上，同时患腿跟上；双手支撑稳定后，重心下移，再移动正常腿下一节楼梯；不断重复，下楼。一节一节下楼梯，注意安全。

注意：下楼时，如果有人协助，请协助者站在的前面保护。上楼时先迈正常腿，下楼时先迈患腿。

5）通过门口：请先确保大门有足够的空间允许双足和双拐通过。打开门之后，先将靠近门一侧的拐杖脚顶住大门。然后通过门口。

（2）使用拐杖的注意事项

1）确定拐杖有橡皮脚垫、厚垫肩托以及手柄。保证这些部件牢固，没有松动，没有严重破损，必要时及时更换。

2）如果双手感到疼痛或者疲劳，可以在拐杖手柄上加厚衬垫。

3）避免在湿滑的地面行走。

4）平铺在地板上的地毯或者垫子容易滑倒，尽量移开，不要在其上面活动。

5）拄拐活动时，请穿着有保护支持的鞋，或者宁可赤脚也不要穿拖鞋。

6）建议使用腰包存放随身钱物，方便拿取。

7）使用拐杖时，拐杖柄可能会擦伤手臂和胸壁间的皮肤。可以使用润肤水或者爽身粉防止皮肤磨损发炎。

8）没有医生允许下，请不要用患腿站立支撑。

（3）饮食：可选择高热量、高蛋白、高维生素，易消化的饮食。若血糖高，应在医护人员指导下合理膳食。

（4）床上活动的意义及方法

1）意义：床上锻炼可降低压疮的发生率，延缓肌肉萎缩，缓解关节活动障碍，减少静脉血栓的发生。

2）方法：①下肢：健侧下肢屈起脚向下踩床，双手向上拉牵引床吊环，向上挺腰鼓肚子，将臀部抬起。②上肢：双下肢屈起脚向下踩床，健侧上肢肩头向下撑床，向上挺腰鼓肚子，将臀部抬起。

2. 术后注意事项

（1）心电监护：心电监护期间不可自行调节心电监护仪

参数设置，如出现胸闷、呼吸困难、电极片及导线脱落、监护仪报警，及时告知医护人员。

（2）术后体位：采取仰卧位，抬高患肢，如无不适，6 小时后应在床上活动上下肢，以防深静脉血栓及压疮的发生。

（3）缓解疼痛：术后会遵医嘱静脉输注止痛药物，如伤口疼痛不能耐受的，可按镇痛泵按钮一次，按钮使用时间间隔不可小于 1 小时。如有恶心、呕吐等不适，及时告知医护人员，并将头偏向一侧，避免误吸。截肢手术后会有幻肢痛，可轻叩残端及延长镇痛泵的使用时间。

（4）饮食：术后 6 小时无恶心、呕吐可选择高热量、高蛋白、高维生素，易消化的饮食。若血糖高，应在医护人员指导下合理膳食。

（5）吸氧：术后遵医嘱持续吸氧，吸氧时勿随意调节氧流量。室内严禁明火及放置易燃品。

（6）预防肺部感染

1）保持病室环境整洁，空气新鲜、洁净，建议室温为18~20℃、湿度 50%~60%，以充分发挥呼吸道的自然防御功能。

2）必要时遵医嘱给予雾化吸入治疗。氧流量为 6~8L/min，不可自行调节氧流量。雾化时保证面罩充分贴紧面部，用口深吸气，屏气 1~2 秒，再用鼻呼气，使药液充分到达细支气管和肺内。

3）加强营养：维持胃肠黏膜结构和屏障功能完整性。

4）鼓励咳嗽咳痰。

（7）预防压疮：参照床上活动的方法。

（8）便秘的护理

1）饮食：多给患者吃含纤维素高的饮食，粗粮如玉米面、荞麦面、豆类等，蔬菜如芹菜、洋葱、蒜苗、菠菜、萝卜、生黄瓜等，水果如香蕉、梨等。还应增加花生油、豆油、香油等油脂的摄入。高纤维素食品在胃肠道中不易被消化酶破坏，而且能吸收大量水分使大便软化，并能增加肠内容物，刺激肠蠕动，使大便通畅。油脂类不但能直接润肠，而且分解后产生的脂肪酸还有刺激胃肠蠕动的作用。

2）足够的饮水：每天至少应保证水的摄取量达 2000ml，（心肾功能正常的情况下）可喝些淡盐水或蜂蜜水，也可每天空腹喝一杯温水。水分可增加肠内容物容积，刺激胃肠蠕动，并能使大便软化。空腹饮水可对排便有刺激作用，反射性地引起排便。

3）适当的运动：除遵医嘱进行功能锻炼外，顺肠蠕动方向作腹部顺时钟按摩，一天 4 次，以促进肠道蠕动。待病情好转后早日下床活动。

4）养成定时排便的习惯：因病情或治疗需要而长期卧床，则制定排便表，既使无便意也应坚持进行排便，如每天早餐后按时排便，因早餐后易引起胃-结肠反射，此刻训练排便易建立条件反射，日久便可养成定时排便的习惯。

5）服用一些止痛药物也易导致便秘，及时告知医护人员，遵医嘱更换药物或停药或使用缓泻药物。如出现有发热、恶心或腹痛时及时告知医护人员。

6）如在正常饮食情况下，3 天及以上无大便排出或有便意但排便困难，请告知医护人员，遵医嘱使用缓泻剂或进行灌肠治疗。

3. 功能锻炼

（1）保肢手术

1）上肢锻炼法：握拳法，用力握紧拳坚持一会儿，再用力松拳，五指分开伸直，反复 10 次；扳指击掌法，用右手拇指逐个扳左手五指（从小指到拇指），再用左手扳右手。反复 10 次，然后双手相击 10 次；交指伸臂，双手十指交叉，掌心向外，用力向前推，再向后拉，反复 10 次；耸肩，用力上下耸肩，左右各 20 次；敲打上肢法，右手握空心拳敲打左上肢，由手部→前臂→上臂→肩部，反复敲打 10 次，同法敲打右上肢；双臂外展，伸直双臂自胸前用力外展，掌心向上，由前向后伸，反复 10 次；摇橹法，双手握拳，由前向后似摇橹，反复 10 次；捶胸法，双手握空心拳，右拳捶左胸，左拳捶右胸，反复各 10 次。

2）下肢锻炼法：跖屈背伸法，踝关节背伸后用力跖屈，同时伸屈足趾，每侧 20 次；股四头肌收缩法，仰卧，双腿伸直绷紧，用力收缩股四头肌，坚持 15~30 秒再放松，每侧 20 次；直腿抬高，伸直下肢，尽力抬高，至少达到 45°，然后放下，每侧反复 10 次；屈伸下肢，尽力屈曲下肢，然后尽力伸直下肢，每侧反复 10 次；髋部外展法：屈曲下肢，外展髋部，每侧 10 次。

（2）截肢手术：术后两周，伤口愈合后开始功能锻炼。方法是：用弹力绷带每天反复包扎，均匀压迫残端，促进软组织收缩；残端按摩、拍打及蹬踩，增加残端的负重能力。制作临时义肢，鼓励拆线后尽早使用，可消除水肿，促进残端成熟，为安装义肢做准备。

【药物指导】

骨肉瘤采用综合治疗。术前大剂量化疗，然后作根治性瘤段切除、灭活再植或植入假体的保肢手术。无保肢条件者行截肢术，截肢平面应超过病骨的近侧关节。术后仍需作大剂量化疗。

1. 抗生素　如 β-内酰胺类抗生素。

（1）目的：预防、控制感染。

（2）方法：静脉输液。

（3）不良反应：少数情况下发生过敏反应、毒性反应。

（4）注意事项：输液时如有不适，如胸闷、恶心、皮疹等，及时告知医护人员。

2. 化疗药物

（1）目的：消除体内癌细胞。

（2）方法：通过 PICC 或输液港静脉输液。

（3）注意事项

1）饮食：清淡、易消化食物，避免生、冷、硬及酸性食物，给予高蛋白、高热量、高维生素饮食。

2）警惕化疗药物外溢、渗出，不可自行调节输液速度。

3）大量饮水，每天保持尿量 3000ml 以上。准确记录进食及排出的量。

4）不良反应：如有频繁呕吐、腹泻、荨麻疹等及时报告医生处理。如果出现皮肤瘀点、牙龈出血或鼻出血等情况立即告知医生处理。化疗期间避免去人群密集的公共场所，避免感冒，注意开窗通风，必要时戴口罩。

5）（表）阿霉素可致心动过速，严重可发生心衰，注意观察有无心前区不适。

6）用复方氯己定含漱液漱口或用软毛刷刷牙保持口腔清洁

【出院指导】

1. 如带有 PICC 应每 7 天到医院进行穿刺部位的换药、冲封管以及更换输液接头，如穿刺部位敷料脱落应到医院及时更换。

2. 在当地医院定期检查血常规，血小板减少者观察有无皮肤瘀点、牙龈出血或鼻出血等症状的发生。

3. 截肢伤口拆线后可佩戴临时义肢，消肿后可佩戴永久义肢。

4. 按计划接受化疗治疗。

5. 出院一周后随访 PICC 是否按时换药及复查血常规。

（王洁云　郭　佳）

第九章

整形外科疾病健康教育

第一节　皮瓣移植术

【概述】

皮瓣由具有血液供应的皮肤及其附着的皮下脂肪组织所形成。在形成与转移的过程中，有一部分组织与本体相连，此相连的部分称为蒂，被转移的部分称为瓣。皮瓣的血运与营养在早期完全依赖蒂部，此蒂部又有多种形式，如皮肤皮下蒂、肌肉血管蒂、单纯血管蒂等，皮瓣转移到受区，待与受区创面建立新的血运后，完成皮瓣移植的全过程。

【临床表现】

1. 皮瓣的分类

（1）按形态可分为：变形皮瓣与管形皮瓣（即皮管）。

（2）按皮瓣移植部位的远近分为：邻位皮瓣与远位皮瓣。

（3）按皮瓣的血供类型分为：任意皮瓣与轴型皮瓣。

2. 皮瓣使用的适应证　在软组织的修复再造中，皮瓣具有广泛的使用价值。

（1）有骨、关节、肌腱、神经、主要血管外露的创面，无法利用周围皮肤直接缝合。

（2）对于外露部位的修复重建，为了获得皮肤色泽、质地等方面满意的效果。

（3）对于主要的功能活动部位（关节、颈部）为获得修复后良好的功能效果。

（4）不稳定的贴骨型瘢痕或合并有溃疡形成，为加强局部软组织厚度或为后期进行肌腱、神经、骨、关节的修复。

（5）对于慢性溃疡、压疮等局部营养贫乏难以愈合的伤口，可通过皮瓣输送血液，改善局部营养状态。

（6）洞穿性缺损的修复，可选用皮瓣覆盖。

（7）器官再造，选用皮瓣作为基础。

【检查指导】

1. 检查项目　血常规、血生化、感染筛查、出凝血检查、尿常规、胸片、心电图、CT、血管超声。

2. 检查目的及注意事项

（1）尿便常规、血常规、生化全项、凝血功能、血型、感染筛查等实验室检查。

1）目的：属于术前常规检查，选取必要的项目，以辅助诊断病情、判断手术耐受力。

2）注意事项：详见"第一章外科健康教育总论第一节外科常见检查"。

（2）心电图

1）目的：属于术前常规检查项目之一，帮助诊断有无围术期心律失常、心肌缺血、心肌梗死、心脏扩大、肥厚等疾病，并可了解人工心脏起搏状况。

2）注意事项：检查时需暴露手腕、脚腕和胸部，并保持皮肤清洁；检查过程中应平静呼吸，尽量放松，避免因肢体紧张产生干扰。

（3）血管超声

1）目的：检查皮瓣及移植区域的血管情况。

2）注意事项：大血管及外周血管超声检查，一般无需特殊准备，检查过程中注意配合医生保持合适体位，以利于检查。

【围术期指导】

1. 术前准备及注意事项

（1）按医生要求完成手术部位及皮瓣部位的皮肤准备。

（2）做好心理准备，手术后可能会有不同程度的疼痛，要保持轻松愉快的心情，缓解紧张情绪。贵重物品交由家属保管好，不要带入手术室。

（3）遵医嘱准备术中带入药物。

2. 术后注意事项

（1）心电监护：心电监护期间不可自行调节心电监护仪参数设置。如有心慌、呼吸困难等不适、电极片及导线脱落、监护仪报警，及时告知护士。

（2）术后体位：一般采取平卧位，抬高供、受区肢体高于心脏水平并制动，防止血管吻合处受压和扭曲影响移植物的血供。

（3）吸氧：术后遵医嘱氧气吸入，吸氧时切勿自行随意调节氧流量，室内严禁明火及放置易燃物品。

（4）观察移植皮瓣局部情况

1）色泽：术后移植皮瓣复温后，色泽较健处稍红，如色泽青紫表示静脉回流受阻，苍白则表示动脉供血不足。观察色泽变化时应避免在强光下进行以防出现偏差，如发现异常应及时告知医护人员防止误诊。

2）定时定部位测量皮肤温度：术后3天内护士会每2小时测量皮瓣温度并与健侧作对照，测量皮温的部位要固定。术后如果出现皮瓣温度感觉的情况及时告知医护人员。

3）观察毛细血管充盈反应：是了解真皮下毛细血管网是否充盈、血运是否存在的方法。用玻璃棒或小指指床压迫移植皮肤呈苍白，压迫物移去后皮色应在 1~2 秒内转红润。如超过 5 秒或反应不明显都应考虑有循环障碍的存在。

4）局部出血和水肿：皮瓣水肿者可抬高皮瓣处肢体，促进静脉回流，可局部遵医嘱药敷，必要时可拆除部分缝线，或采取滴血疗法，注意观察疗效。

（5）缓解疼痛：一般术后会遵医嘱静脉输注止痛药物，如变换卧位、咳嗽等引起剧烈疼痛时，可按镇痛泵按钮一次，按钮使用时间间隔不可小于1小时。如有恶心、呕吐等不适，及时告知医护人员，并将头偏向一侧，避免误吸。疼痛有强烈的缩血管作用，如不及时处理，可导致血管腔闭塞或血栓形成。因此，如感觉疼痛时要及时告诉医护人员进行处理。可配合护士进行局部包扎固定，术侧肢体部位应用石膏托固定3~4周，保护肢体，避免活动时损伤皮瓣，引起疼痛。

（6）血管痉挛的预防：血管痉挛是常见并发症之一，如不及时处理，可造成管腔闭塞或血栓形成，导致移植手术失败。

1）保持情绪稳定，消除紧张状态。

2）监测血压，维持血压在正常范围。

3）患肢制动，保证舒适的体位。加强保温防寒，病室温度控制在25℃左右。

4）禁止在病房内吸烟。

（7）预防感染：保证移植的部位不被感染是手术成功及皮瓣成活的关键，手术区加压包扎，尽量保持外敷料清洁干燥，如果有渗出或者污物要及时告知医护人员进行清洁和更换；时刻注意渗出物的形状、颜色和气味；遵医嘱合理应用抗生素7~10天；保持室内清洁，定时通风，每天消毒；需要时可进行换药。

（8）营养指导：皮瓣移植术在手术方面无特殊饮食限制，可进食高蛋白、高热量、富含维生素的食物，如牛奶、鸡蛋、瘦肉、鱼类、蔬菜、水果等，以利于皮瓣的成活，促进创面愈合。饮食控制重点为患者自身慢性病（糖尿病饮食、低盐低脂饮食为主）。

（9）功能锻炼：术后 10~14 天拆线后可循序渐进进行功能锻炼。根据皮瓣部位、皮瓣类型特点采取适当的功能锻炼。避免由于运动不当造成皮瓣坏死。

【用药指导】

1. 抗生素 如头孢类抗生素。

（1）目的：预防、控制感染。

（2）方法：静脉输液。

（3）不良反应：少数情况下发生过敏反应、毒性反应。

（4）注意事项：输液时如有不适，如胸闷、恶心、皮疹等，及时告知医护人员。

2. 扩血管药物 如罂粟碱。

（1）目的：补充血容量，增加皮瓣血液循环，提高皮瓣成活率。

（2）方法：静脉输液。

（3）不良反应：偶有因输液速度过快，心肺功能不好造成心衰。

（4）注意事项：注射部位如发红，疼痛及时告知护士。

【出院指导】

1. 定期复查，门诊随诊。

2. 饮食管理，注意适当运动。

3. 注意手术区皮瓣的感觉、皮肤变化及疼痛感。

4. 学会"两早"（早发现、早就诊），如有手术区皮瓣感觉异常、皮肤变化或疼痛感觉及时就诊。

5. 移植愈合后的皮肤在相当长的时间内没有分泌皮脂、汗液的能力，在干燥寒冷条件下极易发生皲裂，因此，要经常保持局部清洁，并可施一层薄油性护肤膏加以保护。

6. 皮瓣移植后多有颜色加深的表现，日光照射时加重，故尽量避免日光直射植皮区。

（袁 翠 关 辉）

第二节　乳房再造术

【概述】

乳房再造术是指利用自体组织移植重建胸壁畸形和乳房缺损。主要用于治疗肿瘤根治、外伤或先天畸形所致的乳房缺损，多为单侧。目前乳房再造的手术方法有自体组织移植和乳房假体植入两大类，其中以下腹部横行腹直肌肌皮瓣和背阔肌肌皮瓣应用最广。

【临床表现】

乳房再造时期分为即时乳房再造和后期乳房再造。先天乳房发育不良或乳腺感染、外伤等造成的乳房缺失与不发育，应等待健侧发育成熟后再行乳房再造术，以免过早手术，造成外观差距明显。即时乳房再造术是指在乳房切除的同时进行乳房再造，主要优势在于经济、便利、整形效果好，术中解剖关系清楚而便于操作及吻合血管，患者不必经历失去乳房的心理痛苦过程，减轻根治性术后的瘢痕紧缩感，提高生活质量，在临床应用较为广泛。

【检查指导】

1. 检查项目　血常规、血生化、感染筛查、出凝血检查、尿常规、心电图、血管超声、CT 检查、X 线胸片。

2. 检查目的及注意事项

（1）尿便常规、血常规、生化全项、凝血功能、血型、感染筛查、心电图、血管超声、CT 检查，详见"本章第一节皮瓣移植术检查指导"。

（2）X 线胸片

1）目的：用于检查胸廓（包括肋骨、胸椎、软组织等）、胸腔、肺组织、纵隔、心脏等的疾病，排除肺炎、肿瘤、骨折、气胸、肺心病、心脏病等疾病。

2）注意事项：详见"第一章外科健康教育总论第一节外科常见检查"。

【围术期指导】

1. 术前准备及注意事项

（1）按医生要求完成手术部位的皮肤准备。范围包括胸部、腹部及患侧上肢。

（2）心理准备：减轻焦虑压抑的心理情绪，正确对待自身容貌的缺陷，树立对生活、工作的信心。乳房再造手术可以最大程度地保持女性形态，增加自信心，减少自卑感，改善性生活质量，稳定婚姻，因此要以积极向上的态度对待手术，良好的心理状态是手术顺利进行和术后恢复的关键。此外手术后可能会有不同程度的疼痛，要保持轻松愉快的心情，缓解紧张情绪。贵重物品交由家属保管好，不要带入手术室。

（3）术前禁食8小时，禁饮6小时，以防止麻醉后呕吐导致窒息。

（4）术前禁用抗凝血药物、人参、避孕药等，以免术中出血使时间延长。

（5）告知医生月经周期时间，不可在经期手术，防止因乳房充血、凝血时间延长而发生血肿等影响手术效果。

（6）遵医嘱准备术中带入药物。

2. 术后注意事项

（1）心电监护：心电监护期间不可自行调节心电监护仪参数设置。如有心慌、呼吸困难等不适、电极片及导线脱落、监护仪报警，及时告知护士。

（2）术后体位：术后尽量采取健侧卧位，抬高床头，减轻切口张力，保持皮瓣蒂部松弛，翻身或活动时不可幅度太大，以免造成蒂部扭转或受压，引起皮瓣血液循环障碍而坏死。避免上肢上举动作，必要时在胸上部可用绷带包扎。

（3）吸氧：术后遵医嘱氧气吸入，吸氧时切勿自行随意调节氧流量，室内严禁明火及放置易燃物品。

（4）缓解疼痛：一般术后会遵医嘱静脉输注止痛药物，如变换卧位、咳嗽等引起剧烈疼痛时，可按镇痛泵按钮一次，按钮使用时间间隔不可小于1小时。如有恶心呕吐等不适，及时告知医护人员，并将头偏向一侧，避免误吸。此外可通过听音乐、按摩下肢等方法转移注意力，减轻疼痛。

（5）乳房再造术后一般行持续负压引流48小时。如果术中留置引流管，进行翻身或活动时要注意引流管的位置和固定，以免造成非计划性脱管，影响手术效果。术后48小时可打开敷料，拔除引流管；并观察皮瓣或肌皮瓣色泽有无改变，如出现紫红色应立即进行相应处理。

（6）乳房再造术后3~4天部分术者可能出现38.5℃以下发热，多属吸收热，可给予退热药物或物理降温对症处理。但5天后出现高热时应考虑是否有感染，应及时检查处理，并更换抗生素。

（7）乳房再造术的缝线一般在术后7天可间断拆线，8~10天拆除全部缝线。

（8）术后一周内应避免性生活。

（9）饮食：术后注意饮食，手术创伤范围较大，应多进食高热量、高蛋白、富含维生素的食物，以增强抵抗力，有利于伤口的愈合。

（10）术后功能锻炼：患侧肢体功能锻炼：坚持由远及近的渐进式锻炼方法，术后1~3天肩部制动，患肢保持内收位，先从指、掌、腕关节开始，进行伸指、握拳、屈腕活动，4~6天练习屈肘，屈肘时避免上臂外展，7~10天抬高患肢，逐渐增加活动范围，进而做手指爬墙抬高运动。

【用药指导】

1. 抗生素

（1）目的：预防、控制感染。

（2）方法：静脉输液。

（3）不良反应：少数情况下发生过敏反应、毒性反应。

（4）注意事项：输液时如有不适，如胸闷、恶心、皮疹等，及时告知医护人员。

【出院指导】

1. 除一般手术护理外，术后 3 个月内需佩戴弹力胸罩，以固定乳房并对乳房塑形，还可减少切口张力，预防再造乳房下垂变形。

2. 术后避免过度用力，弯腰和举重物，这些活动会引起术区肿胀加重甚至出血。

3. 定期复查，门诊随诊。

4. 出院后坚持功能锻炼。

（袁 翠　关 辉）

参考文献

1. 博贾（英）著. 成人心脏外科围术期处理手册 ［M］. 高长青译. 北京：科学出版社，2012.

2. 中华医学会. 临床诊疗指南神经外科学分册 ［M］. 北京：人民卫生出版社，2009.

3. 陈孝平. 外科学 ［M］. 2 版. 北京：人民卫生出版社，2014.

4. 陈孝平，汪建平. 外科学 ［M］. 8 版. 北京：人民卫生出版社，2013.

5. 段杰. 神经外科护理 ［M］. 北京：科学技术文献出版社，2005.

6. 高小雁. 骨科临床护理思维与实践 ［M］. 北京：人民卫生出版社，2012.

7. 郝玉玲. 临床护理健康教育 ［M］. 北京：科学技术文献出版社，2009.

8. 何玉娟. 最新骨科临床护理精细化操作与优质护理服务规范化管理及考评指南 ［M］. 北京：人民卫生出版社，2011.

9. 何永生，黄光富. 新编神经外科学 ［M］. 北京：人民卫生出版社，2014.

10. 胡德英，田莳. 血管外科护理学 ［M］. 北京：中国协和医科大学出版社，2008.

11. 黄津芳. 住院病人健康教育指南 ［M］. 北京：人民军医出版社，2011.

12. 黄金，姜冬九. 新编临床护理常规 ［M］. 北京：人民卫生出版社，2008.

13. 李汉忠. 泌尿外科诊疗常规 [M]. 北京：中国医药科技出版社，2012.

14. 李简. 胸外科诊疗常规 [M]. 北京：中国医药科技出版社，2012.

15. 李乐之，路潜. 外科护理学 [M]. 5 版. 北京：人民卫生出版社，2013.

16. 李世荣. 整形外科学 [M]. 北京：人民卫生出版社，2009.

17. 周晓，曹谊林，胡炳强. 肿瘤整形外科学 [M]. 杭州：浙江科学技术出版社，2012.

18. 李彦豪. 实用临床介入诊疗学图解 [M]. 北京：科学出版社，2007.

19. 刘林，封兴华. 美容外科治疗及护理技术 [M]. 北京：高等教育出版社，2005.

20. 刘淑媛. 心血管疾病特色护理技术 [M]. 北京：科学技术文献出版社，2008.

21. 那彦群. 中国泌尿外科疾病诊断治疗指南（2014 版）[M]. 北京：人民卫生出版社，2013.

22. 那彦群. 实用泌尿外科学 [M]. 北京：人民卫生出版社，2009.

23. 任辉，向国春. 临床常见症状体征观察与护理 [M]. 2 版. 北京：人民军医出版社，2011.

24. 赵莉. 外科临床护理手册 [M]. 石家庄：河北科学技术出版社，2009.

25. 史玉泉. 实用神经病学 [M]. 上海：上海科学技术出版社，2000.

26. 赵继宗，周良辅，周定标. 神经外科学 [M]. 北京：人民卫生出版社，2007.

27. 王忠诚. 神经外科学 [M]. 武汉：湖北科学技术出版

社，1998.

28. 吴阶平. 吴阶平泌尿外科学［M］. 济南：山东科学技术出版社，2012.

29. 吴显文，郭全. 专家教您解读肺癌［M］. 北京：人民卫生出版社，2014.

30. 肖激文. 实用护理药物学［M］. 2 版. 北京：人民军医出版社，2007.

31. 肖书萍，王桂兰. 介入治疗与护理［M］. 北京：中国协和医科大学出版社，2003.

32. 杨丽娟. 实用心血管疾病护理［M］. 北京：人民卫生出版社，2009.

33. 朱尧武，杜远升，郭中宁. 专家教您解读肺癌［M］. 北京：人民卫生出版社，2014.

34. 杨玉芳. 实用护理学［M］. 济南：济南出版社，2005.

35. 杨树源，只达石. 神经外科学［M］. 北京：人民卫生出版社，2008.

36. 尤黎明，吴瑛. 内科护理学［M］. 北京：人民卫生出版社，2012.

37. 张志庸. 协和胸外科学［M］. 北京：科学出版社，2010.

38. 尚晓霞，王娟. 4 例体外循环下肾癌伴Ⅳ级下腔静脉癌栓手术的护理［J］. 天津护理，2012，4（20）：86-87.

39. 王微，邵爱仙，戴韵，吴金燕. 1 例体外循环下肾癌及下腔静脉癌栓手术的护理［J］. 护理与康复，2003，6（2）：179-180.

40. 支修益，石远凯，王金明. 中国原发性肺癌诊疗规范（2015 年版）［J］. 中华肿瘤杂志，2015，37（1）：67-78.

41. 李沈蓉，黄小玲，方亦倩，等. 骨盆骨折合并尿道损伤的护理［J］. 吉林医学杂志，2008，29（10）：799.

42. 吴清玉，许建屏，高长青，等. 冠状动脉旁路移植术技术

指南 [J]. 中华外科杂志，2006，44（22）：1517-1524.

43. 中国临床肿瘤学会胰腺癌专家委员会. 胰腺癌综合诊治中国专家共识（2014）[J]. 临床肿瘤学杂志，2014，19（4）：358-371.

44. 中华人民共和国卫生部. 胃癌规范化诊疗指南（试行）[J]. 慢性病学杂志，2013，14（8）：561-569.

45. 中华人民共和国卫生部. 原发性肝癌诊疗规范（2011年版）[J]. 临床肿瘤学杂志，2011，16（10）：929-947.

46. CSCO 胃肠间质瘤专家委员会. 中国胃肠间质瘤诊断治疗共识 [J]. 临床肿瘤学杂志，2013，18（11）：1025-1032.

47. 中华医学会外科学分会胰腺外科学组. 胰腺术后外科常见并发症预防及治疗的专家共识（2010）[J]. 中华外科杂志，2010，48（18）：1356-1368.

48. 中华医学会消化病学分会消化介入学组. 经颈静脉肝内门体静脉分流术治疗肝硬化门静脉高压共识意见 [J]. 中华消化杂志，2014，34（1）：3-6.

49. The ESMO/European Sarcoma Network Working Group. Gastrointestinal stromal tumours：ESMO Clinical Practice Guidelines for diagnosis，treatment and follow-up [J]. Annals of Oncology，2014，25（3）：21-26.